AME科研时间系列医学丛书 1B023

重症群侠传之超声外传

名誉主编　诸杜明

主　　编　钟鸣　陆清　何义舟

中南大學出版社
www.csupress.com.cn

AME
Publishing Company

图书在版编目（CIP）数据

重症群侠传之超声外传/钟鸣，陆清，何义舟主编. —长沙：中南大学出版社，2019.3

ISBN 978-7-5487-3297-6

Ⅰ.①重… Ⅱ.①钟… ②陆… ③何 Ⅲ.①险症—超声波诊断 Ⅳ.①R459.7

中国版本图书馆CIP数据核字(2018)第159753号

AME 科研时间系列医学图书 1B023

重症群侠传之超声外传

ZHONG ZHENG QUN XIA CHUAN ZHI CHAO SHENG WAI ZHUAN

钟鸣　陆清　何义舟　主编

□丛书策划　郑　杰　汪道远
□项目编辑　陈海波　江苇妍
□责任编辑　平静波　严斯瀛
□责任校对　石曼婷
□责任印制　易建国　潘飘飘
□版式设计　朱三萍　林子钰
□出版发行　中南大学出版社
社址：长沙市麓山南路　邮编：410083
发行科电话：0731-88876770　传真：0731-88710482
□策 划 方　AME Publishing Company 易研出版公司
地址：香港沙田石门京瑞广场一期，16 楼 C
网址：www.amegroups.com
□印　　装　天意有福科技股份有限公司

□开　　本　710×1000　1/16　□印张 26.25　□字数 529 千字　□插页
□版　　次　2019 年 3 月第 1 版　□ 2019 年 3 月第 1 次印刷
□书　　号　ISBN 978-7-5487-3297-6
□定　　价　185.00 元

丛书介绍

很高兴，由AME出版社、中南大学出版社联合出品的“AME科研时间系列医学图书”，如期与大家见面！

虽然学了4年零3个月医科，但是，仅仅做了3个月实习医生，就选择弃医了，不务正业，直到现在在做医学学术出版和传播这份工作。2015年，毕业10周年。想当医生的那份情结依旧有那么一点，有时候不经意间会触动到心底深处……

2011年4月，我和丁香园的创始人李天天一起去美国费城出差，参观了一家医学博物馆——马特博物馆（The Mütter Museum）。该博物馆隶属于费城医学院，创建于1858年，如今这里已经成为一个展出各种疾病、伤势、畸形案例，以及古代医疗器械和生物学发展的大展厅，展品逾20 000件，其中包括战争中伤者的照片、连体人的遗体、侏儒的骸骨以及人体病变结肠等。此外还有世界上独一无二的收藏，比如一个酷似肥皂的女性尸体、一个长有两个脑袋的儿童的颅骨等。该博物馆号称“Birthplace of American Medicine”。走进一个礼堂，博物馆的解说员介绍宾夕法尼亚大学医学院开学典礼都会在这个礼堂举行。当时，我忍不住问了李天天一个问题：如果当初你学医的时候，开学典礼在这样的礼堂召开的话，你会放弃做医生吗？他的回答是：不会。

2013年5月，参加英国医学杂志（BMJ）的一个会议，会议之后，有一个晚宴，BMJ为英国一些优秀的医疗团队颁奖，BMJ的主编和BBC电台的著名节目主持人共同主持这个年度颁奖晚宴。令我惊讶的是，BMJ给每个获奖团队的颁奖词，从未提及该团队过去几年在什么大牛杂志上发表过什么大牛论文，而是关注这些团队在某个领域提高医疗服务质量，减轻病患痛苦，降低医疗费用等方面所作出的贡献。

很多朋友好奇地问我，AME是什么意思？

AME的意思就是，Academic Made Easy, Excellent and Enthusiastic。2014年9月3日，我在朋友圈贴出3张图片，请大家帮忙一起从3个版本的AME宣传彩页中选出一个喜欢的。最后，上海中山医院胸外科的沈亚星医生竟然给出一个AME的“神翻译”：欲穷千里目，快乐搞学术。

AME是一个年轻的公司，拥有自己的梦想。我们的核心价值观第一条是：Patients Come First！以“科研（Research）”为主线。于是，2014年4月24日，我们的微信公众号上线，取名为“科研时间”。“爱临床，爱科研，也爱听故事。

我是科研时间，这里提供最新科研资讯，一线报道学术活动，分享科研背后的故事。用国际化视野，共同关注临床科研，相约科研时间。”希望我们的AME平台，能够推动医学学术向前进步，哪怕是一小步！

如果说酒品如人品，那么，书品更似人品。希望我们“AME科研时间系列医学图书”丛书能将临床、科研、人文三者有机结合到一起，像西餐一样，烹调出丰富的味道，搭配出一道精美的佳肴，一一呈现给各位。

汪道远

AME出版社社长

重症群侠传之超声外传

序　言

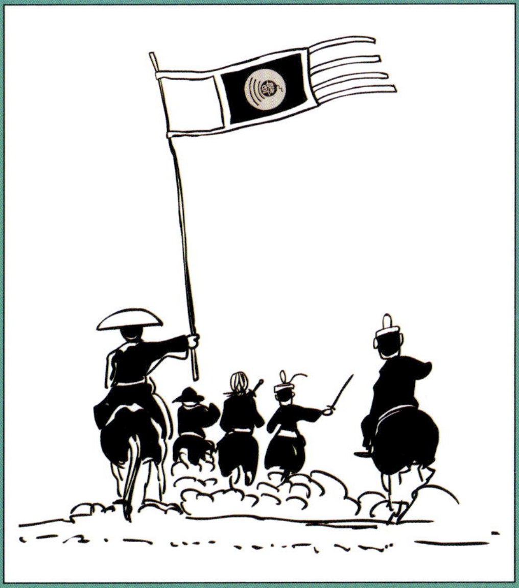

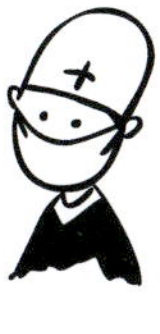

小大夫漫画

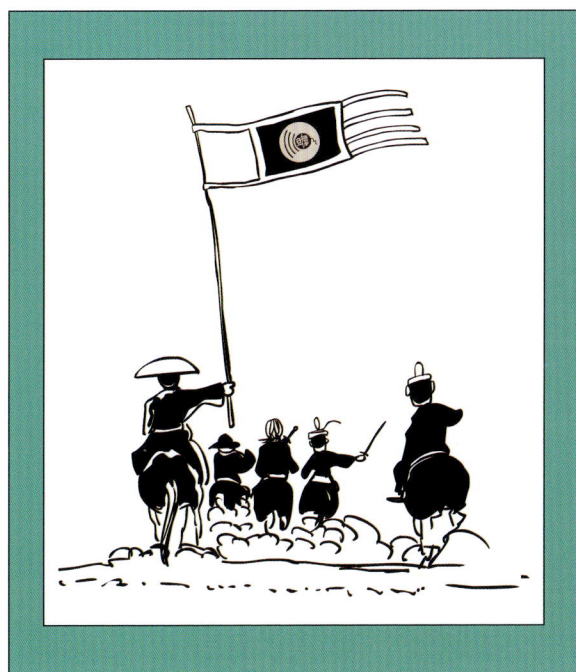

1

在临床工作中，
经常碰到一些问题，
百思不得其解，
后来发现用超声可以解决。

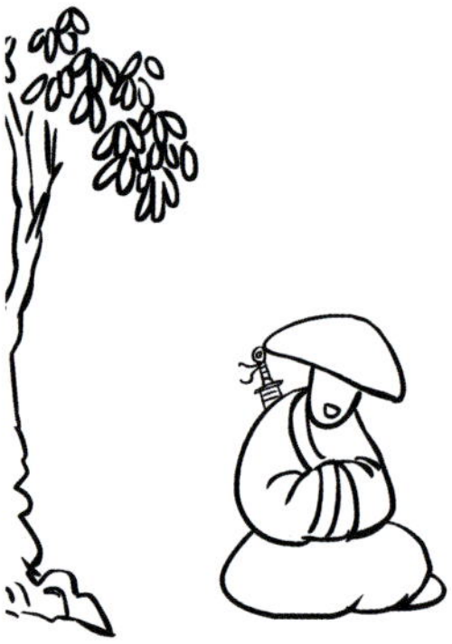

2

例如患者休克了，
到底是什么原因引起的呢？
心源性休克？
低血容量性休克？
梗阻性休克？

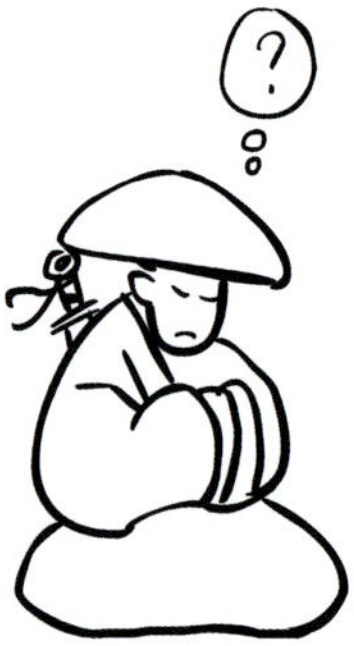
?

3

以前总是靠猜，
现在有了超声，
简单看一下心脏的样子，
心里基本就有数了。
在胸骨左缘打一个左心室长轴切面，
看看心腔的大小以及收缩情况。

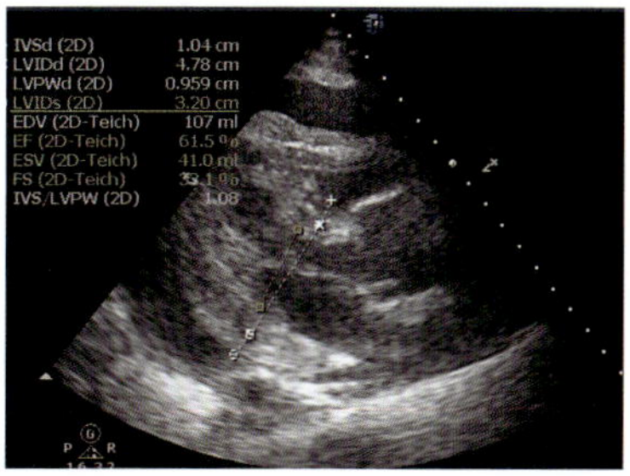
IVSd (2D) 1.04 cm
LVIDd (2D) 4.78 cm
LVPWd (2D) 0.959 cm
LVIDs (2D) 3.20 cm
EDV (2D-Teich) 107 ml
EF (2D-Teich) 61.5 %
ESV (2D-Teich) 41.0 ml
FS (2D-Teich) 33.1 %
IVS/LVPW (2D) 1.08

4

如果心脏收缩能力差，
局部节段异常，
那可能是心源性休克。
如果有心包积液，
或者右心室大，
肺动脉压高，
那可能是梗阻性休克。

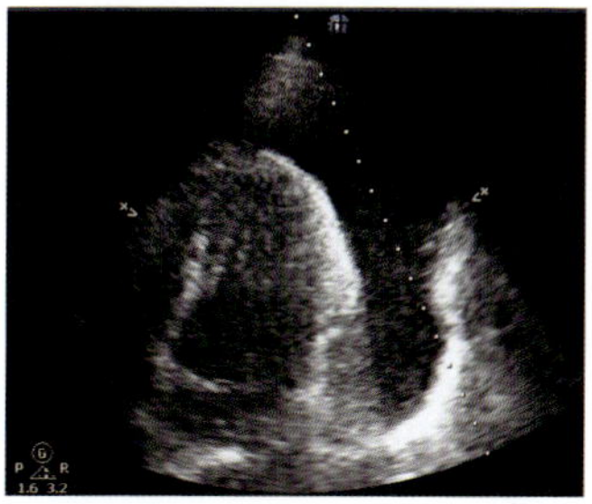

5

如果心室腔内的血很少，
心脏收缩时几乎都贴在一起了，
即所谓的KISS征，
这说明是低血容量性休克。

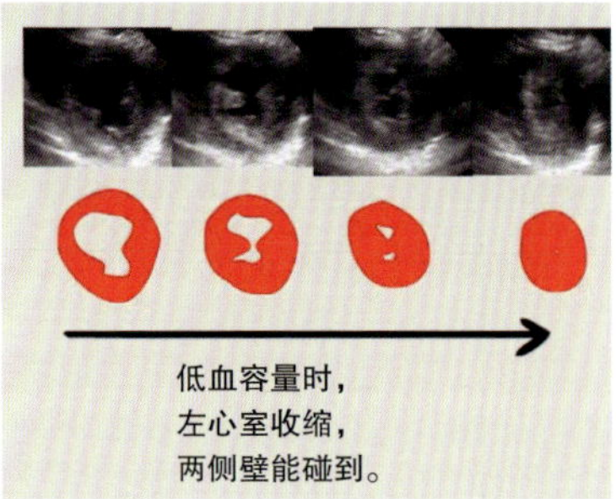
低血容量时，
左心室收缩，
两侧壁能碰到。

KISS征

6

还有就是临床常见的低氧血症，
通过超声看看肺部，
是不是肺部积液多？

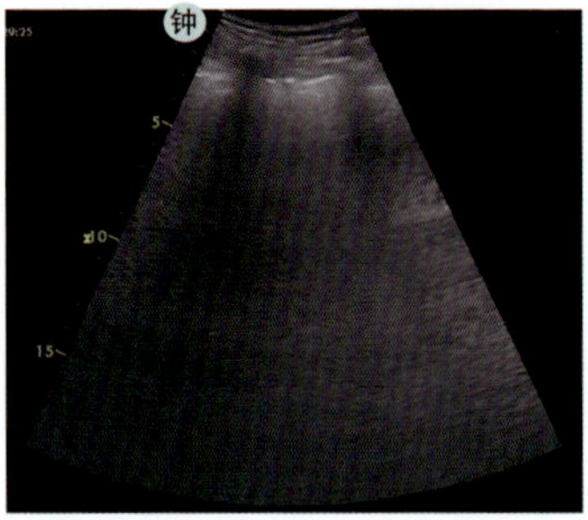
钟

7

看看心脏情况，
判断休克是不是心源性的?

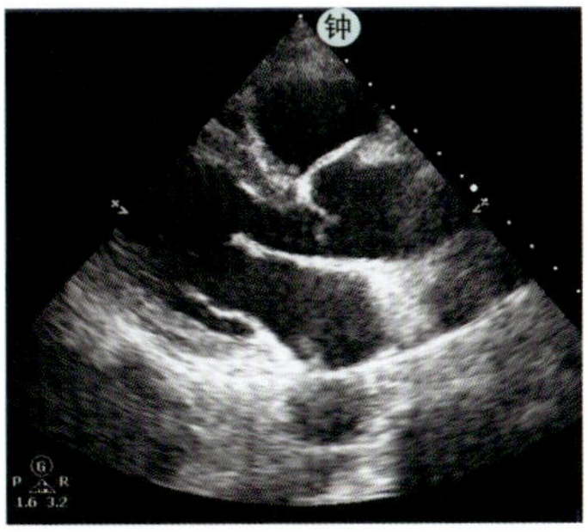
钟

8

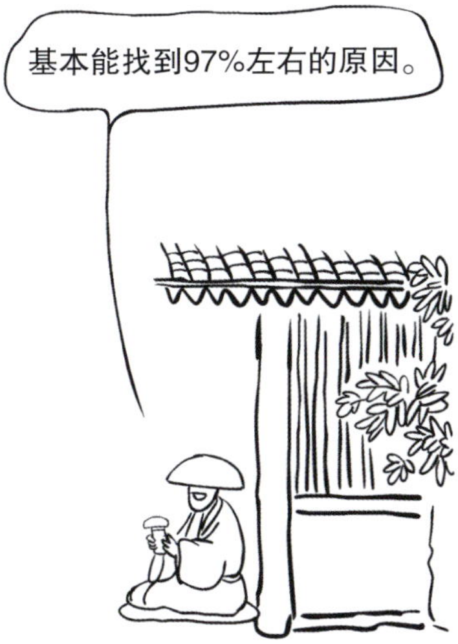
基本能找到97%左右的原因。

9

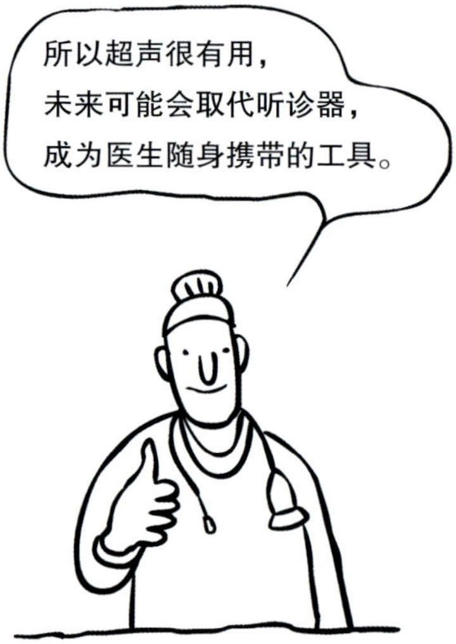
所以超声很有用，
未来可能会取代听诊器，
成为医生随身携带的工具。

10

现在超声技术发展很快，
据报道，
已经研制出了能够通过WiFi和USB
连接线与手机相连的超声探头。
以后医生脖子上挂的，
口袋里装的，
很可能不是听诊器，
而是超声探头了。

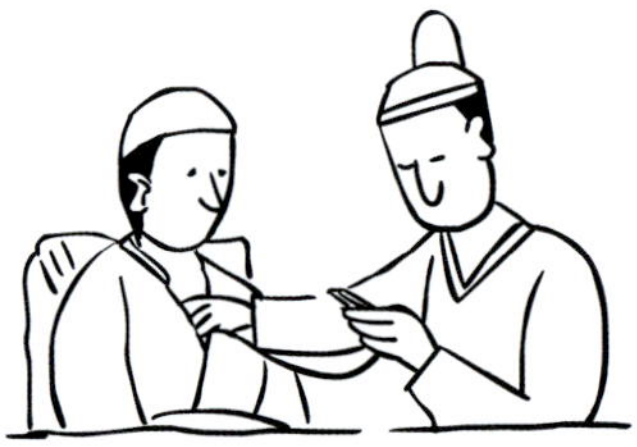

11

经常有人在我山（复旦大学附属中山医院，简称我山）重症医学科微信公众号留言，问：

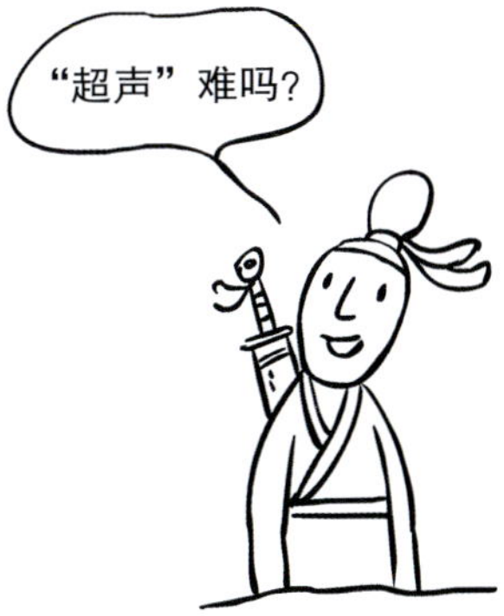
"超声"难吗?

12

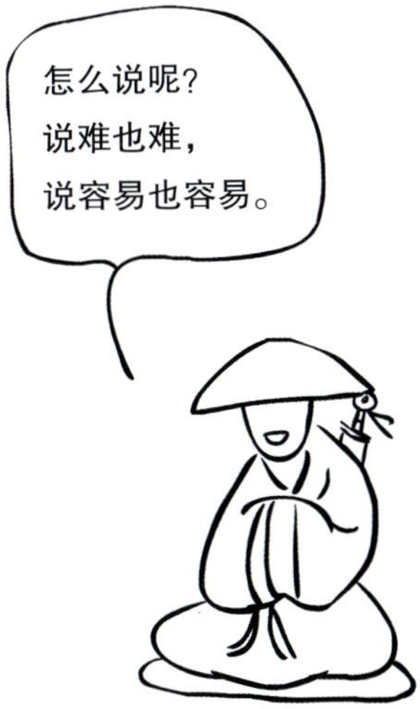
怎么说呢?
说难也难，
说容易也容易。

13

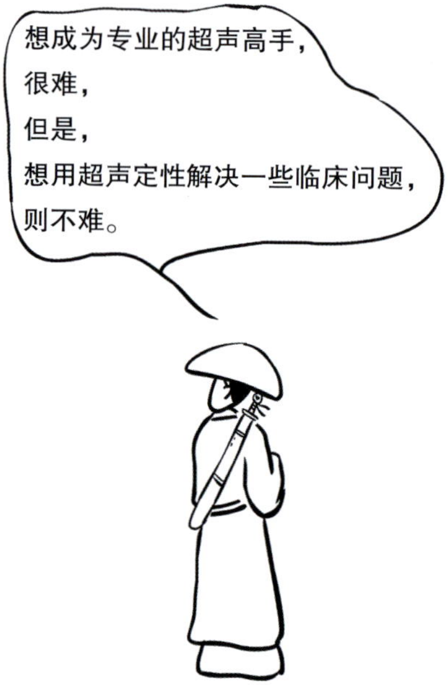
想成为专业的超声高手，
很难，
但是，
想用超声定性解决一些临床问题，
则不难。

14

我们都是零基础，
都是学盲，
碰到一些问题时，
发现超声能解决，
那就掌握一点，
日积月累，
就积攒了这么一些超声知识。

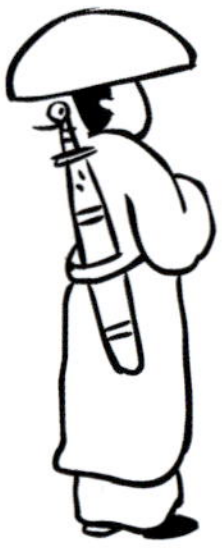

15

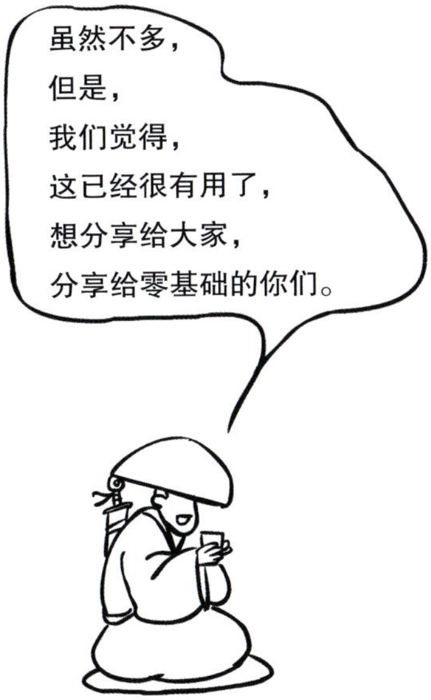
虽然不多，
但是，
我们觉得，
这已经很有用了，
想分享给大家，
分享给零基础的你们。

16

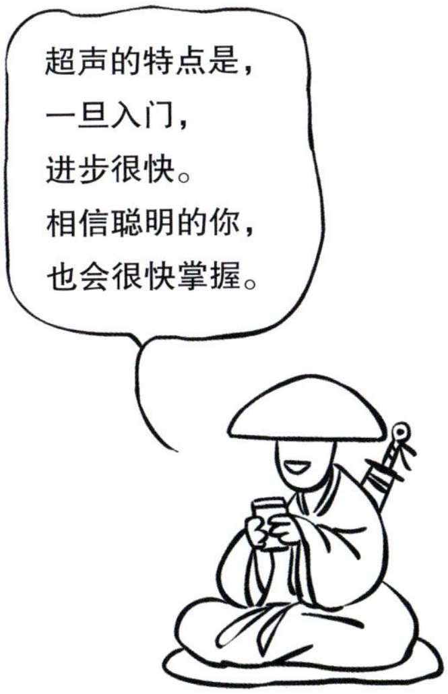
超声的特点是，
一旦入门，
进步很快。
相信聪明的你，
也会很快掌握。

17

随着知识的积累与技术进步，
我们会陆续推出更多的“超声外传”系列书籍。

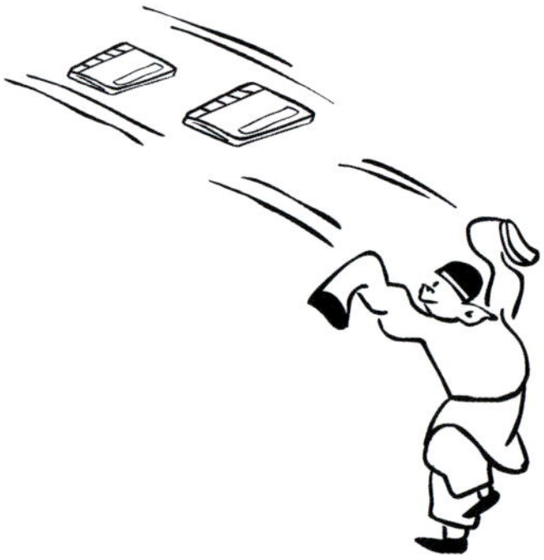

18

另外，
我们是开放的平台，
期待您在微信公众号给我们反馈，
我们一起学习，一起进步。

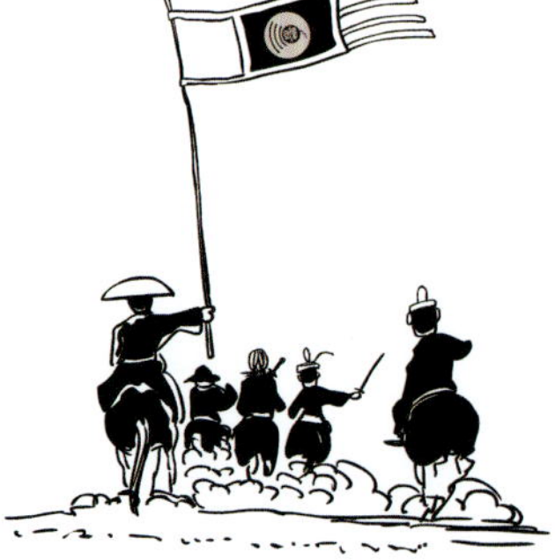

19

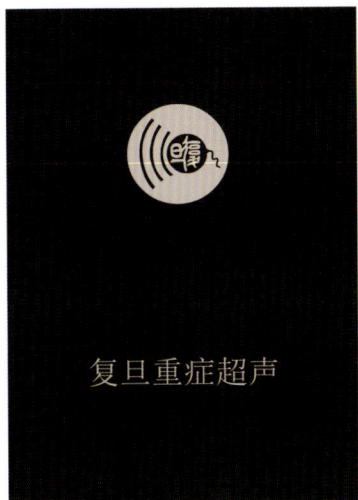
复旦重症超声

目　录

出场人物

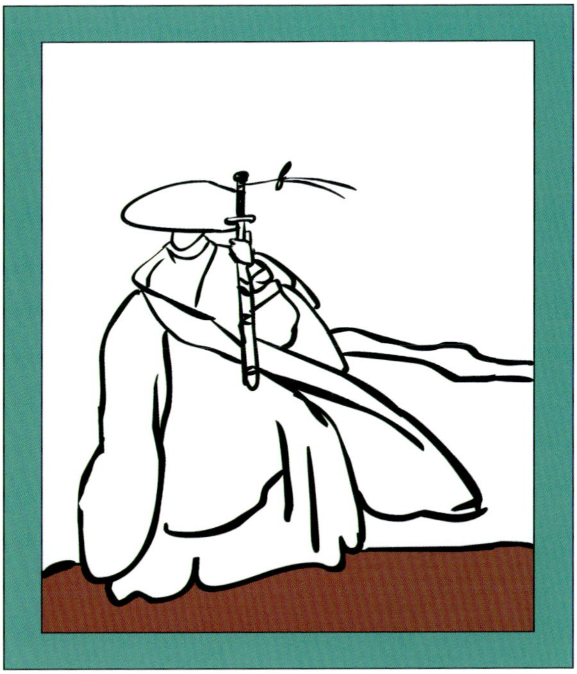

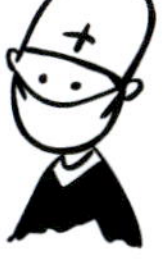

小大夫漫画

1

您手里这本就是坊间流传的
由我山重症医学科编著的
《重症群侠传之超声外传》。

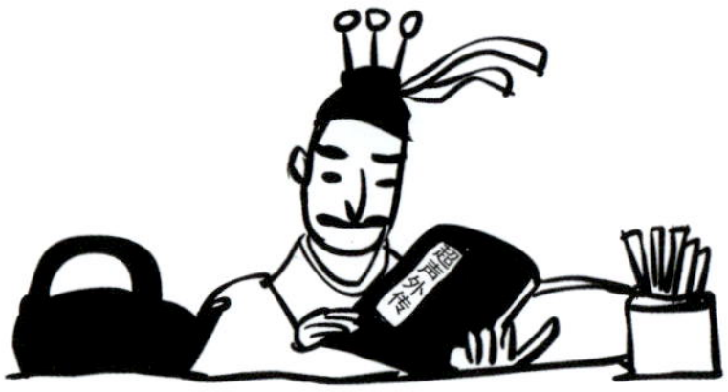

2

“超声外传”是一系列书籍，
它是给“学盲”看的，
因为我们也是“学盲”，
让“学盲”读完后能掌握它，
能瞬间秒杀江湖高手是我们的目标。

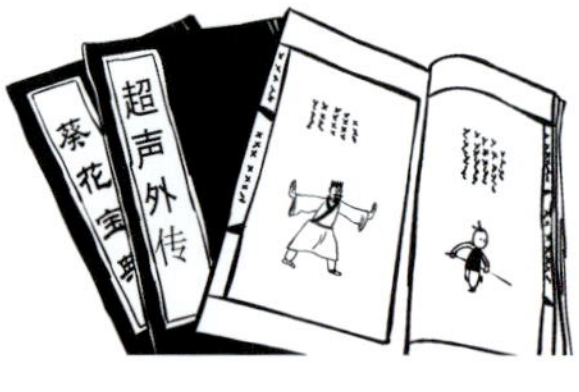
超声外传

3

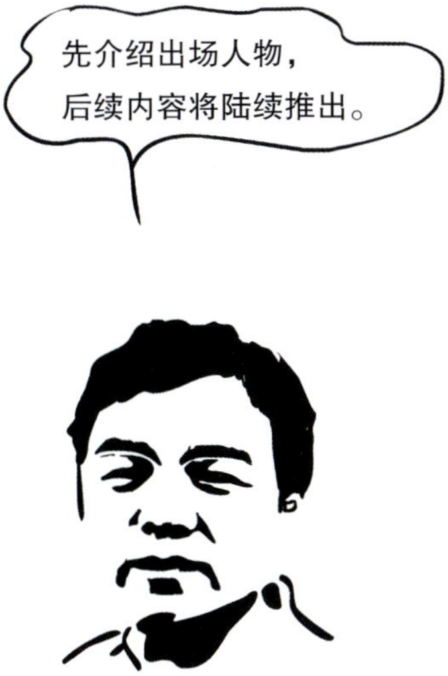
先介绍出场人物，
后续内容将陆续推出。

4

诸掌门

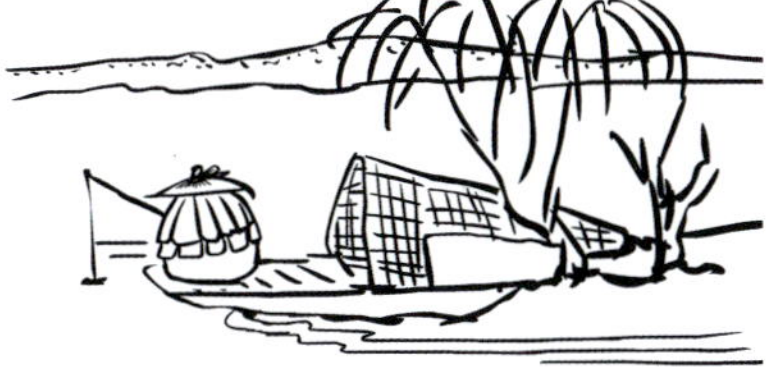

5

钟Sir，
钟大侠

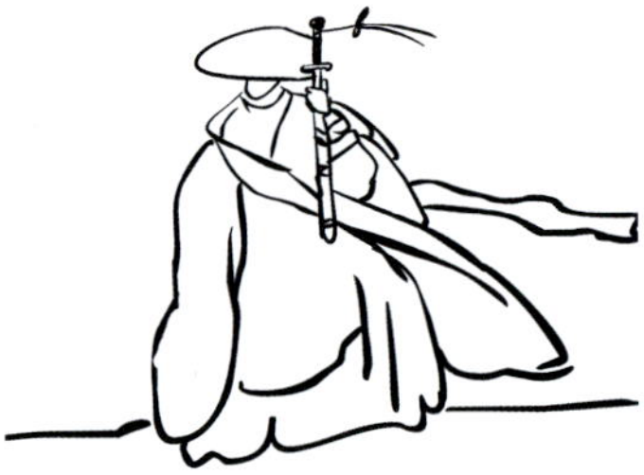

6

爱心女神

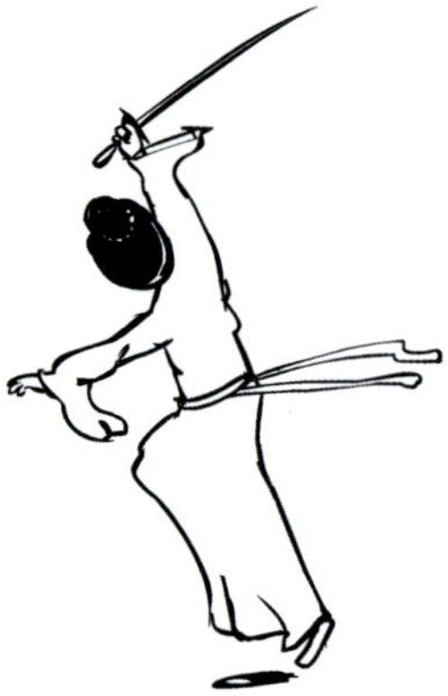

7

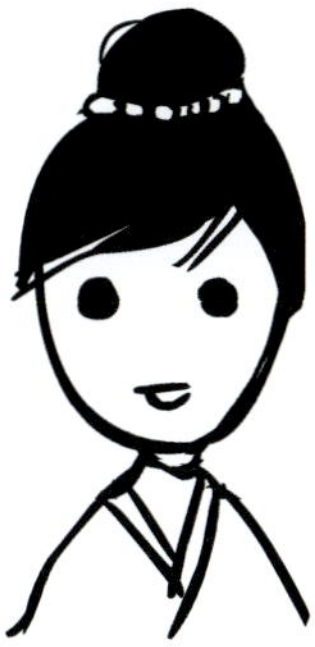

爱心女神

8

二师兄　　HEMA

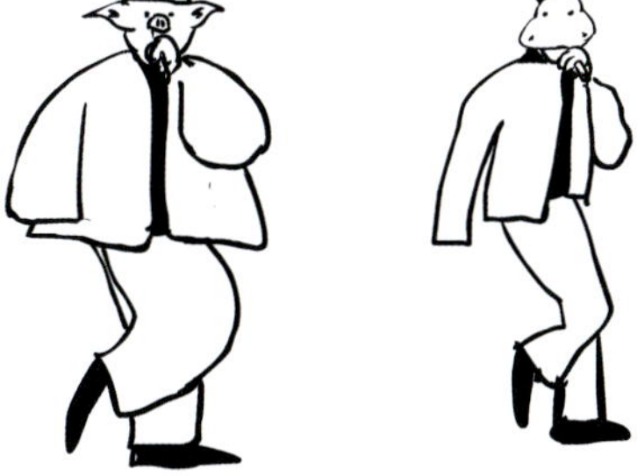

9

帅男嵩少

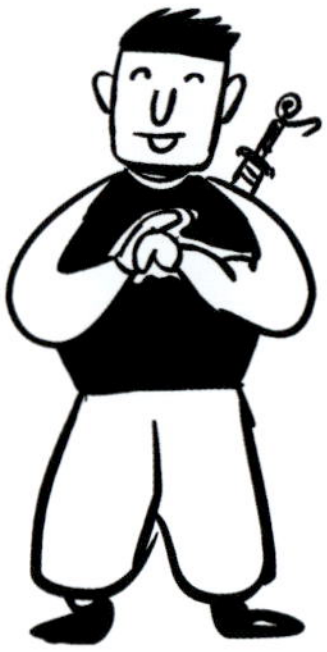

10

威威生虎

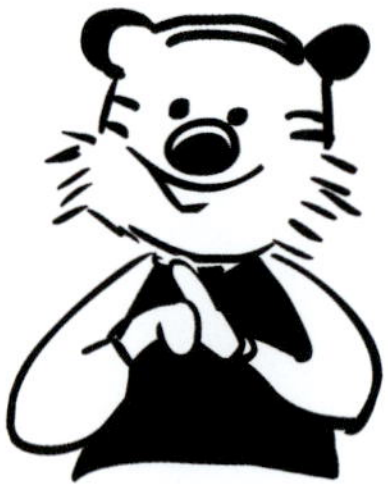

11

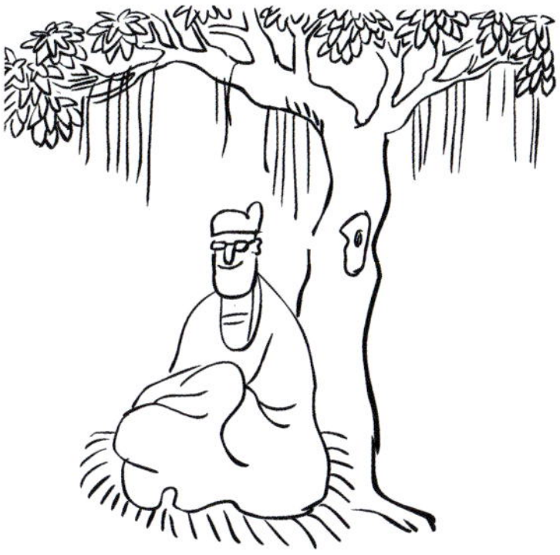

绿柳山庄陆清庄主

重症群侠传之超声外传

我山重症

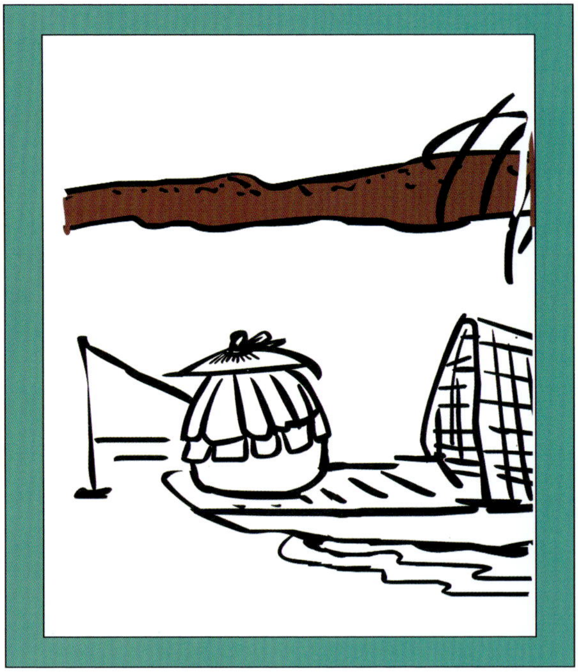

小大夫漫画

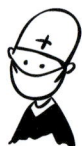

1

话说，
在上海徐家汇附近，
有一座山叫我山，
它是一所医院。

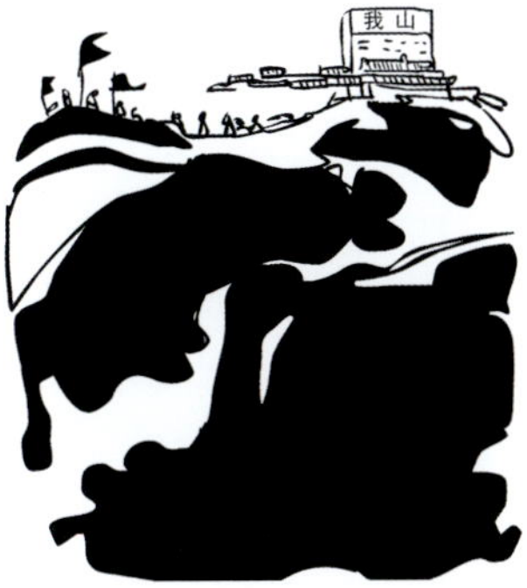
我 山

2

1977年，
由吴肇光主任主持建立了
全国比较早的“外科监护室”，
这就是我科的雏形。

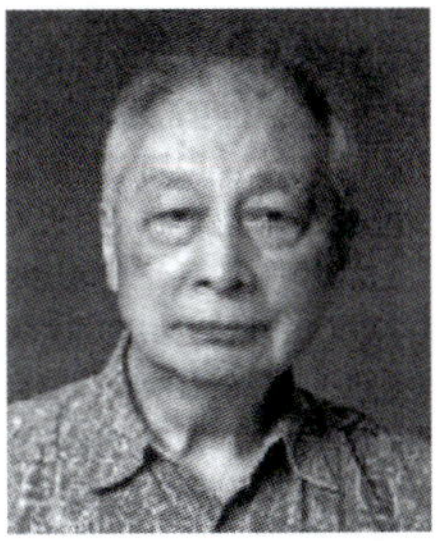

我山德高望重的老吴主任

3

著名的“无肠女”周绮思的抢救
就是在这里完成的。

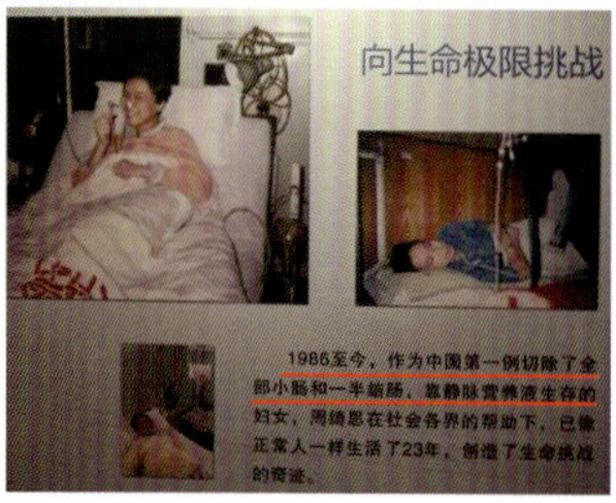
向生命极限挑战
1986至今，作为中国第一例切除了全部小肠和一半结肠、靠静脉营养液生存的妇女，周绮思在社会各界的帮助下，已像正常人一样生活了23年，创造了生命挑战的奇迹。

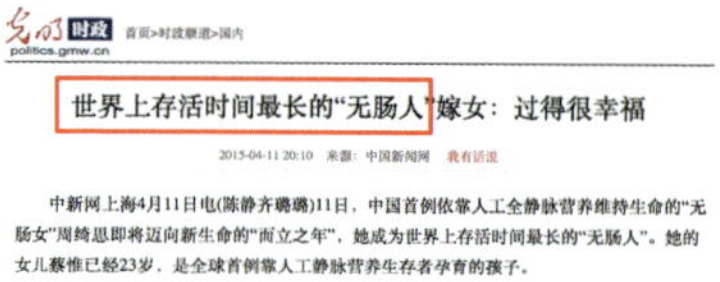
politics.gmw.cn 首页>时政要闻>国内

世界上存活时间最长的“无肠人”嫁女：过得很幸福

2015-04-11 20:10 来源：中国新闻网 我有话说

中新网上海4月11日电(陈静齐璐璐)11日，中国首例依靠人工全静脉营养维持生命的“无肠女”周绮思即将迈向新生命的“而立之年”，她成为世界上存活时间最长的“无肠人”。她的女儿蔡惟已经23岁，是全球首例靠人工静脉营养生存者孕育的孩子。

4

我科现任掌门是诸杜明主任，
是一位经验丰富的ICU专家。

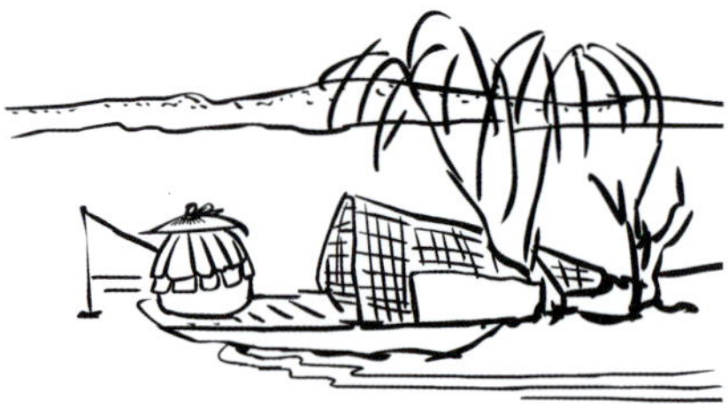

5

擅长治疗领域：
各类严重心、肺、肝、肾等器官功能衰竭，
神经重症，
多发创伤，
心、肝、肾器官移植，
以及心胸大血管手术围术期管理。

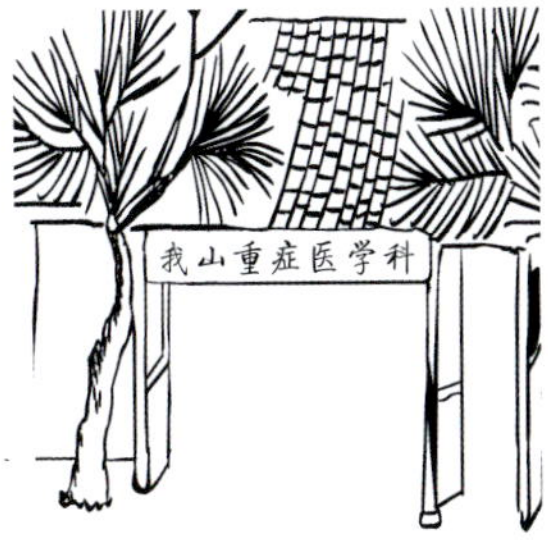
我山重症医学科

6

开展体外膜肺氧合（ECMO）、连续性肾脏替代治疗CRRT、经皮气管切开、重症超声等众多项目。

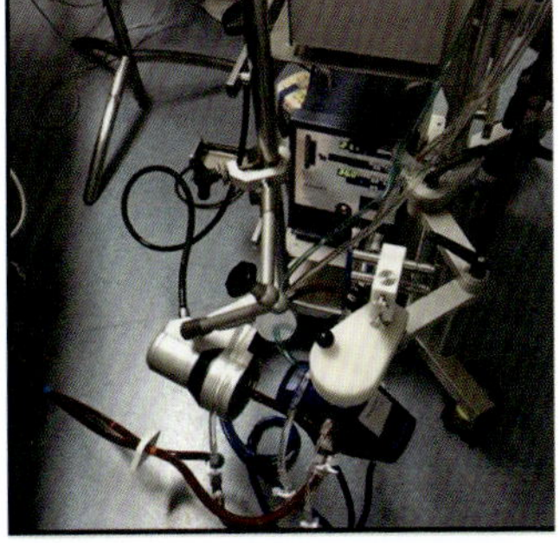

俗称“人工肺”（ECMO）

7

我科的大侠们个个都身怀绝技。

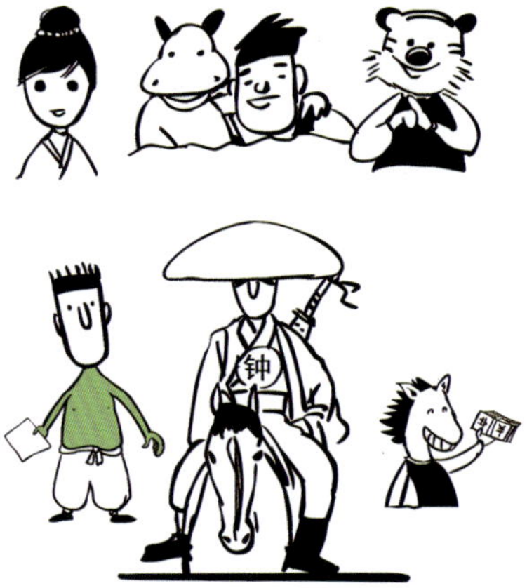
钟

8

使一个又一个重症患者化险为夷。

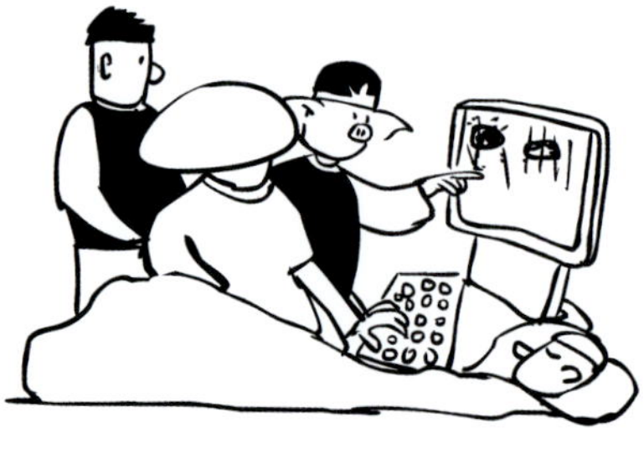

9

最近江湖不太平，
各大门派纷纷告急，
呼叫我科拔刀相助。

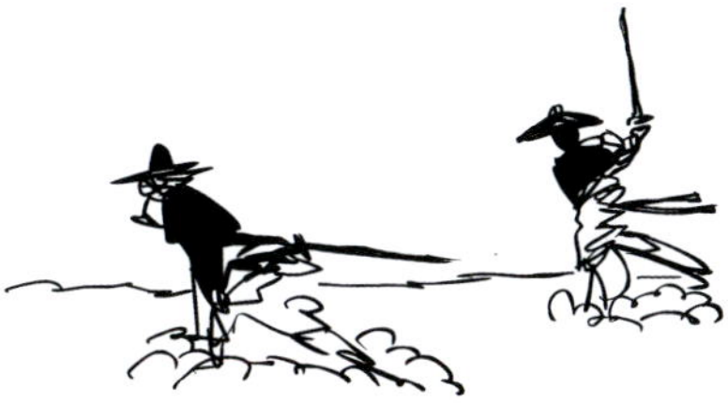

10

诸掌门指示：
江湖告急，
不能见死不救，
出发——

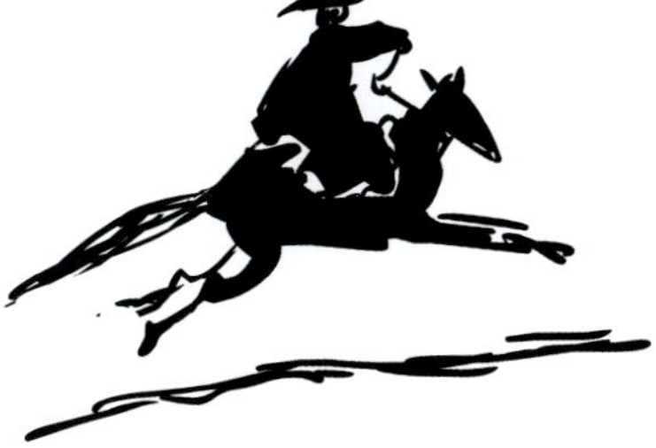

11

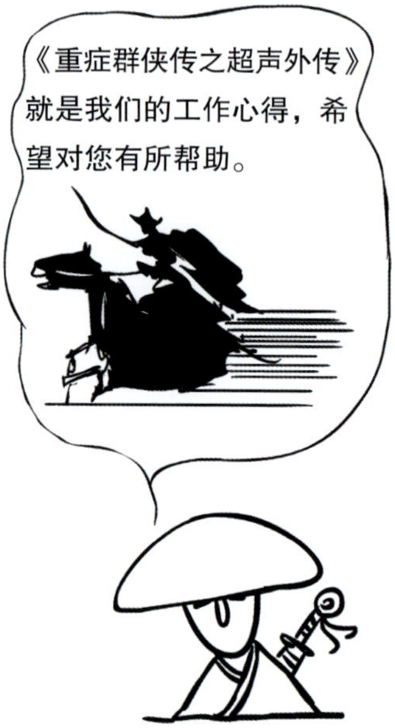
《重症群侠传之超声外传》就是我们的工作心得，希望对您有所帮助。

重症群侠传之超声外传

葵花宝典入门

有图有真相（一）

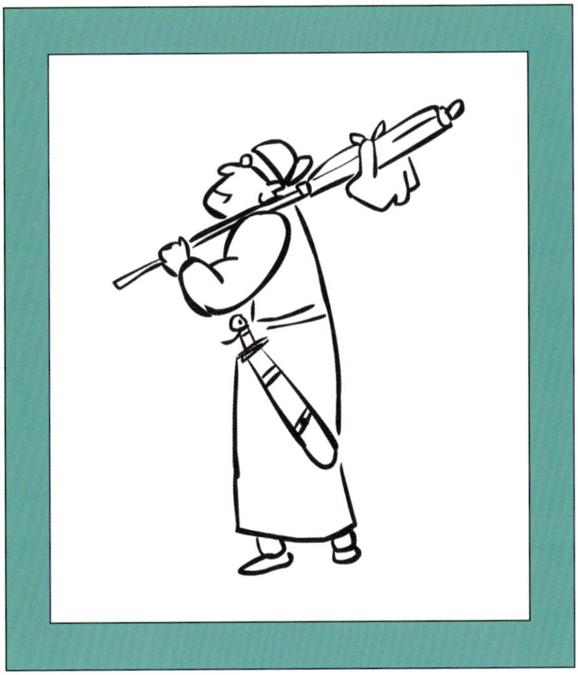

小大夫漫画

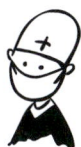

1

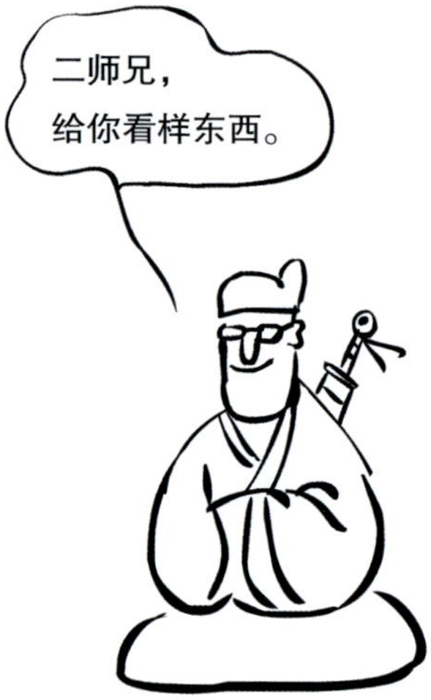
二师兄，
给你看样东西。

2

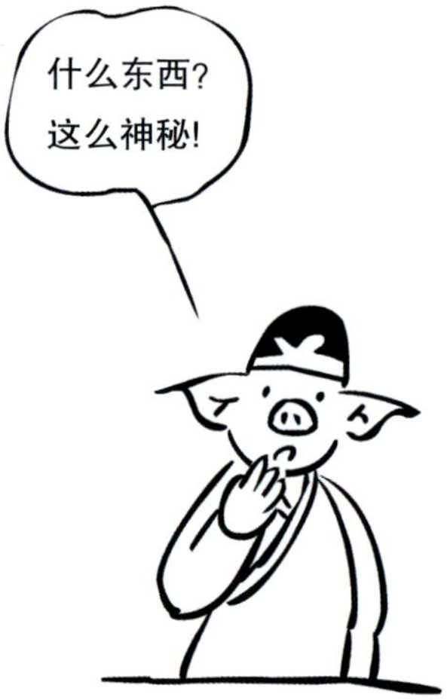
什么东西？
这么神秘！

3

哇！
《葵花宝典》！

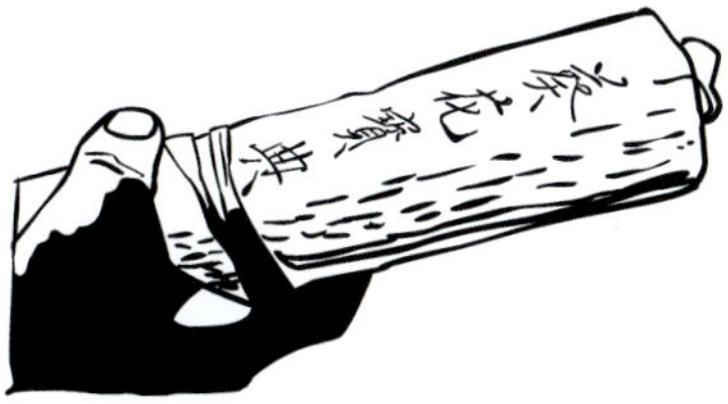
葵花寶典

4

你们绿柳山庄真厉害，
真是什么都有！
给你两个赞！

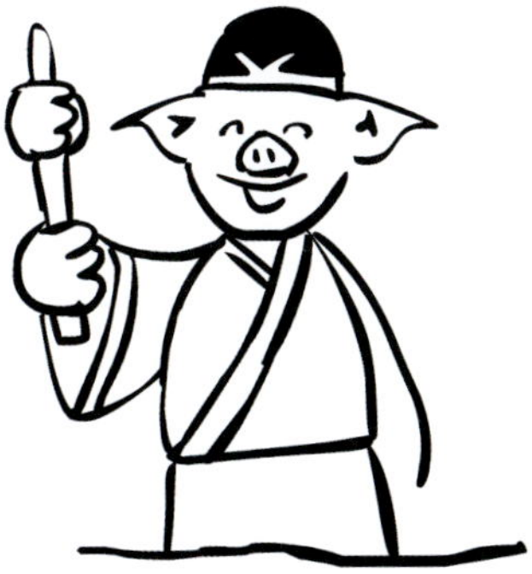

5

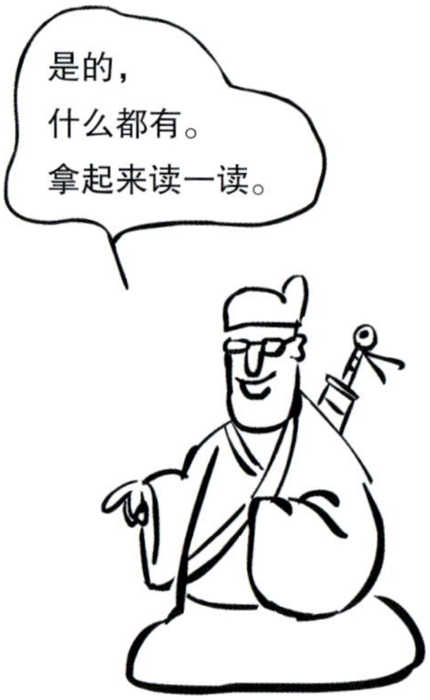
是的，
什么都有。
拿起来读一读。

6

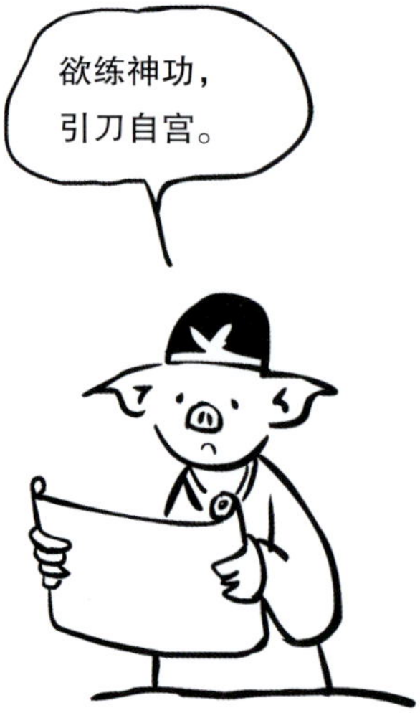
欲练神功，
引刀自宫。

7

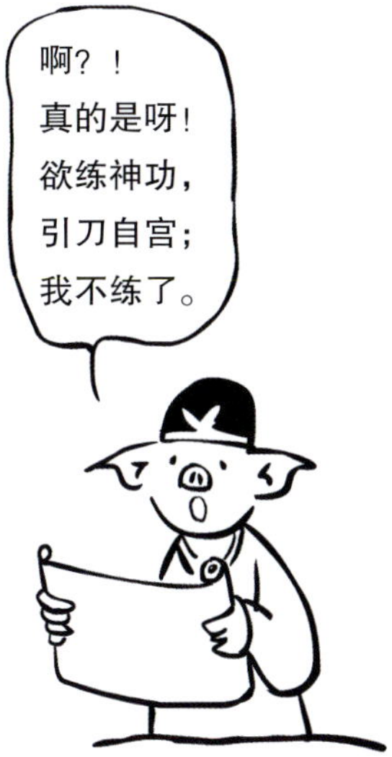
啊？！
真的是呀！
欲练神功，
引刀自宫；
我不练了。

8

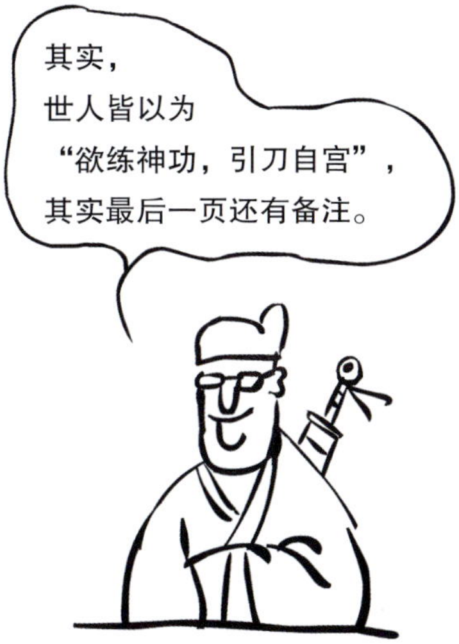
其实，
世人皆以为
“欲练神功，引刀自宫”，
其实最后一页还有备注。

9

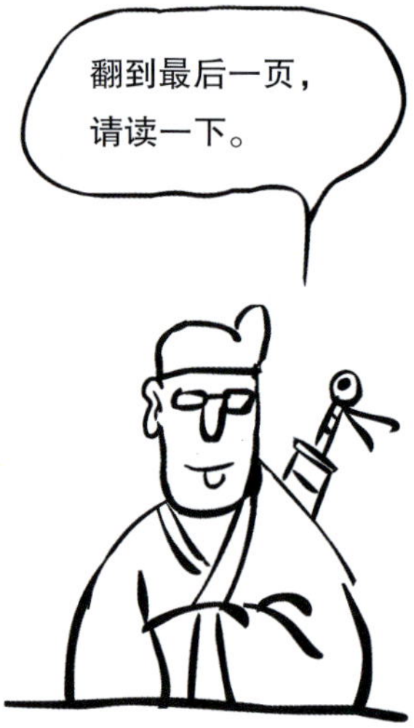
翻到最后一页，
请读一下。

10

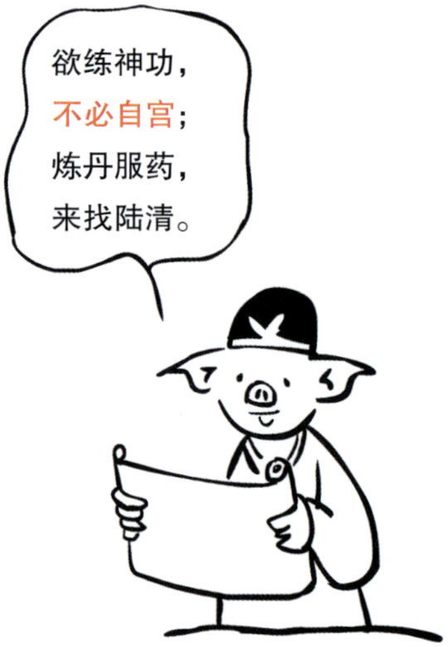
欲练神功，
不必自宫；
炼丹服药，
来找陆清。

11

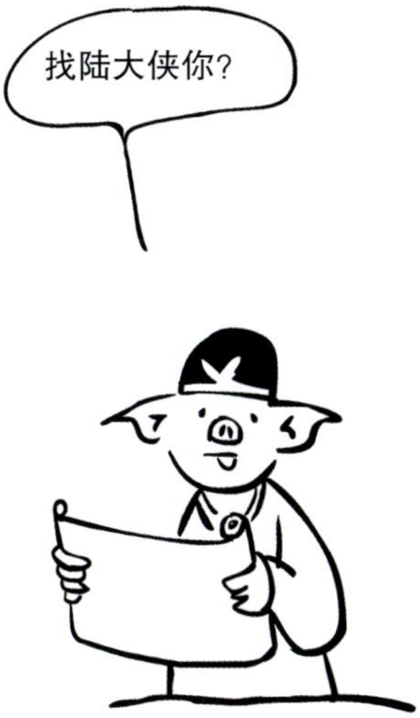
找陆大侠你?

12

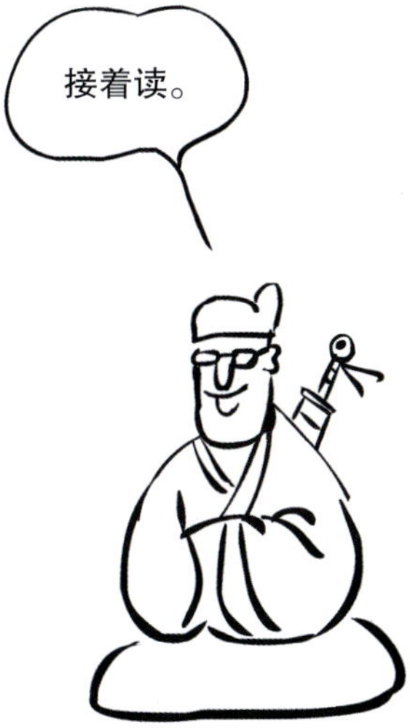
接着读。

13

今练气之道，
不外存想导引，
渺渺太虚，
天地分清浊而生人，
人之练气，
不外练虚灵而涤荡昏浊，
气者命之主，
形者体之用。

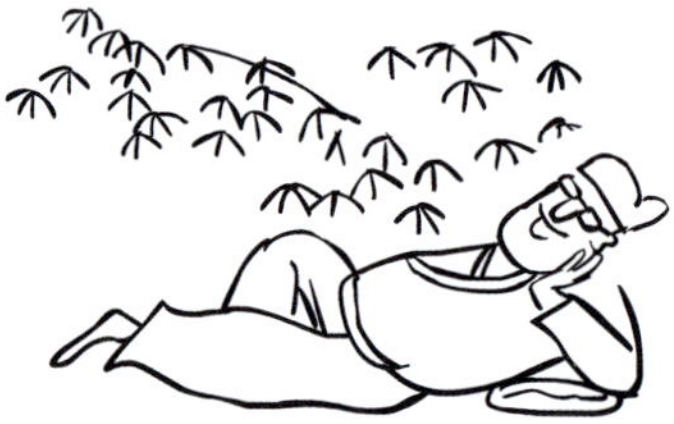

14

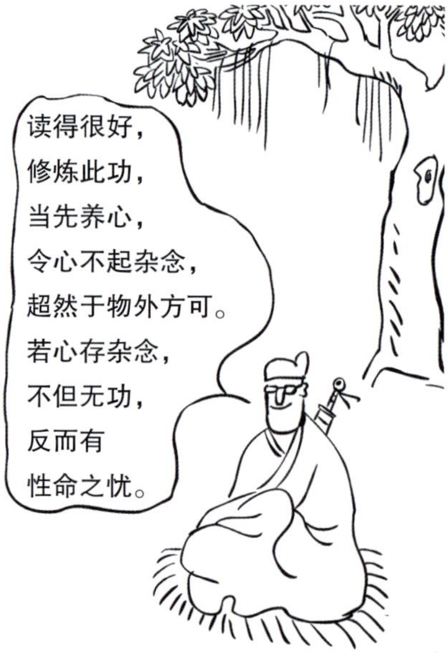
读得很好，
修炼此功，
当先养心，
令心不起杂念，
超然于物外方可。
若心存杂念，
不但无功，
反而有
性命之忧。

15

不过这本秘笈，
内容丰富，
有正有邪，
我们只学习其好的一面即可。

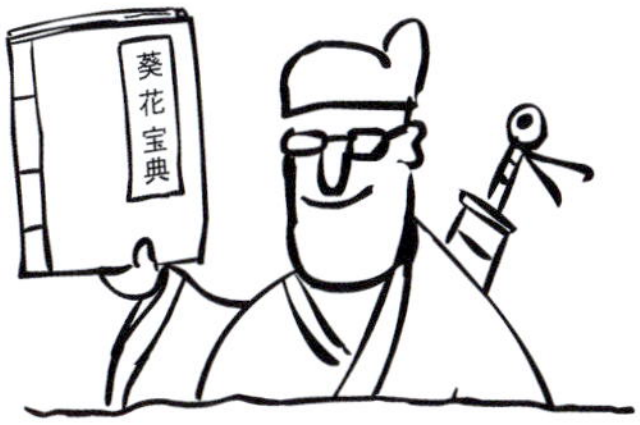
葵花宝典

16

我们先学葵花宝典入门
之超声章节。

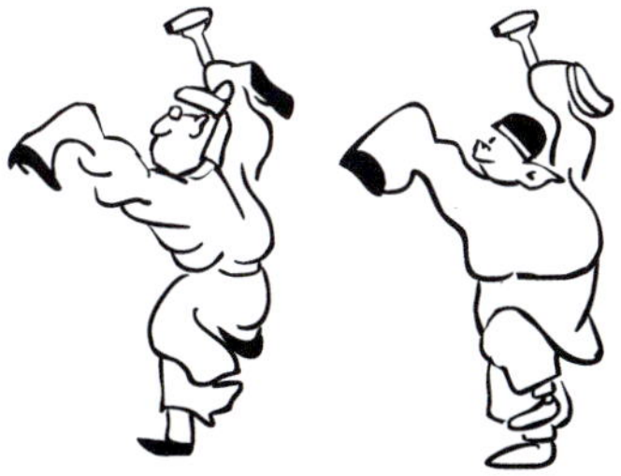

17

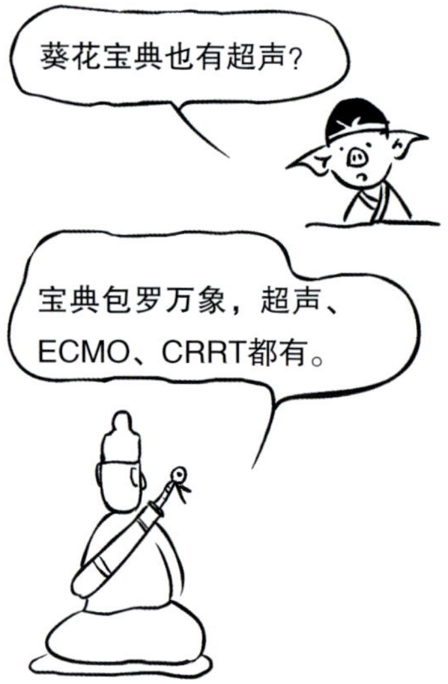
葵花宝典也有超声？
宝典包罗万象，超声、ECMO、CRRT都有。

18

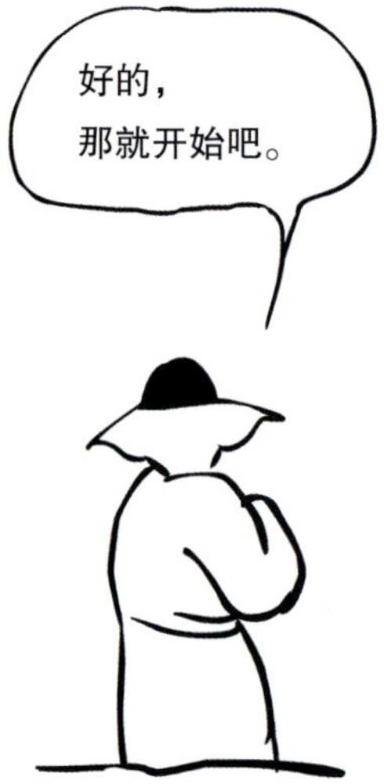
好的，那就开始吧。

19

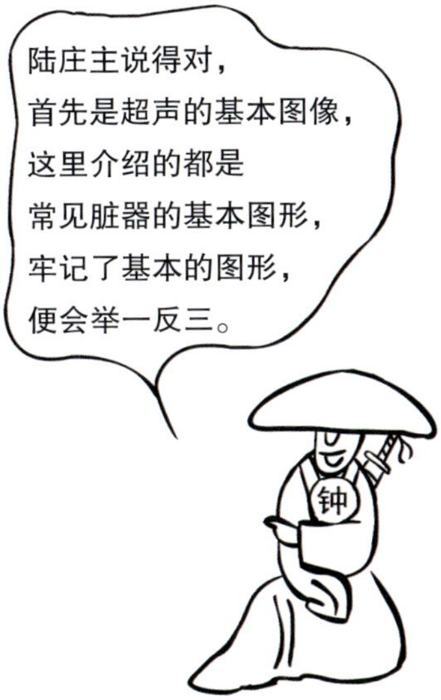
陆庄主说得对，
首先是超声的基本图像，
这里介绍的都是
常见脏器的基本图形，
牢记了基本的图形，
便会举一反三。
钟

20

肾脏

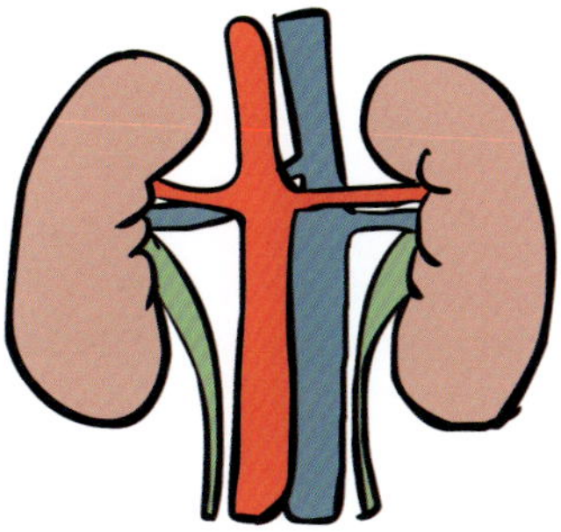

21

左肾横切面

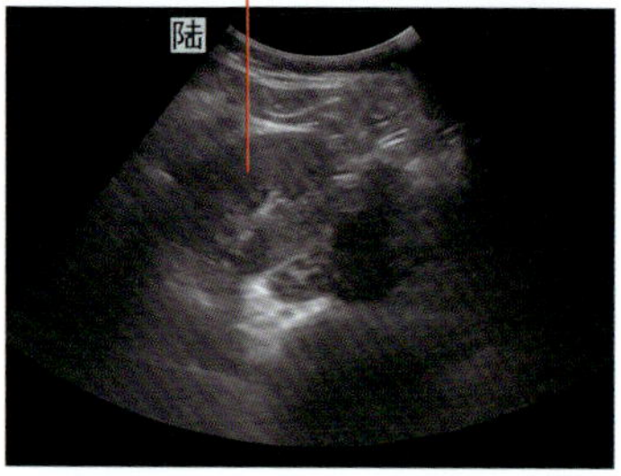
肾脏
陆

22

左肾横切面

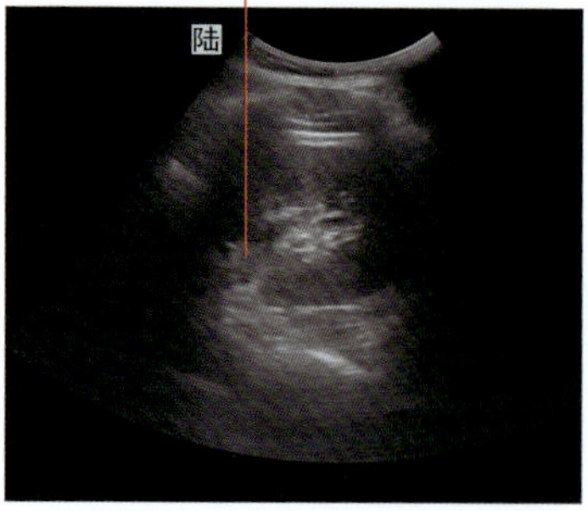
肾门
陆

23

左肾横切面

肾动脉　肾静脉

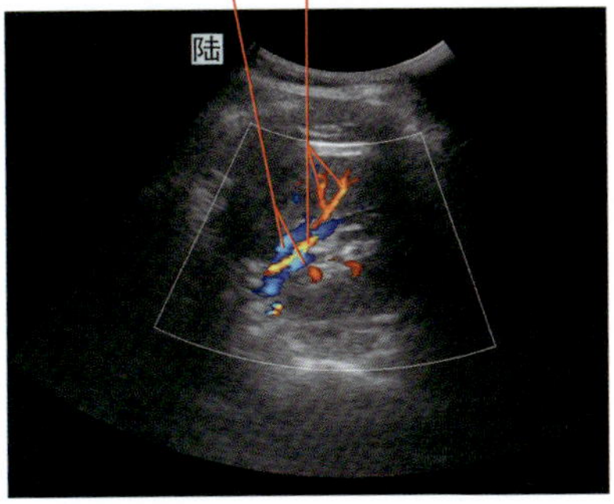
陆

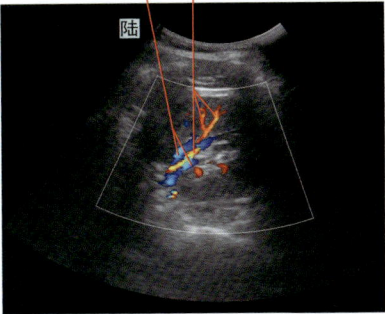

24

左肾纵切面

肾窦　肾实质

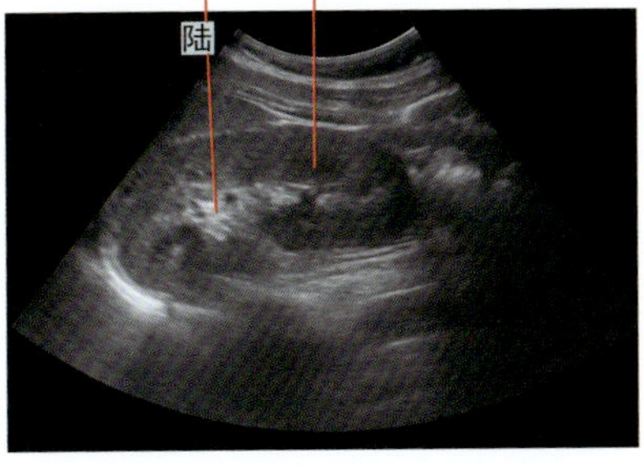
陆

25

左肾纵切面

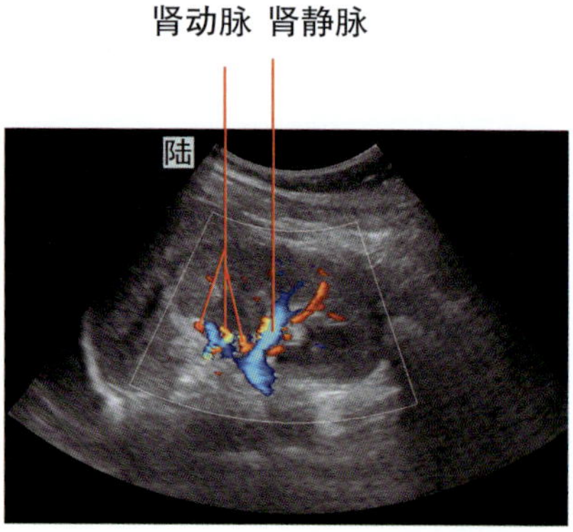
肾动脉
肾静脉
陆

26

甲状腺

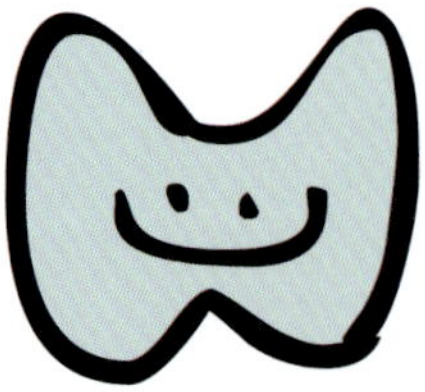

27

甲状腺一叶横切面

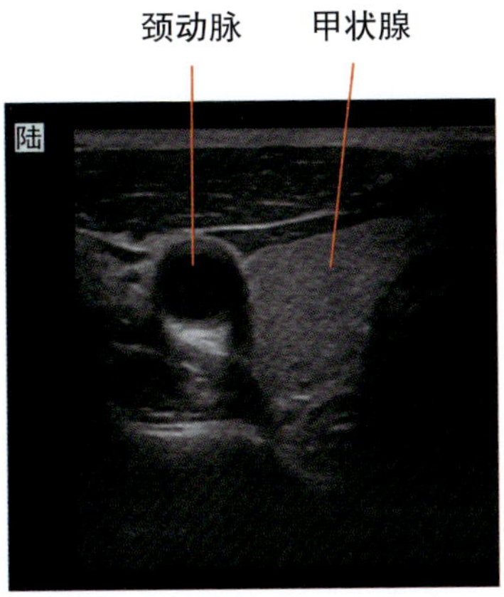
颈动脉
甲状腺
陆

28

甲状腺一叶纵切面

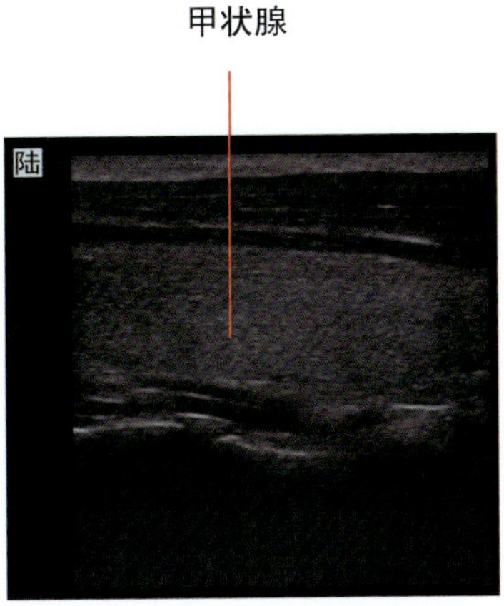
甲状腺
陆

29

甲状腺双侧叶横切面

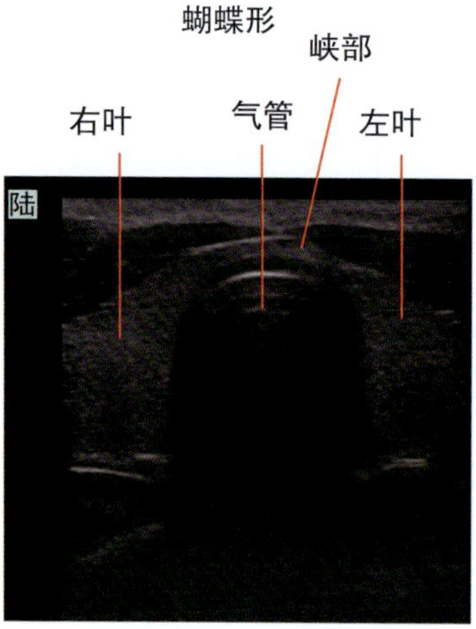
蝴蝶形
峡部
右叶
气管
左叶
陆

30

肝脏

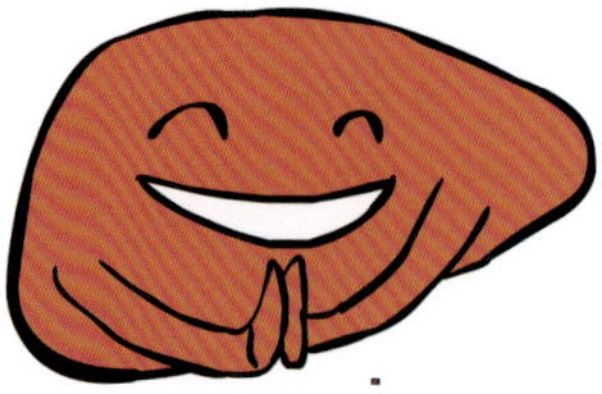

31

肝中静脉

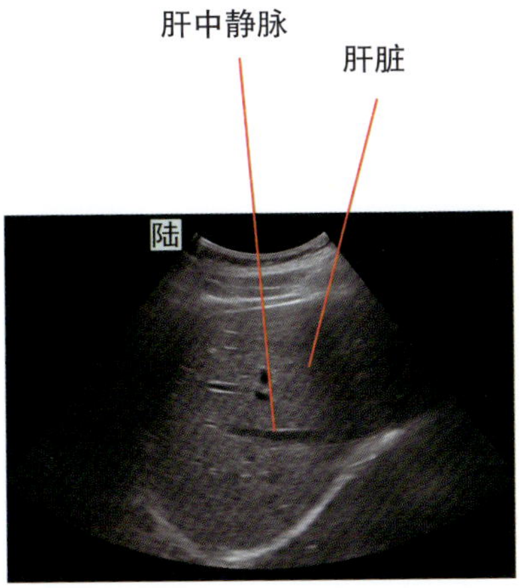
肝中静脉
肝脏
陆

32

肝右静脉

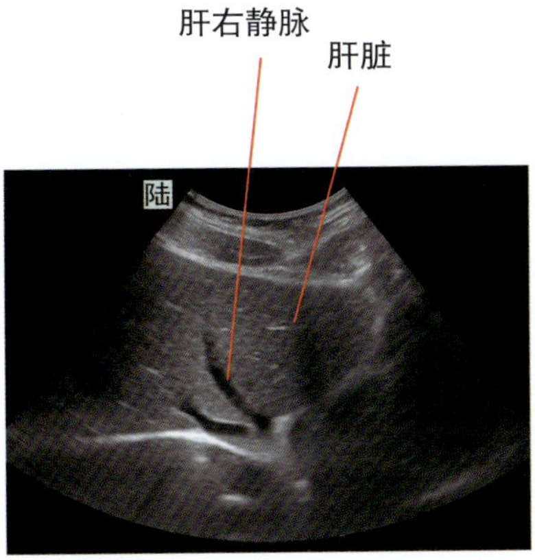
肝右静脉
肝脏
陆

33

肝中静脉

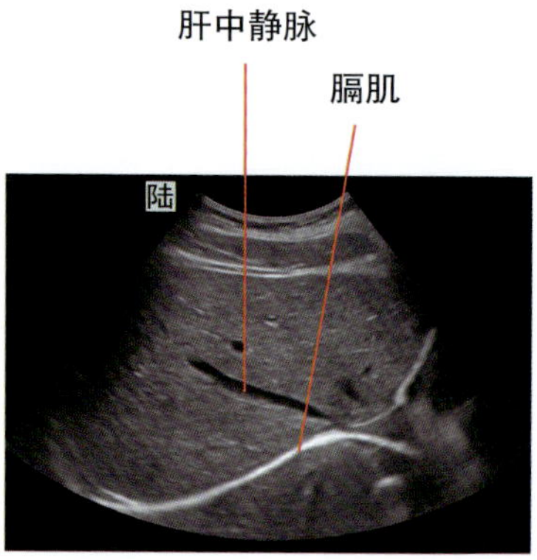
肝中静脉
膈肌
陆

34

肝左叶纵切面

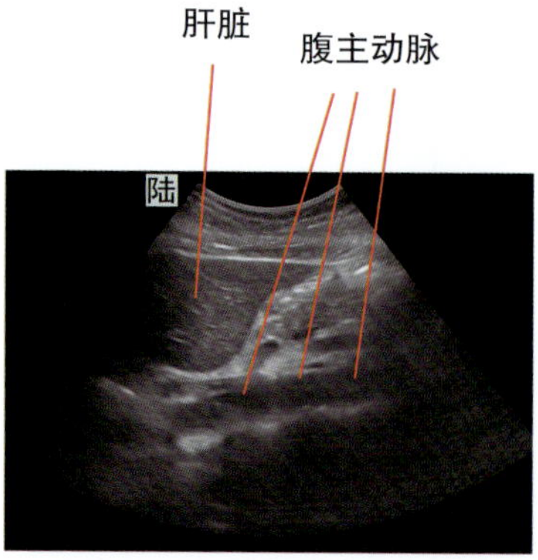
肝脏
腹主动脉
陆

35

肝左静脉

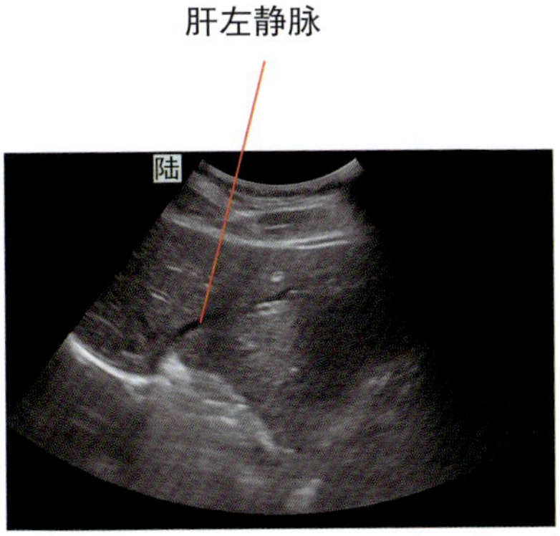
肝左静脉
陆

36

胆囊

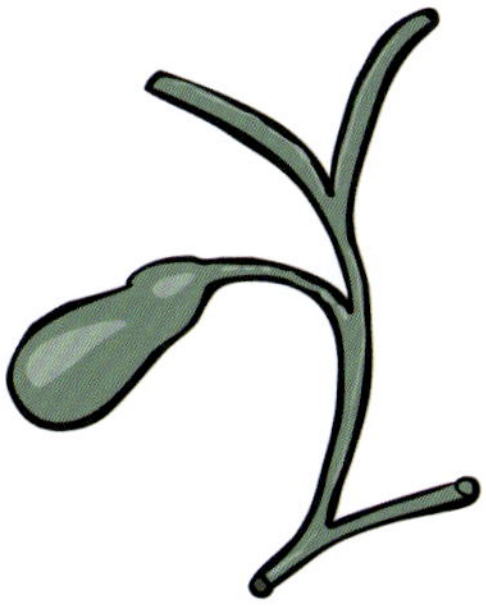

37

胆囊长轴切面

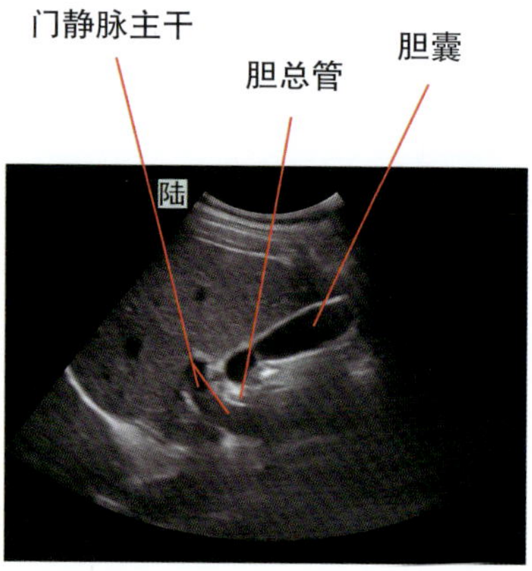
门静脉主干
胆总管
胆囊
陆

38

胆囊长轴切面

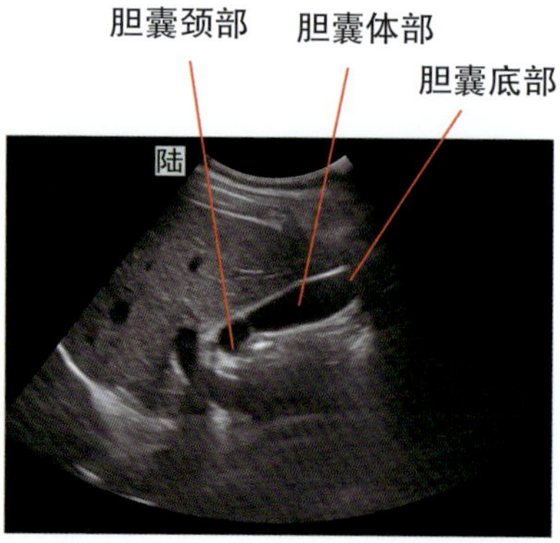
胆囊颈部
胆囊体部
胆囊底部
陆

39

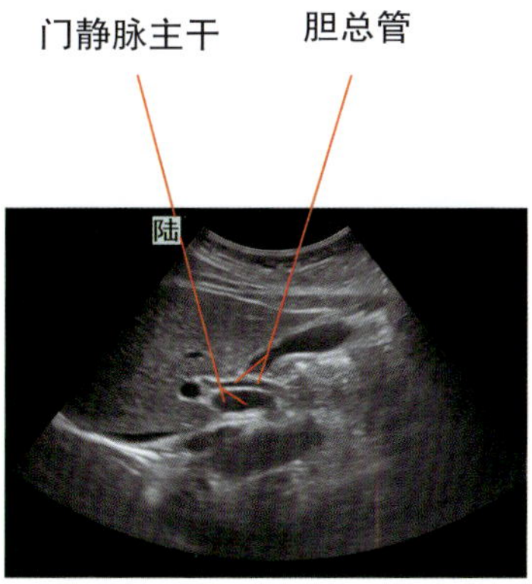
门静脉主干
胆总管
陆

40

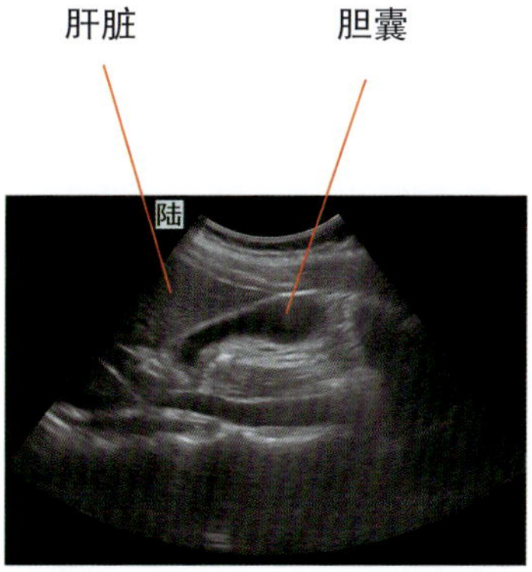
肝脏
胆囊
陆

41

胆囊长轴切面

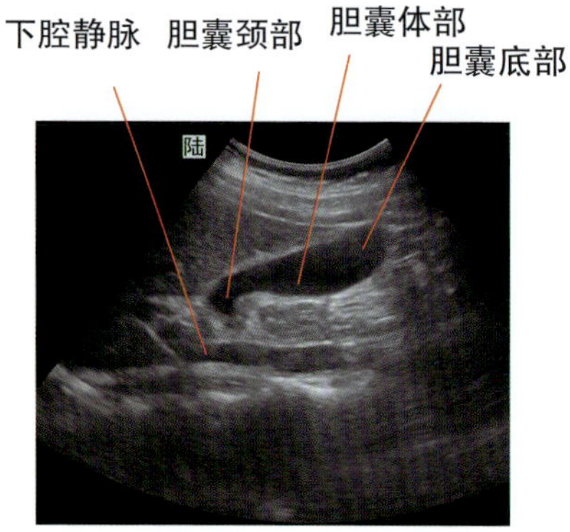
下腔静脉
胆囊颈部
胆囊体部
胆囊底部

42

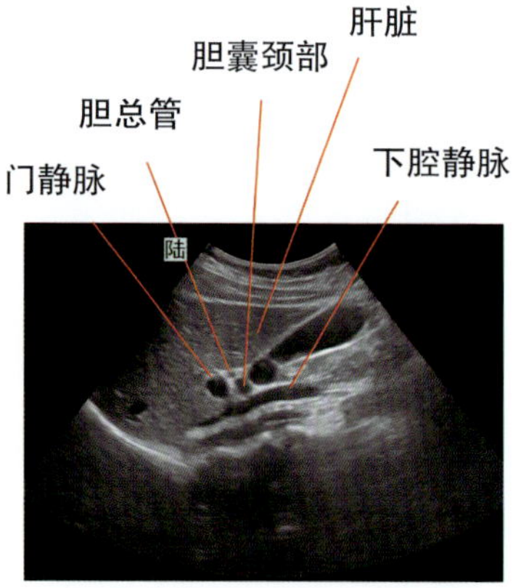
肝脏
胆囊颈部
胆总管
门静脉
下腔静脉

43

脾脏

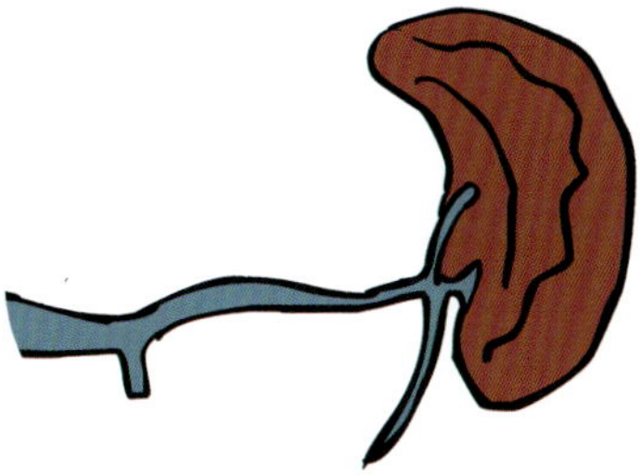

44

脾脏长轴切面

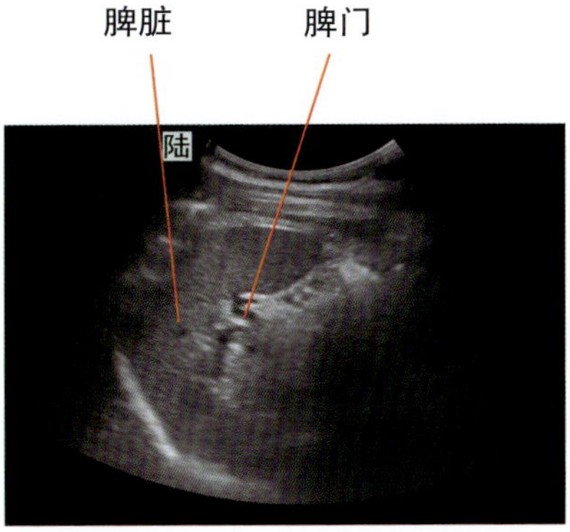
脾脏
脾门
陆

45

脾脏长轴切面

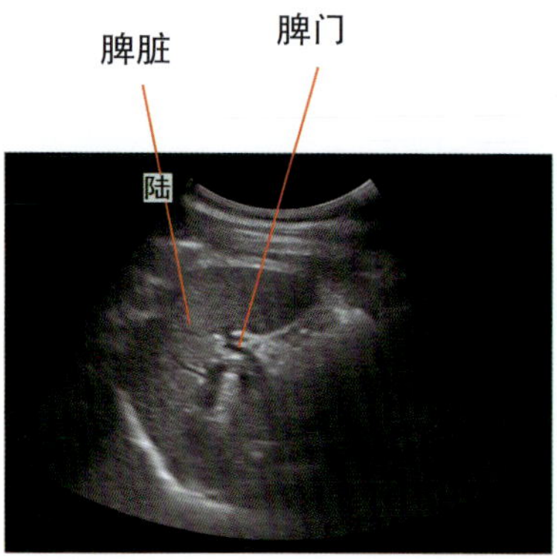
脾脏
脾门
陆

46

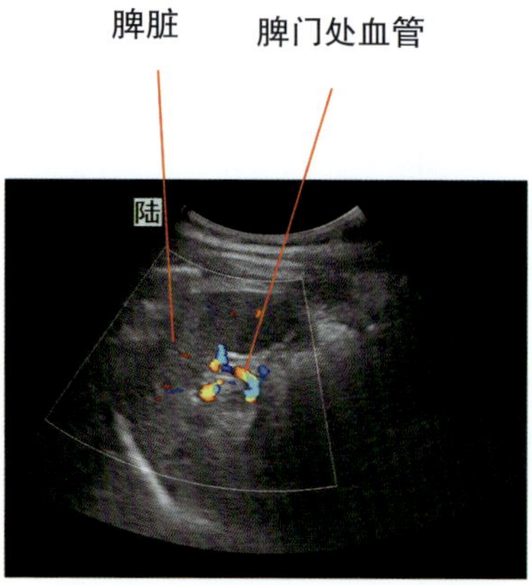
脾脏
脾门处血管
陆

47

门静脉

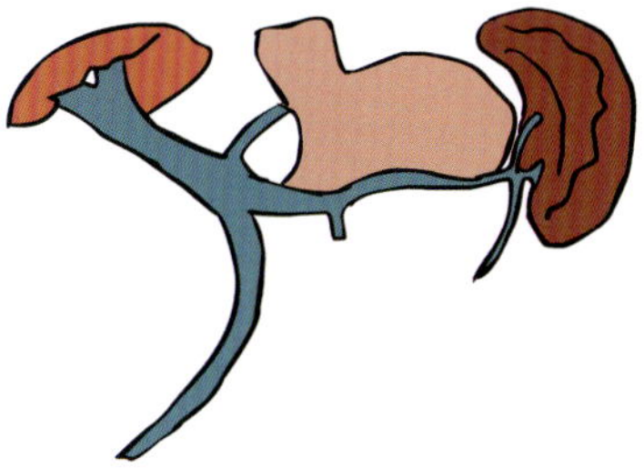

48

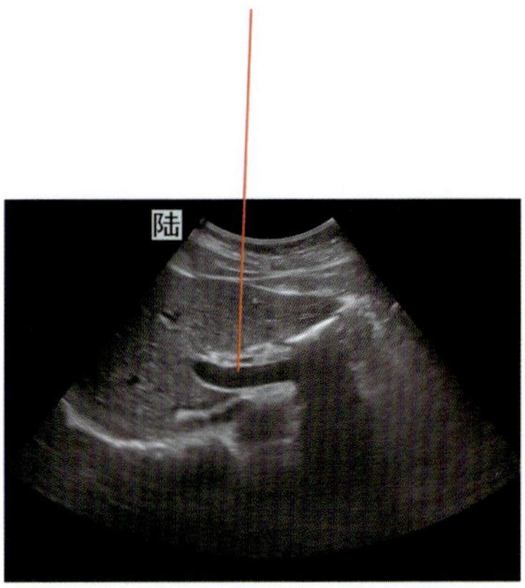
门静脉主干
陆

49

门静脉

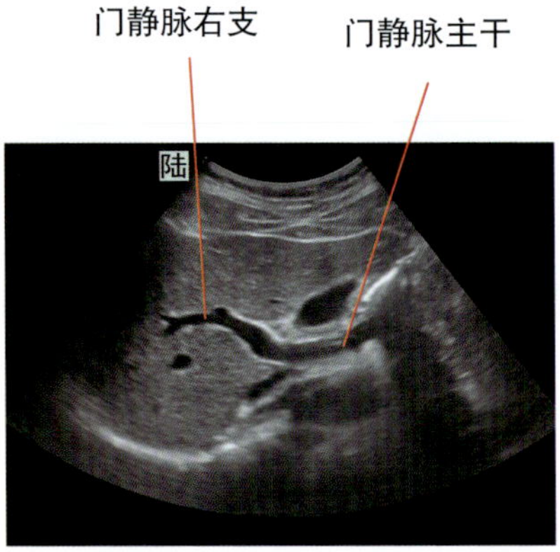
门静脉右支
门静脉主干
陆

50

门静脉

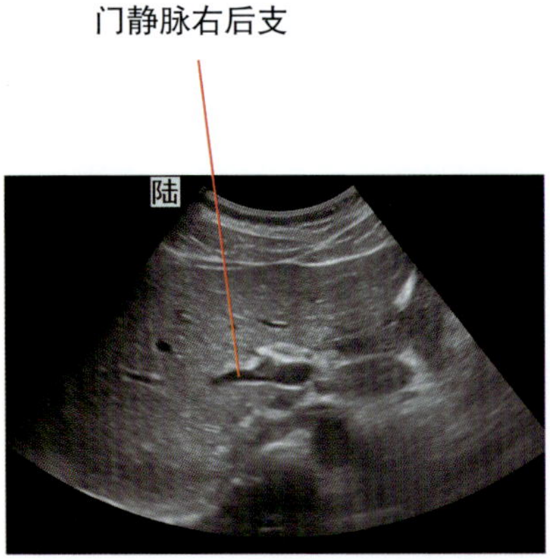
门静脉右后支
陆

S1

门静脉

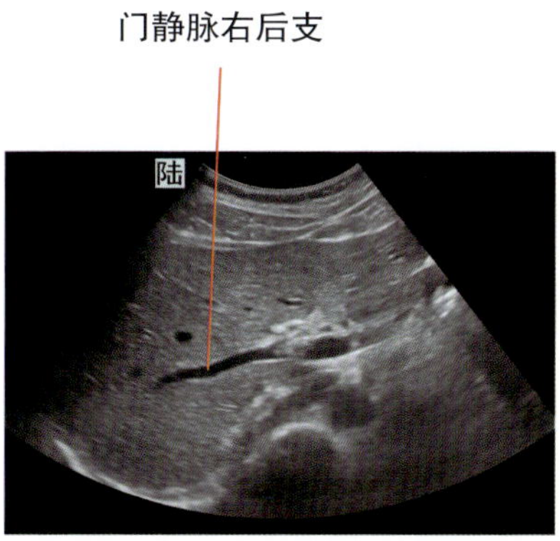
门静脉右后支
陆

S2

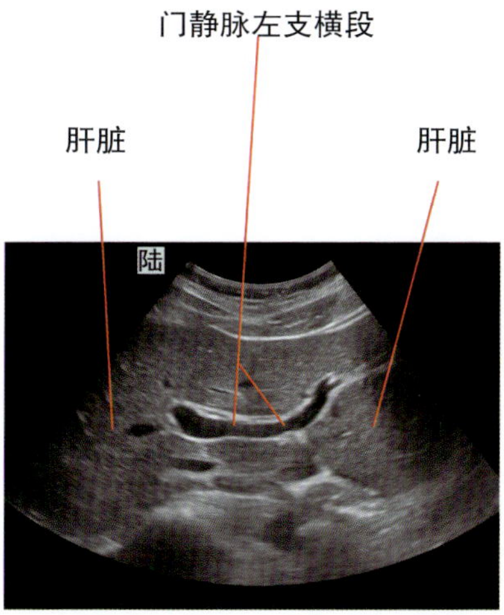
门静脉左支横段
肝脏
肝脏
陆

S3

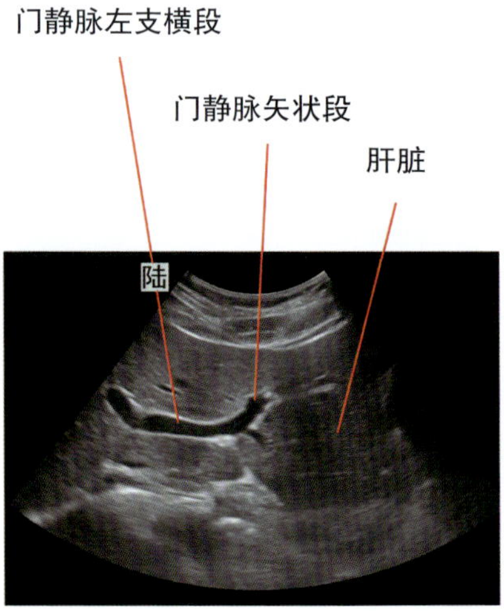
门静脉左支横段
门静脉矢状段
肝脏
陆

S4

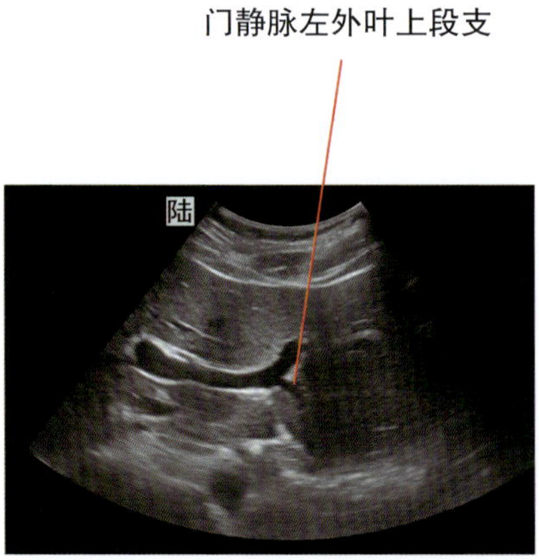
门静脉左外叶上段支
陆

55

门静脉

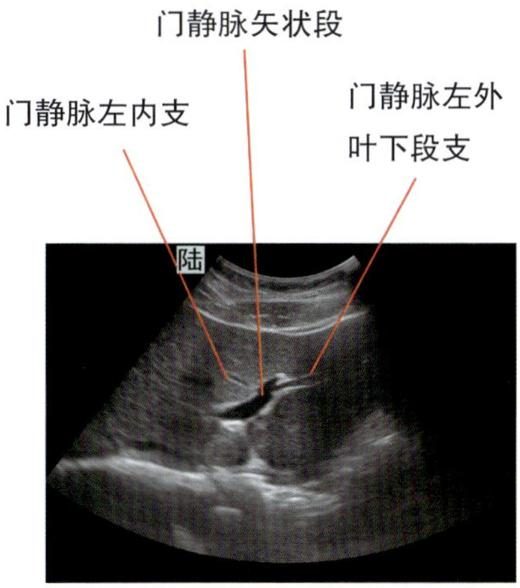
门静脉矢状段
门静脉左内支
门静脉左外
叶下段支
陆

56

门静脉

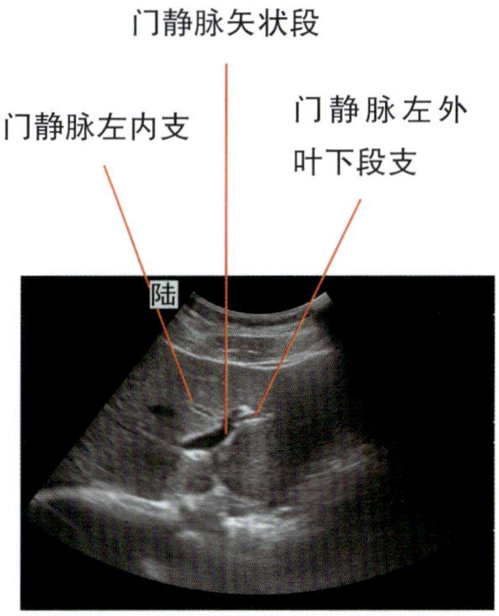
门静脉矢状段
门静脉左内支
门 静 脉 左 外
叶下段支
陆

57

门静脉

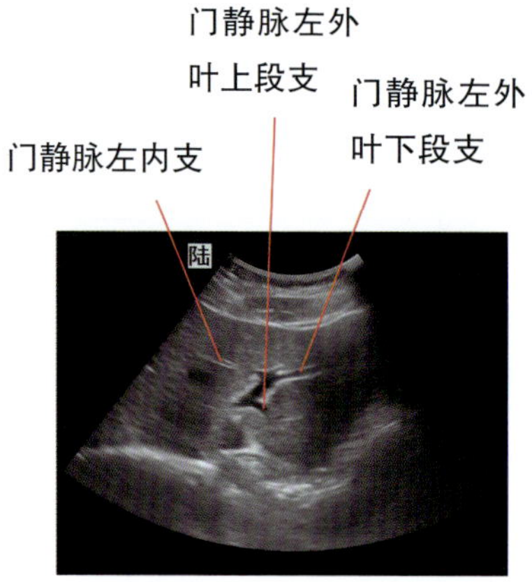
门静脉左外
叶上段支
门静脉左外
叶下段支
门静脉左内支
陆

58

门静脉

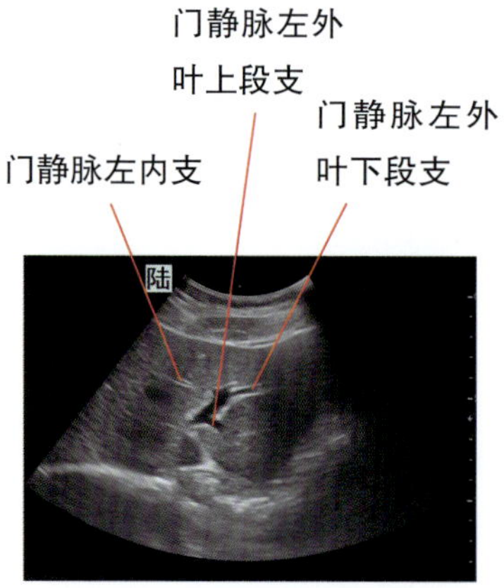
门静脉左外
叶上段支
门静脉左外
叶下段支
门静脉左内支
陆

59

门静脉

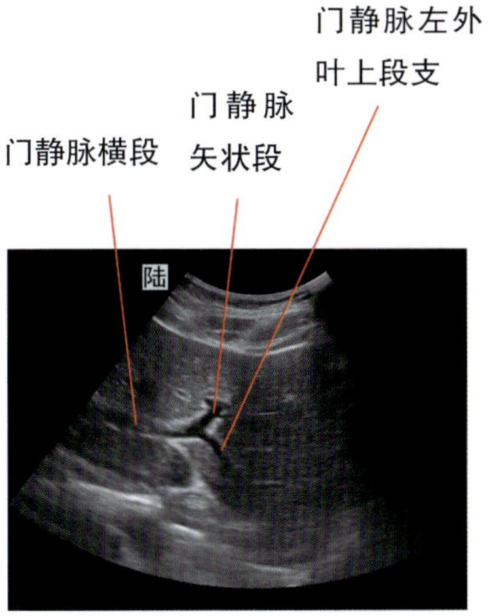
门静脉左外
叶上段支
门静脉
矢状段
门静脉横段
陆

60

门静脉

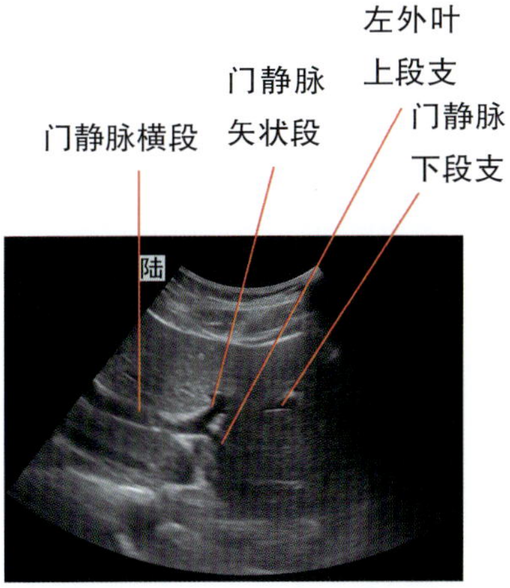
左外叶
上段支
门静脉
矢状段
门静脉
下段支
门静脉横段
陆

61

下腔静脉

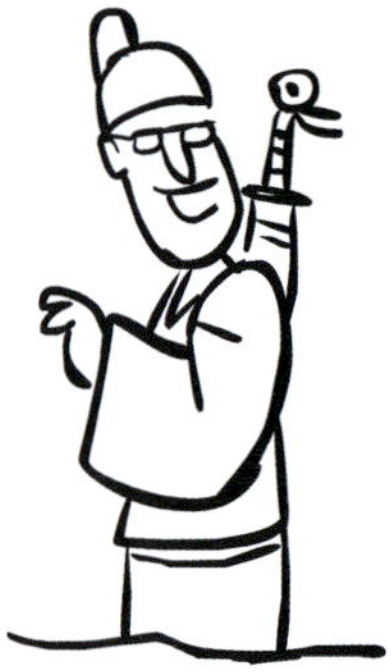

62

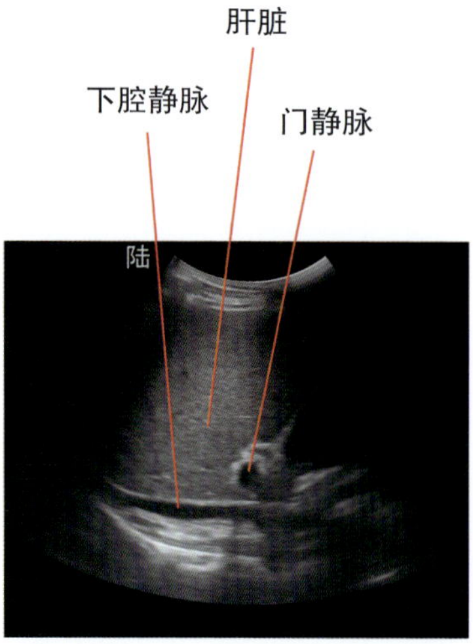
肝脏
下腔静脉
门静脉
陆

63

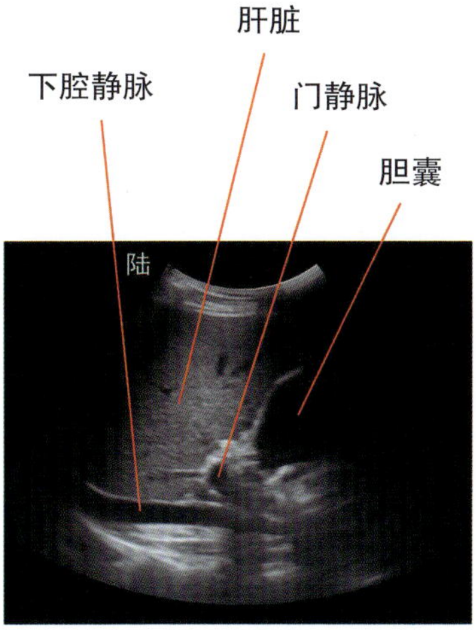
肝脏
下腔静脉
门静脉
胆囊
陆

64

前列腺

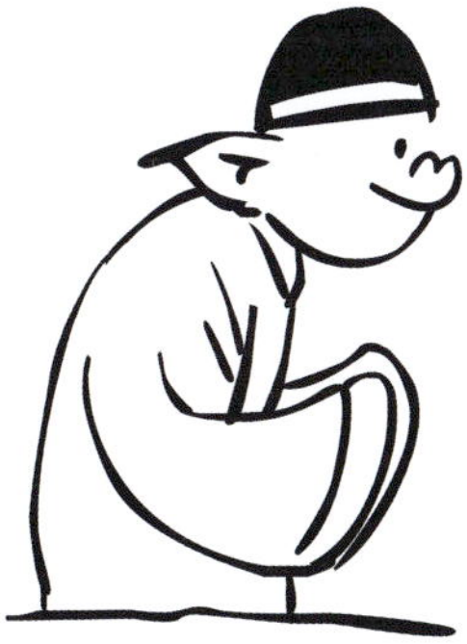

65

前列腺横切面

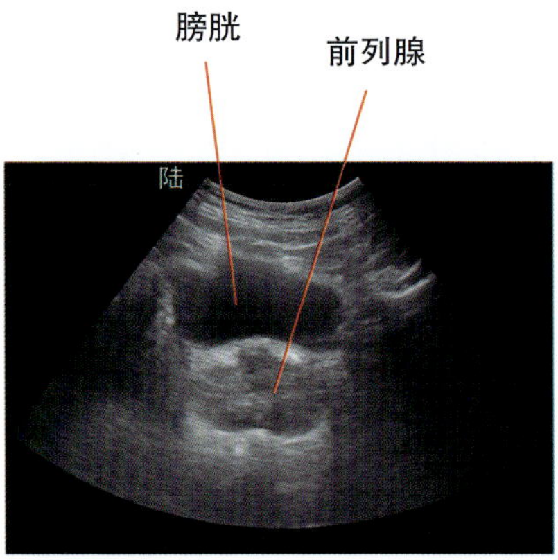
膀胱
前列腺
陆

66

前列腺纵切面

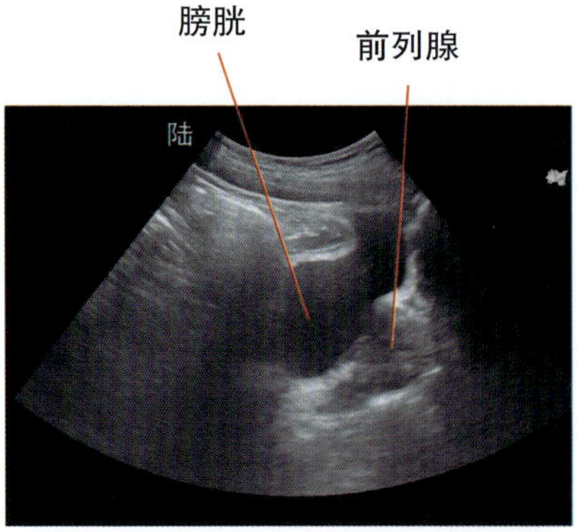
膀胱
前列腺
陆

67

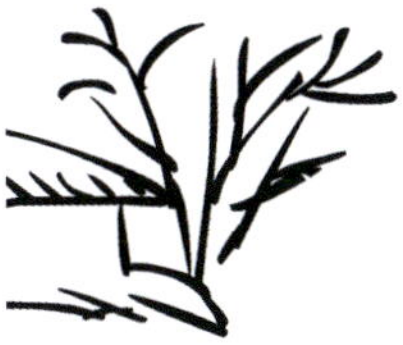

左肾静脉

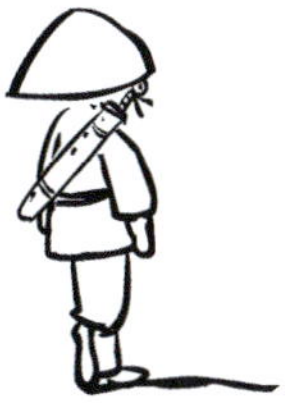

68

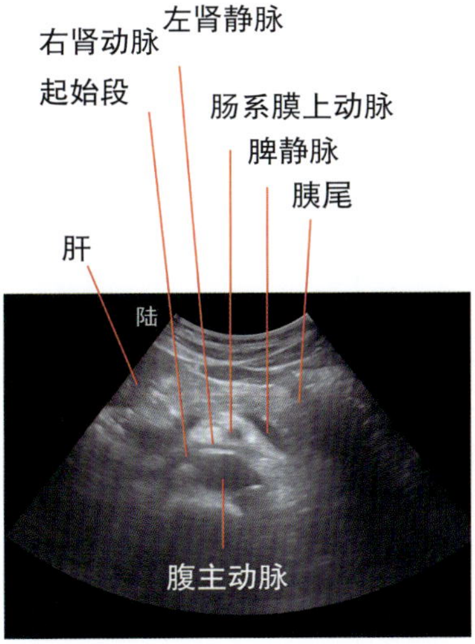
右肾动脉
起始段
左肾静脉
肠系膜上动脉
脾静脉
胰尾
肝
陆
腹主动脉

69

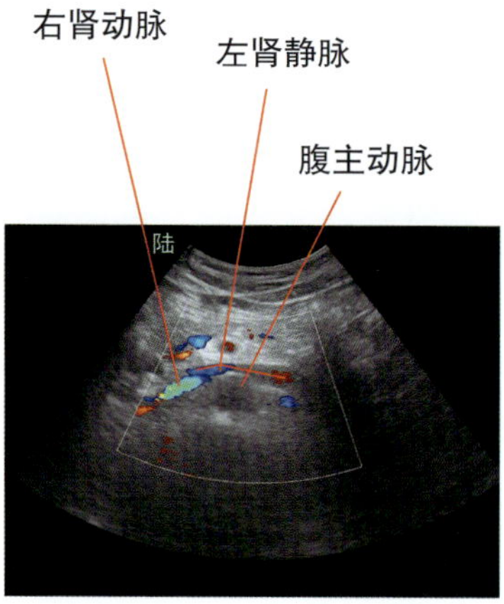
右肾动脉
左肾静脉
腹主动脉
陆

70

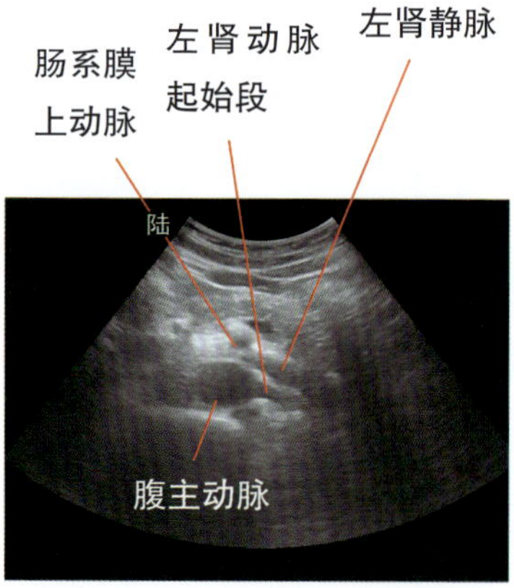
肠系膜
上动脉
左 肾 动 脉
起始段
左肾静脉
陆
腹主动脉

71

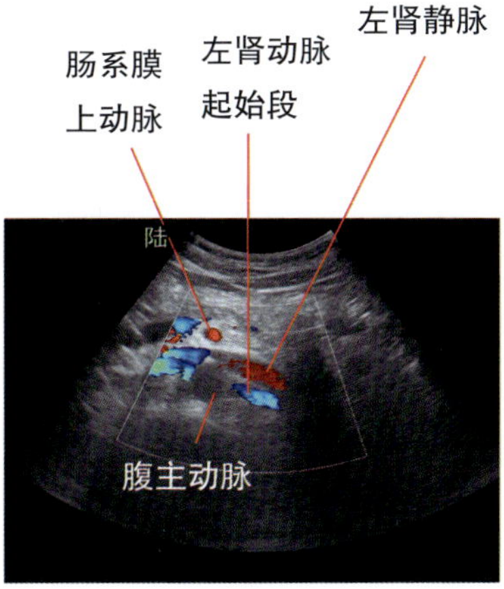
肠系膜
上动脉
左肾动脉
起始段
左肾静脉
陆
腹主动脉

72

左肾静脉

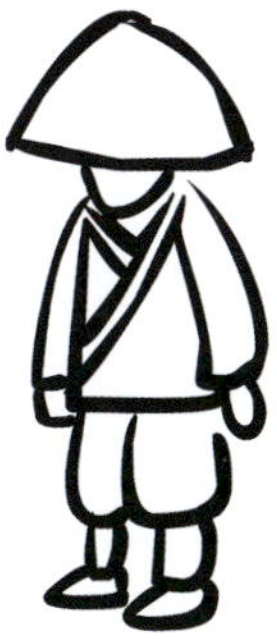

73

左肾静脉

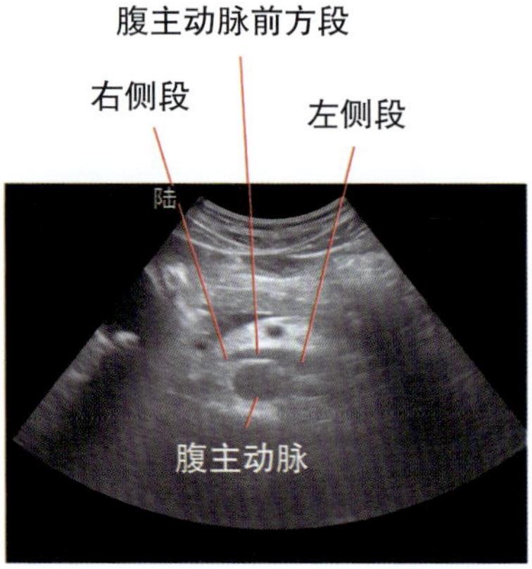
腹主动脉前方段
右侧段
左侧段
陆
腹主动脉

74

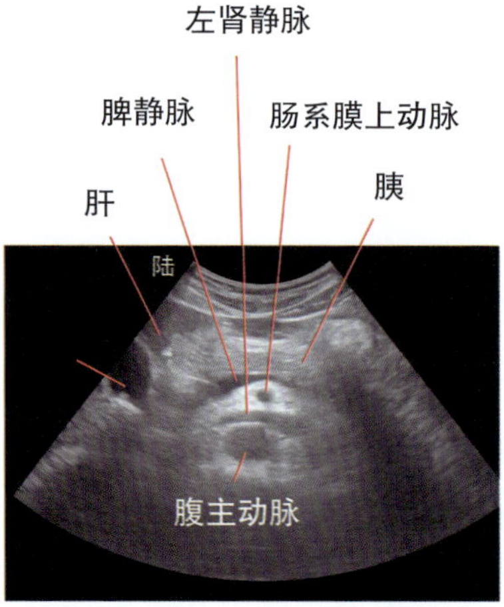
左肾静脉
脾静脉
肠系膜上动脉
肝
胰
陆
腹主动脉

75

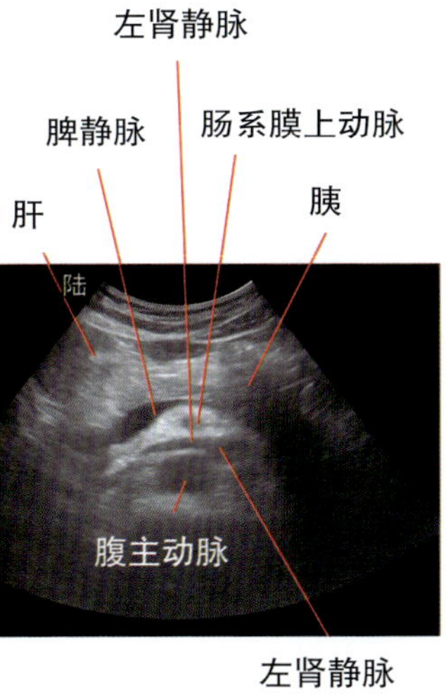
左肾静脉
脾静脉
肠系膜上动脉
肝
胰
腹主动脉
左肾静脉

76

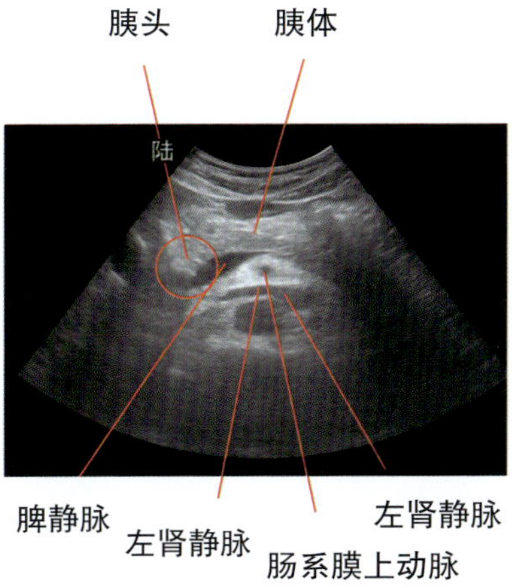
胰头
胰体
脾静脉
左肾静脉
左肾静脉
肠系膜上动脉

77

肝静脉

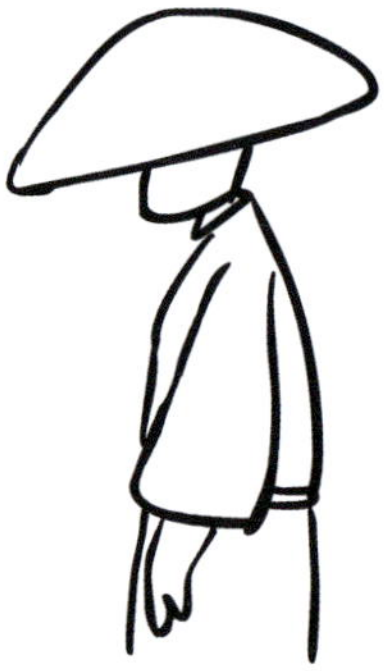

78

肝中静脉

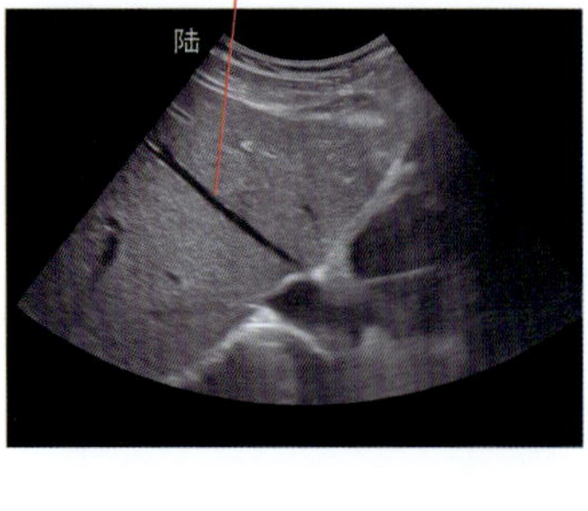
陆

79

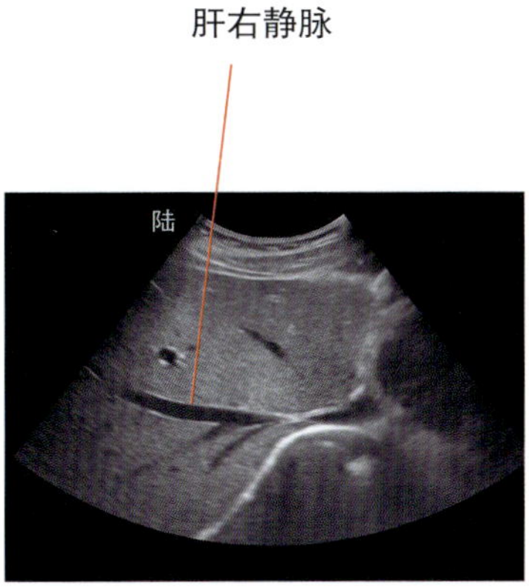
肝右静脉
陆

80

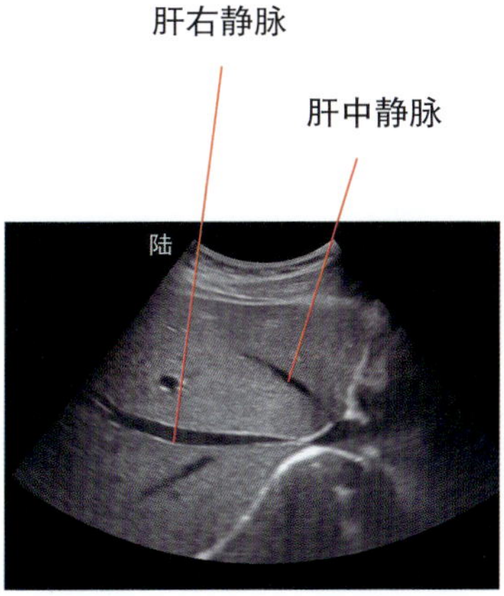
肝右静脉
肝中静脉
陆

81

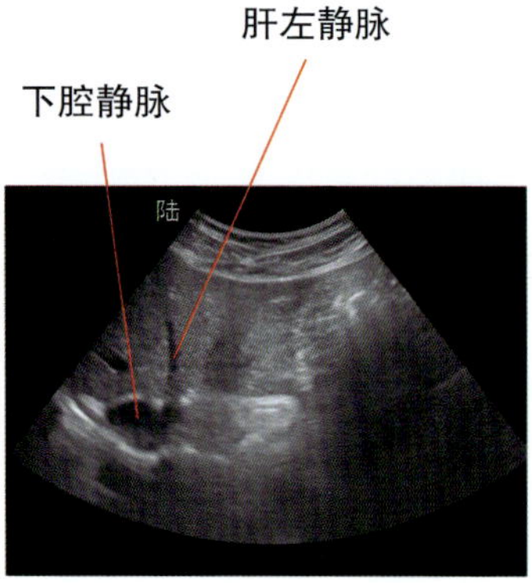
肝左静脉
下腔静脉
陆

82

腹主动脉

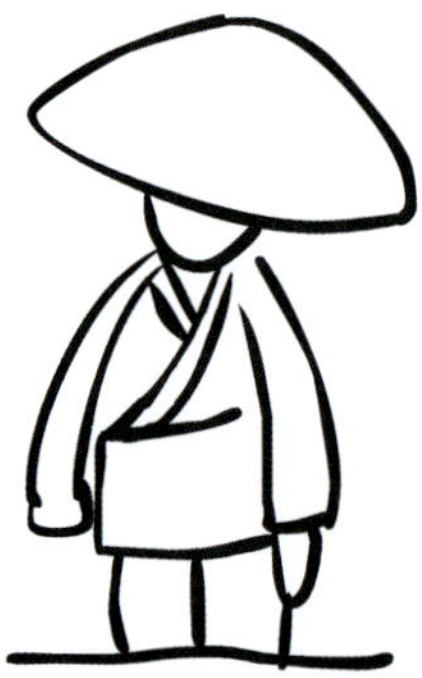

83

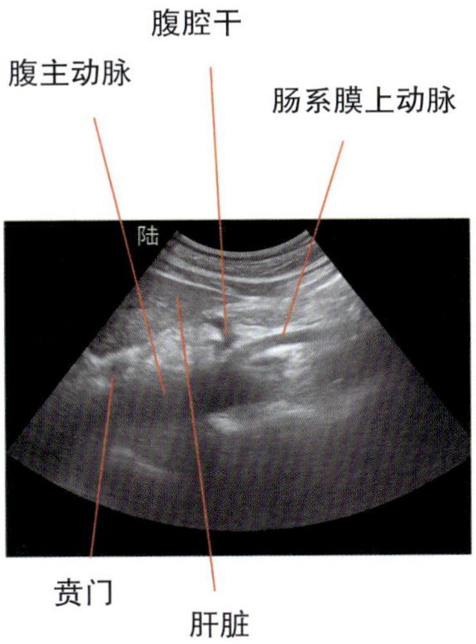
腹腔干
腹主动脉
肠系膜上动脉
陆
贲门
肝脏

84

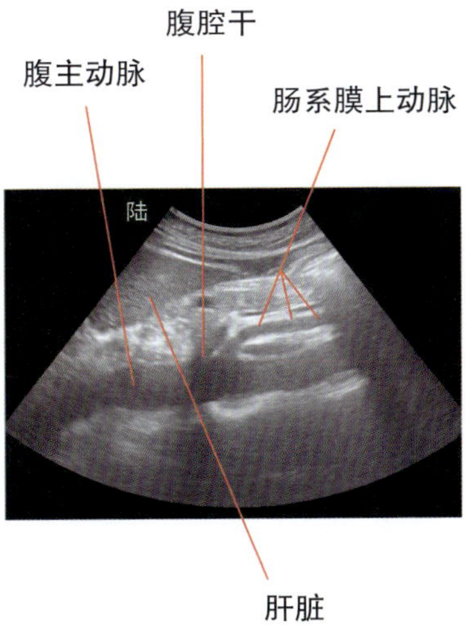
腹腔干
腹主动脉
肠系膜上动脉
陆
肝脏

85

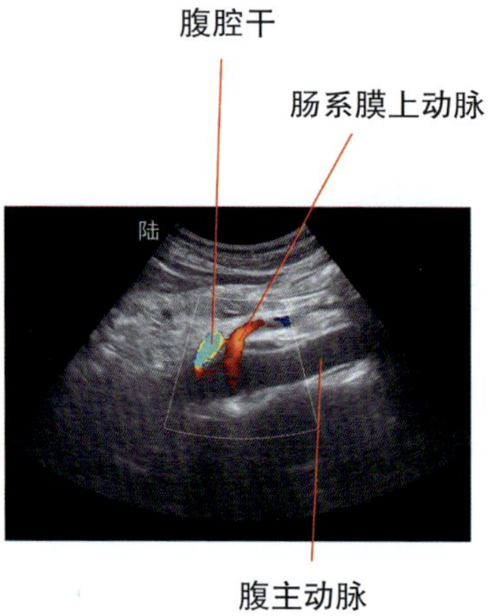
腹腔干
肠系膜上动脉
腹主动脉

86

胆总管

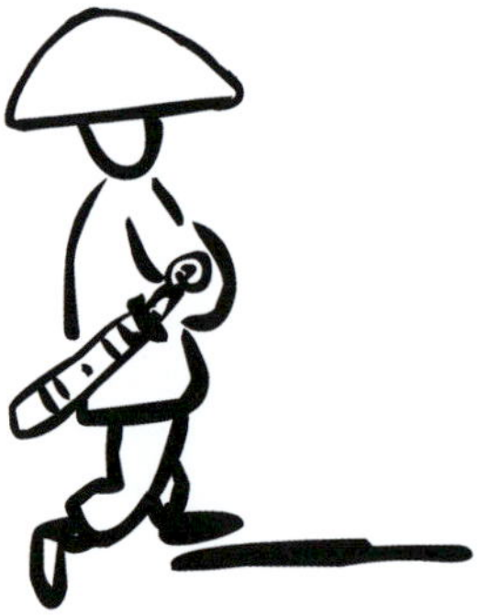

87

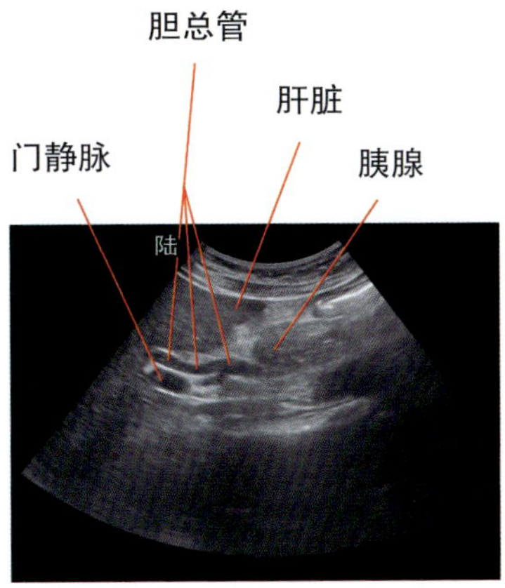
胆总管
肝脏
门静脉
胰腺
陆

88

脾静脉

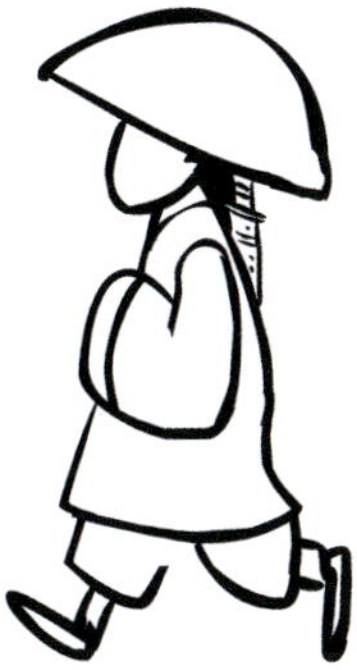

89

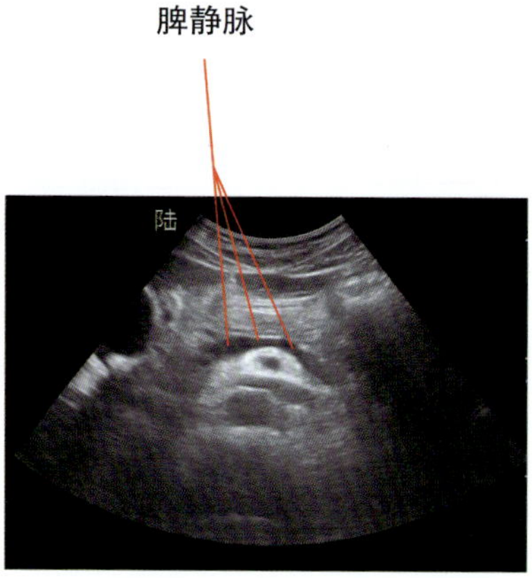
脾静脉
陆

90

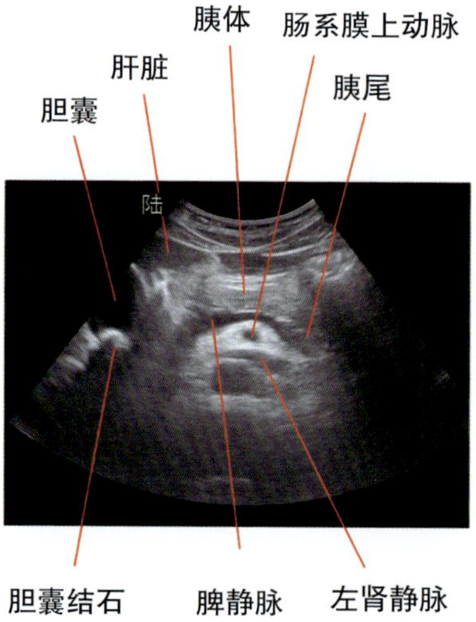
胰体
肠系膜上动脉
肝脏
胰尾
胆囊
陆
胆囊结石
脾静脉
左肾静脉

91

腹腔干

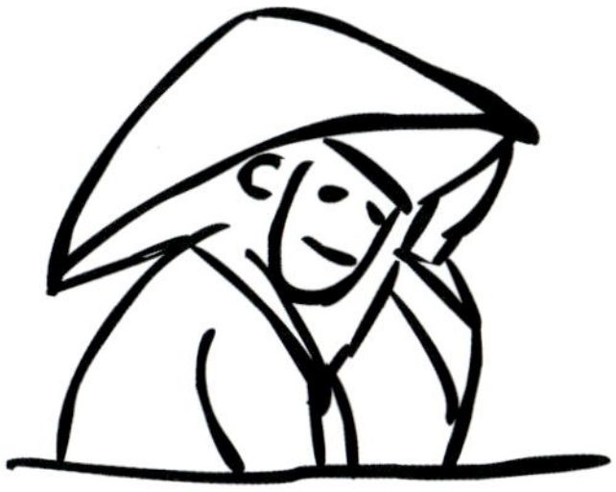

92

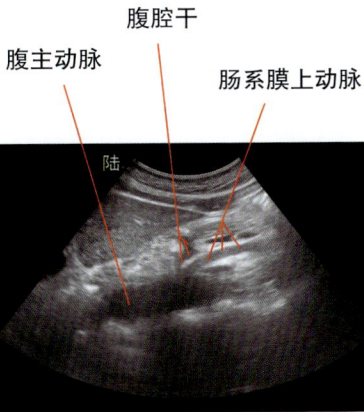

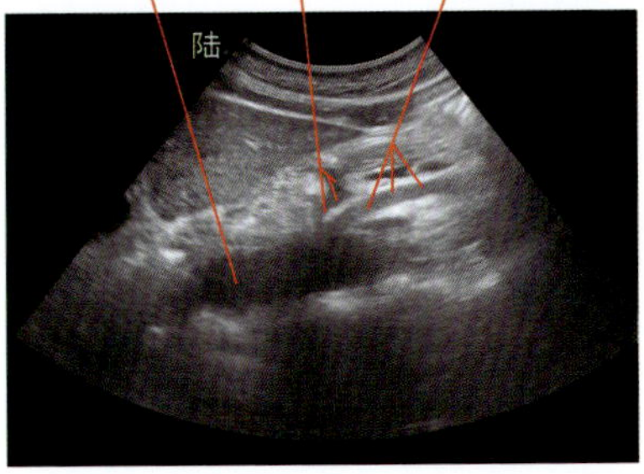
腹腔干
腹主动脉
肠系膜上动脉
陆

93

门静脉

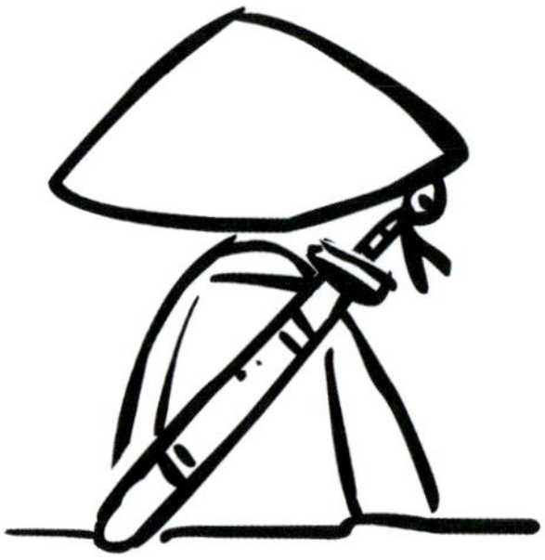

94

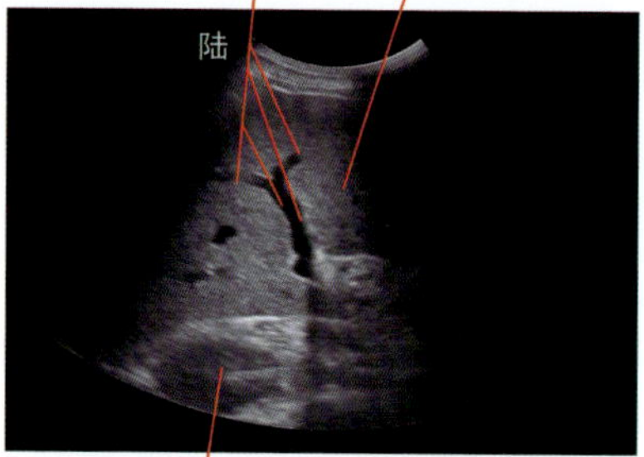
门静脉右前支
肝脏
陆
肾脏

95

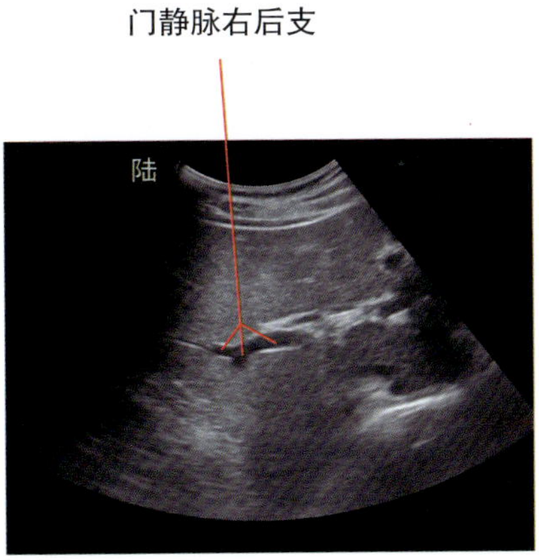
门静脉右后支
陆

96

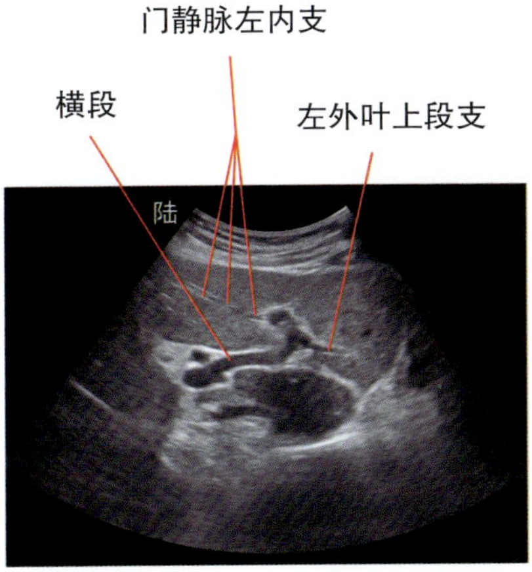
门静脉左内支
横段
左外叶上段支
陆

97

门静脉

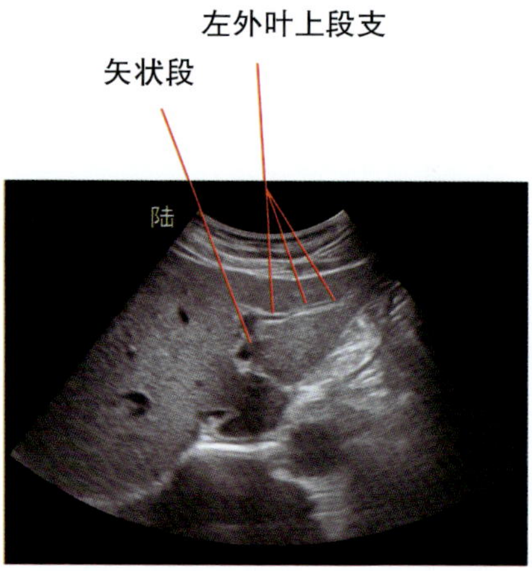
左外叶上段支
矢状段
陆

重症群侠传之超声外传

葵花宝典入门

有图有真相（二）

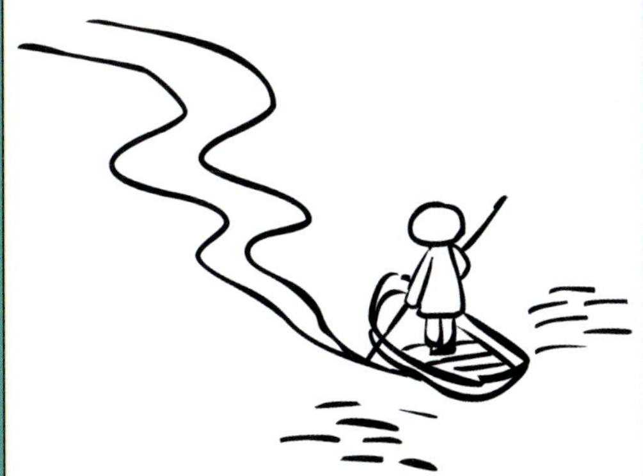

小大夫漫画

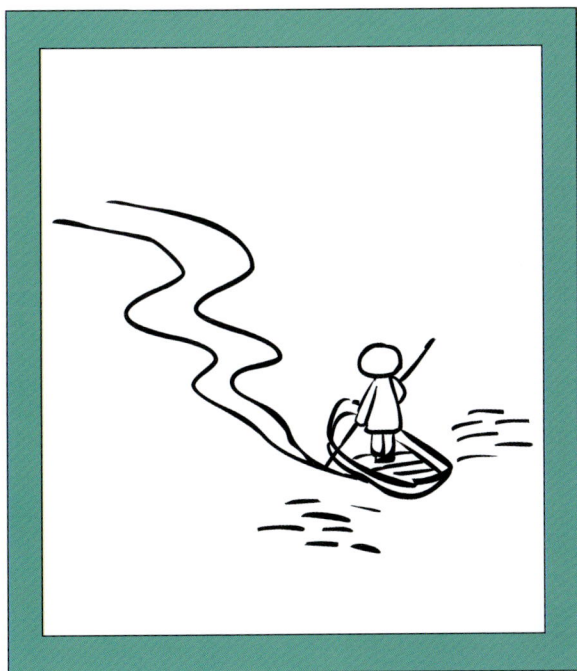

1

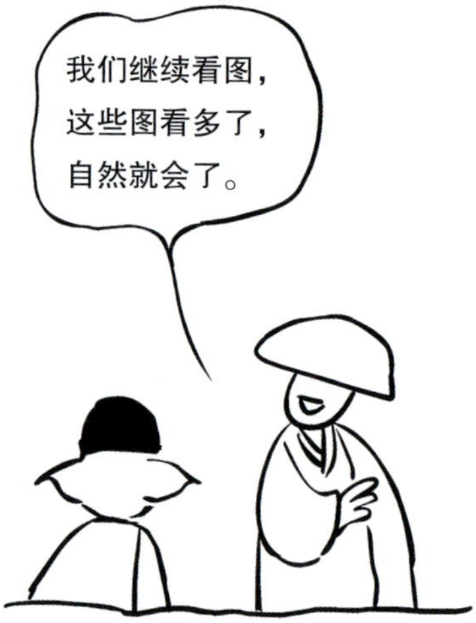
我们继续看图，
这些图看多了，
自然就会了。

2

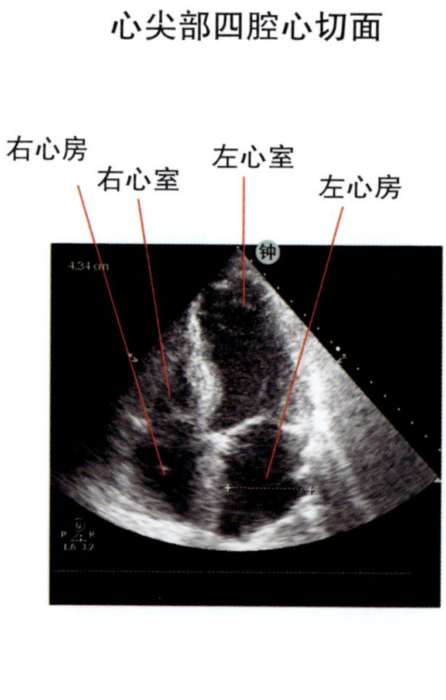
心尖部四腔心切面
右心房
右心室
左心室
左心房

3

用连续多普勒记录三尖瓣反流，测量最大流速，评估肺动脉收缩压。

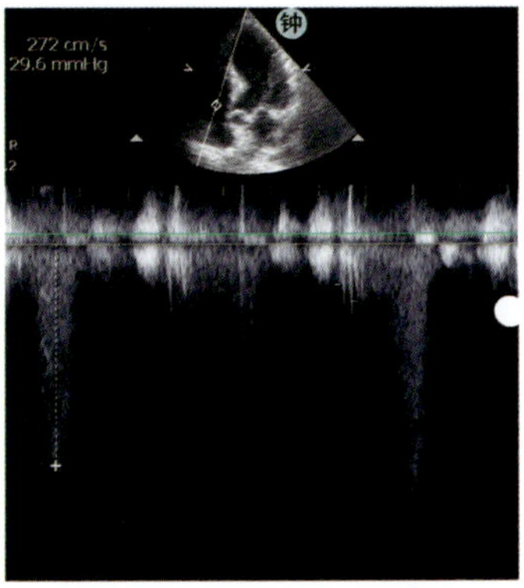
钟
272 cm/s
29.6 mmHg

4

测量左心室射血分数

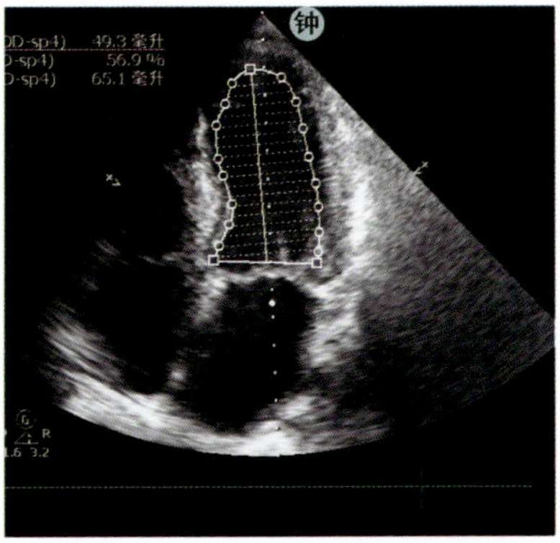
钟
49.3 毫升
65.1 毫升

5

胸腔积液图像

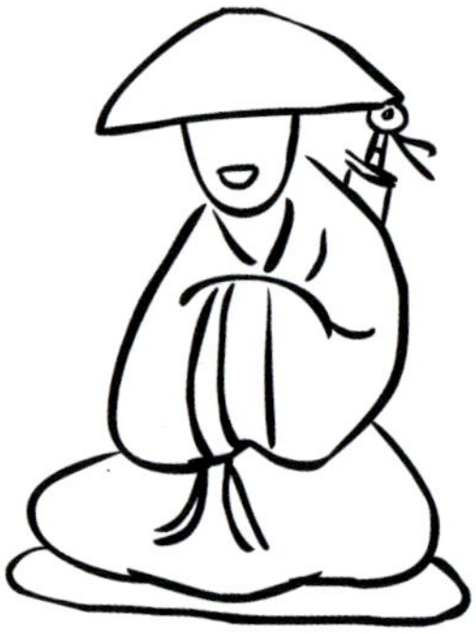

6

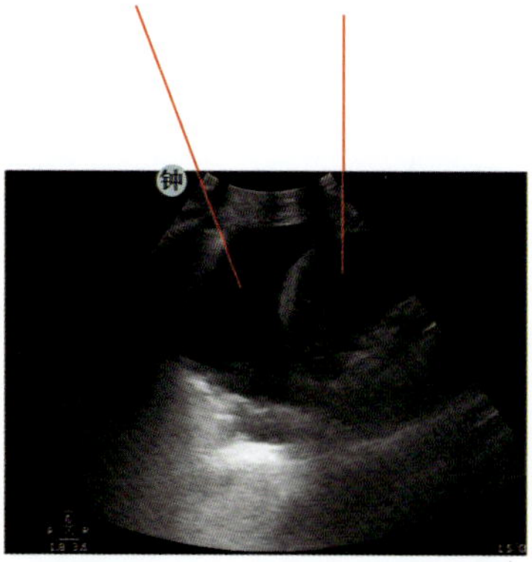
胸腔积液
肝脏

7

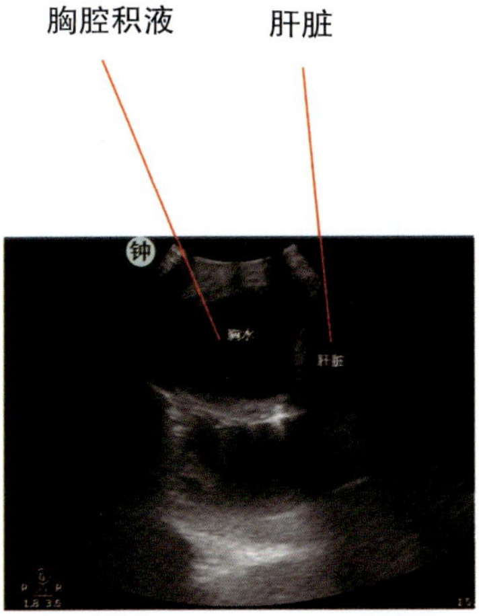
胸腔积液
肝脏

8

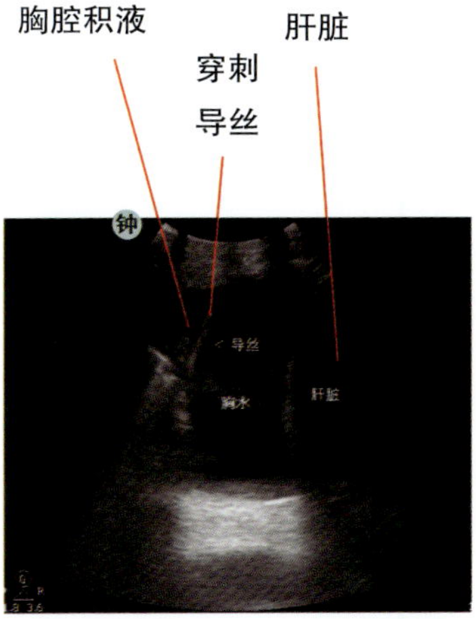
胸腔积液
穿刺
导丝
肝脏

9

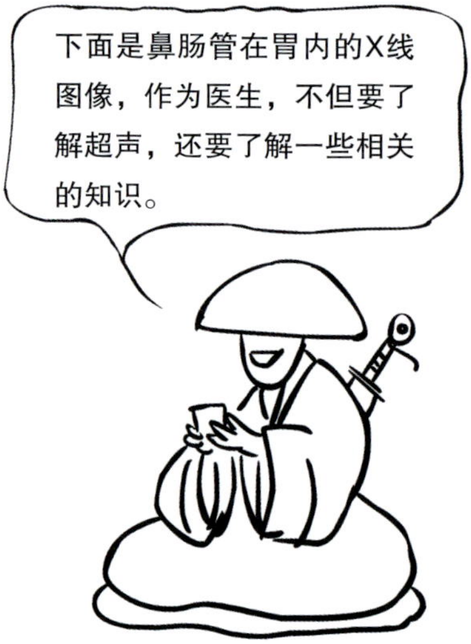
下面是鼻肠管在胃内的X线图像，作为医生，不但要了解超声，还要了解一些相关的知识。

10

鼻肠管在胃内

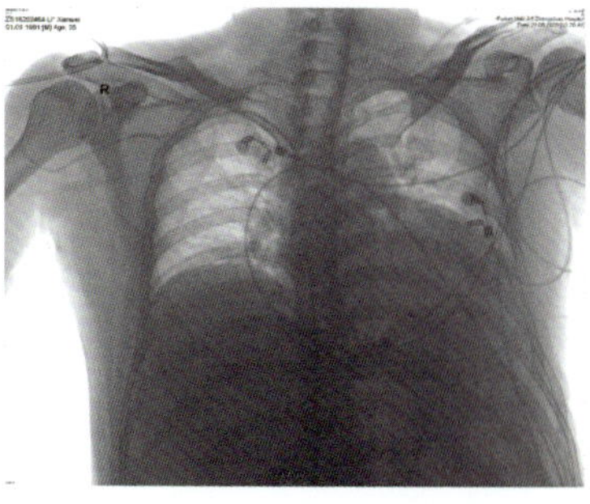

11

鼻肠管在胃内

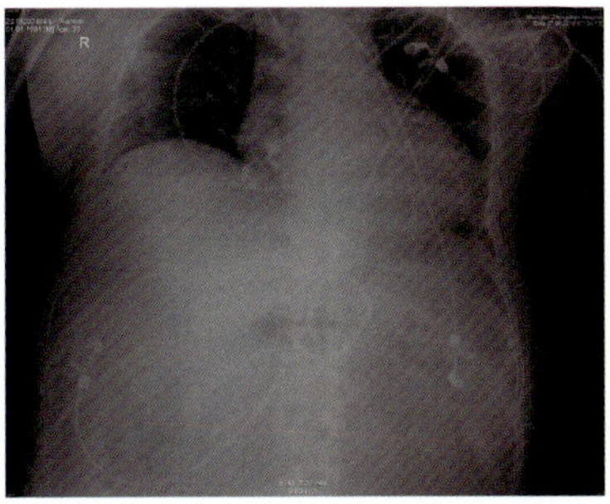

12

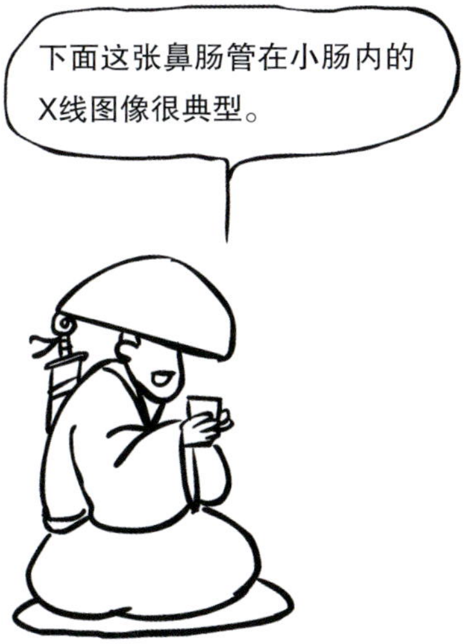
下面这张鼻肠管在小肠内的
X线图像很典型。

13

鼻肠管在小肠内

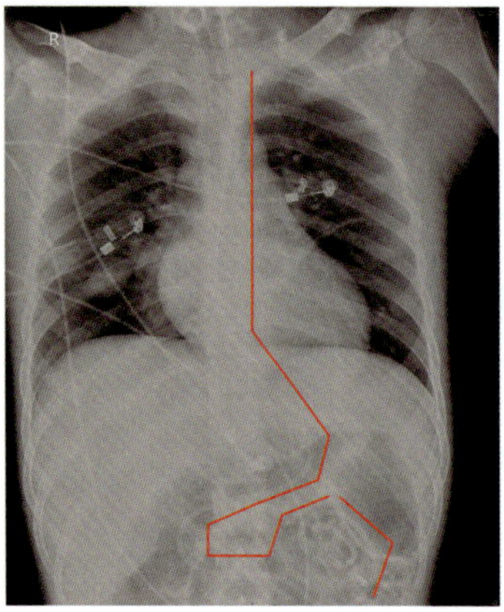
R

14

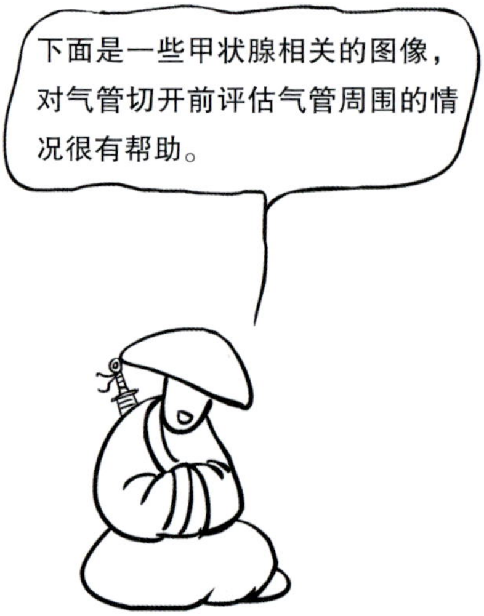
下面是一些甲状腺相关的图像，对气管切开前评估气管周围的情况很有帮助。

15

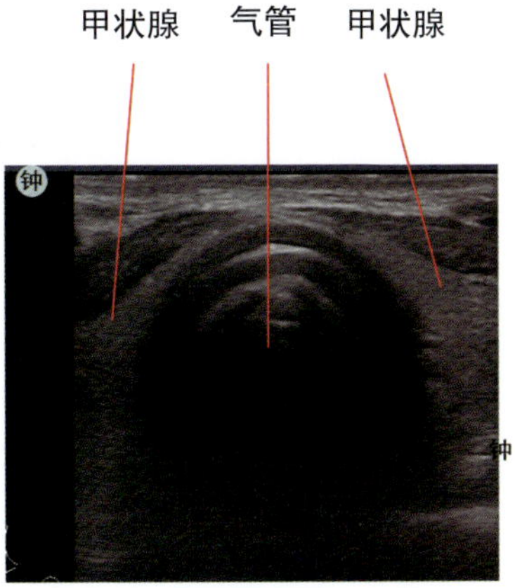
甲状腺
气管
甲状腺
钟
钟

16

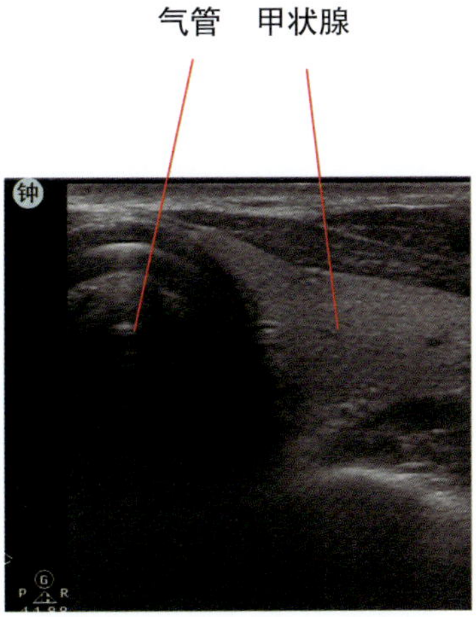
气管
甲状腺
钟

17

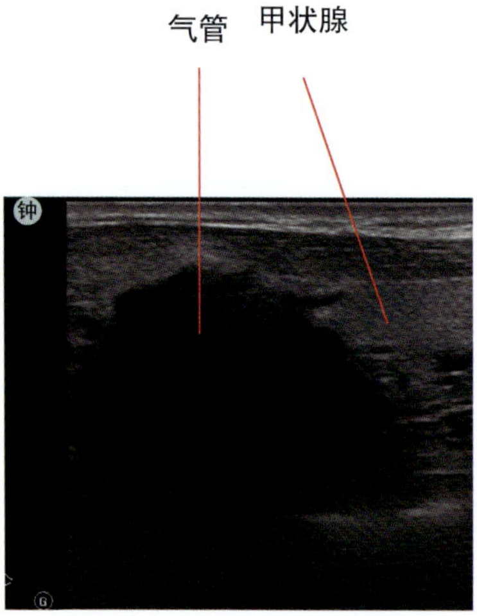
气管
甲状腺

18

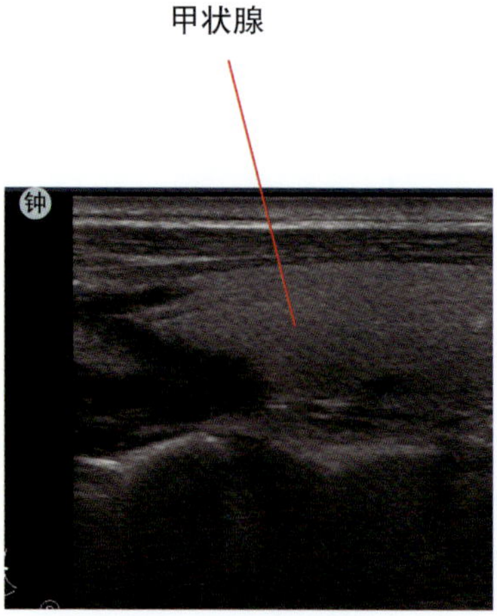
甲状腺

19

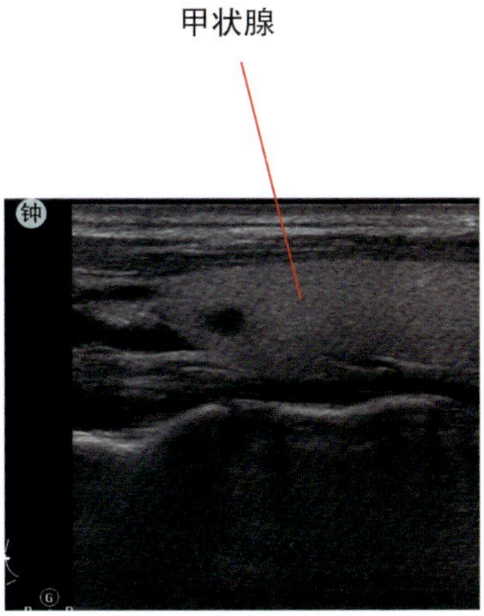
甲状腺
钟

20

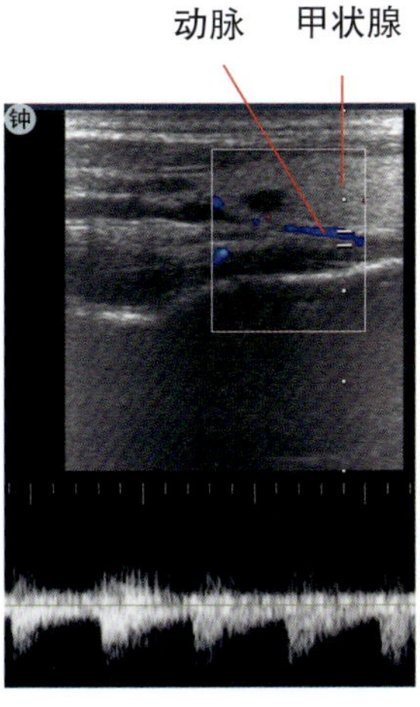
动脉
甲状腺
钟

21

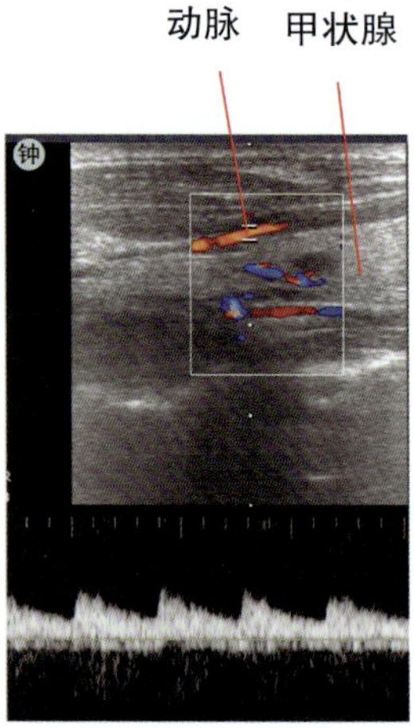
动脉
甲状腺
钟

22

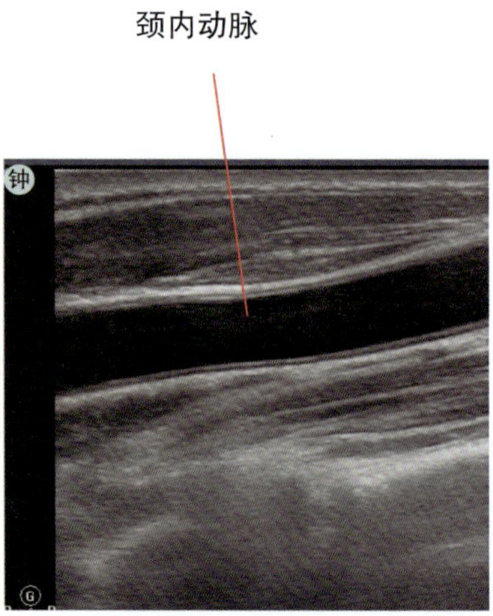
颈内动脉
钟

23

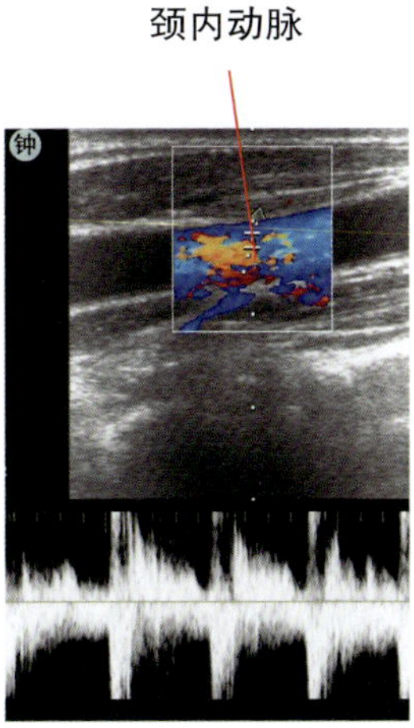
颈内动脉
钟

24

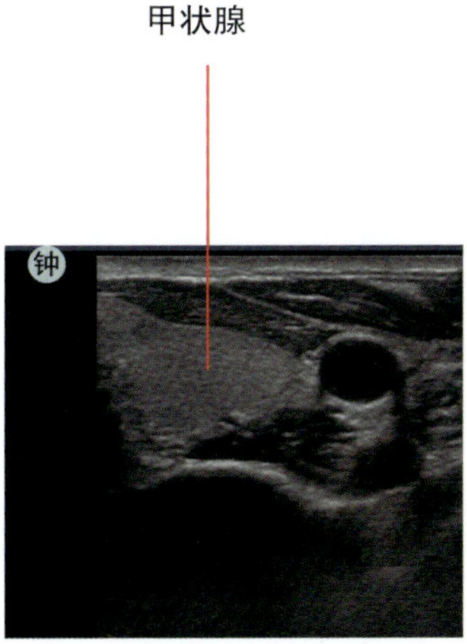
甲状腺
钟

25

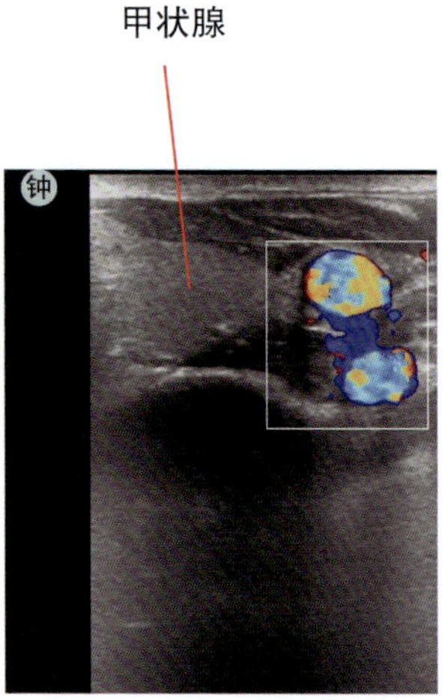
甲状腺
钟

26

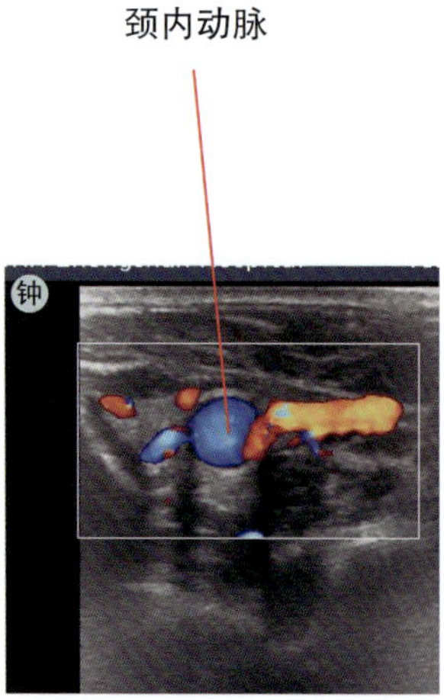
颈内动脉
钟

27

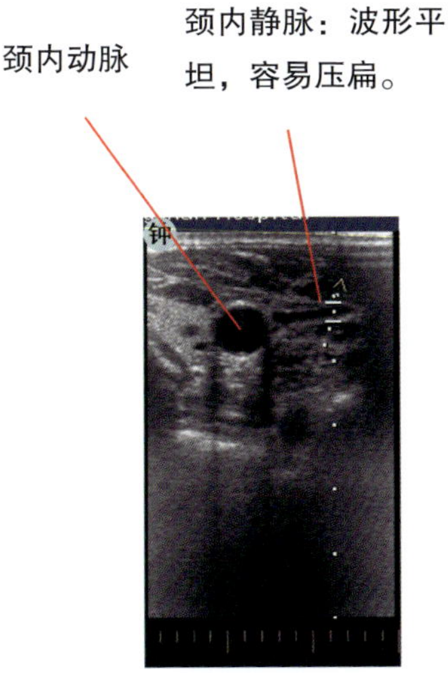
颈内动脉
颈内静脉：波形平坦，容易压扁。
钟

28

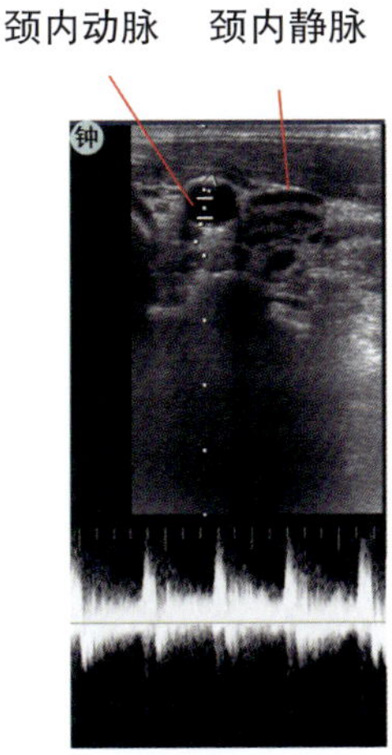
颈内动脉
颈内静脉
钟

29

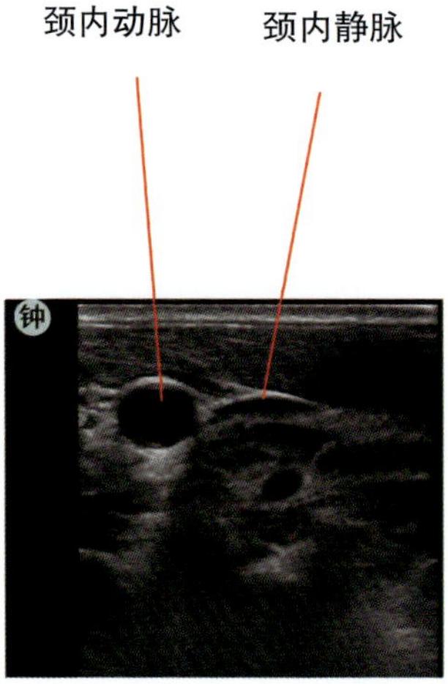
颈内动脉
颈内静脉

30

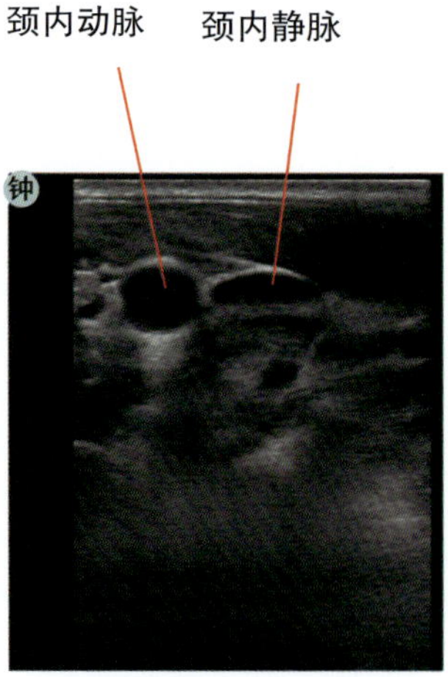
颈内动脉
颈内静脉

31

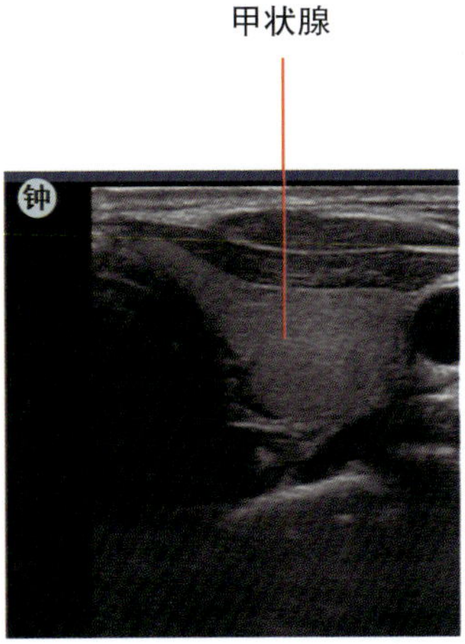
甲状腺
钟

32

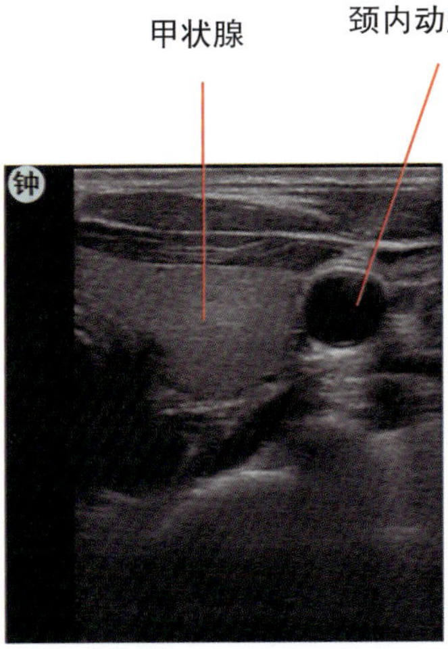
甲状腺
颈内动脉
钟

33

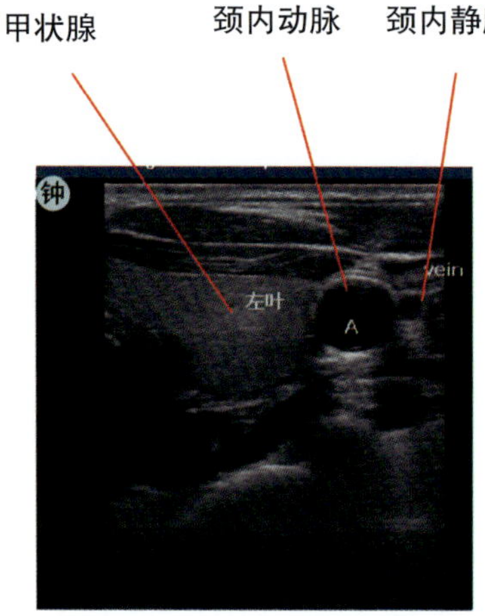
甲状腺
颈内动脉
颈内静脉
左叶
A
vein

34

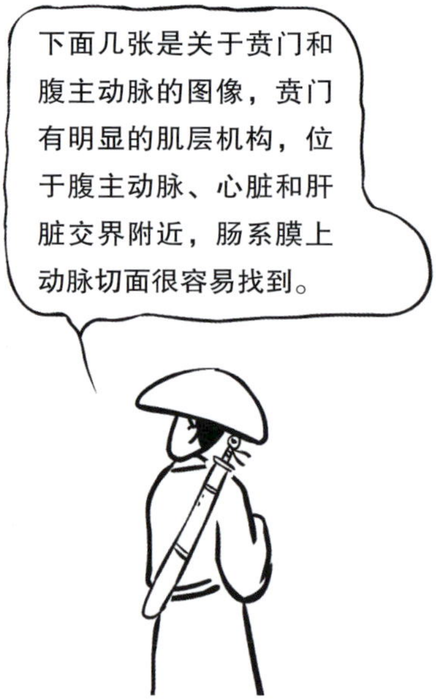
下面几张是关于贲门和腹主动脉的图像，贲门有明显的肌层机构，位于腹主动脉、心脏和肝脏交界附近，肠系膜上动脉切面很容易找到。

35

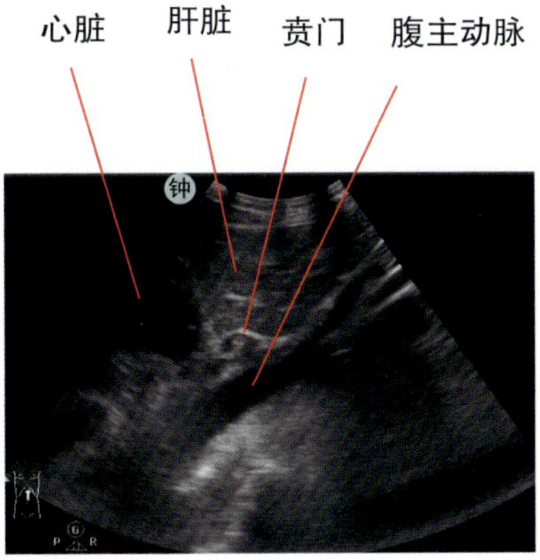
心脏
肝脏
贲门
腹主动脉
钟

36

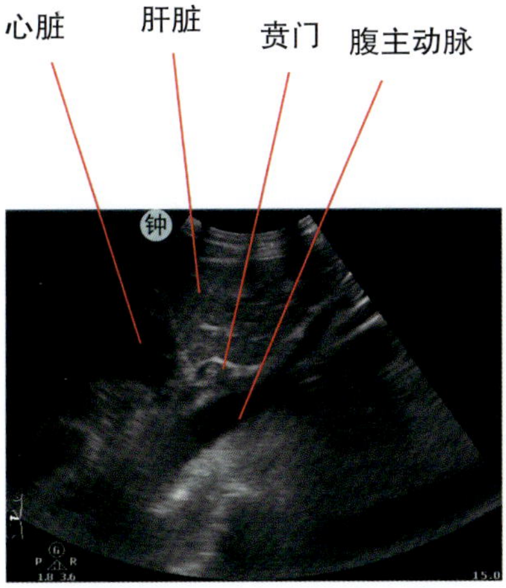
心脏
肝脏
贲门
腹主动脉
钟

37

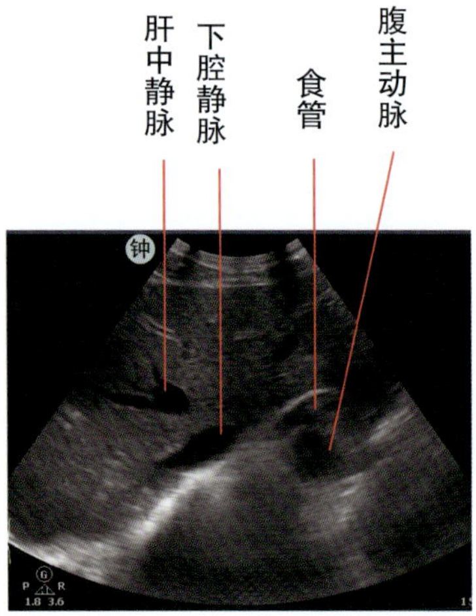

肝中静脉
下腔静脉
食管
腹主动脉
钟

38

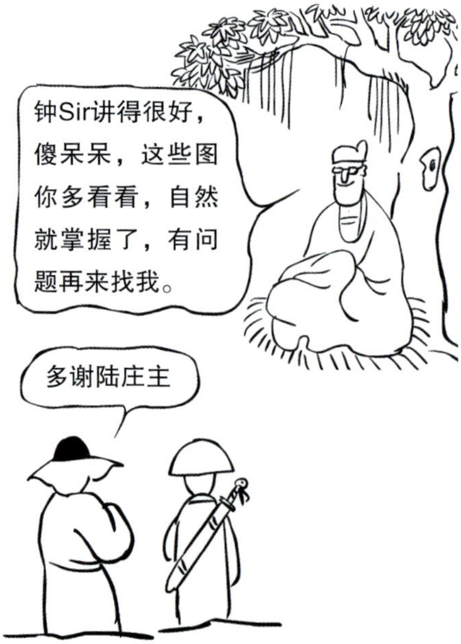

钟Sir讲得很好，傻呆呆，这些图你多看看，自然就掌握了，有问题再来找我。
多谢陆庄主

超声：医生之眼

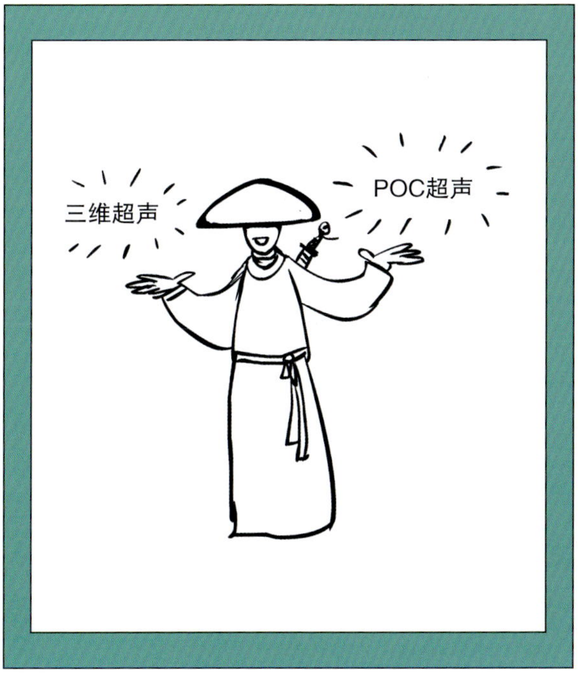
三维超声
POC超声

小大夫漫画

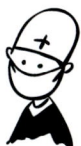

1

最近一段时间比较忙，
大家呆在我山，
很少走动于江湖。

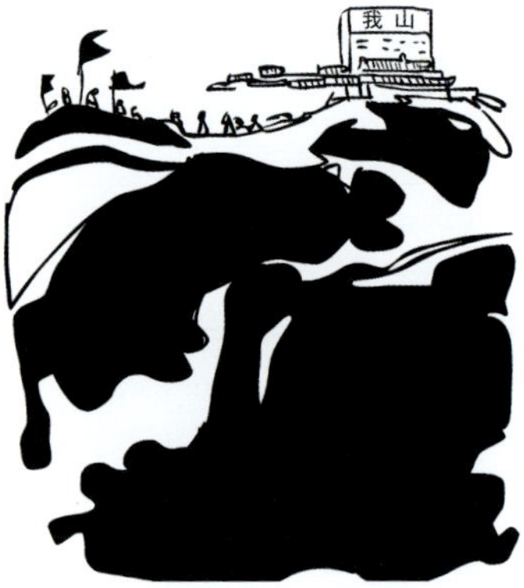
我山

2

每天都是惊心动魄，
忙得不亦乐乎。

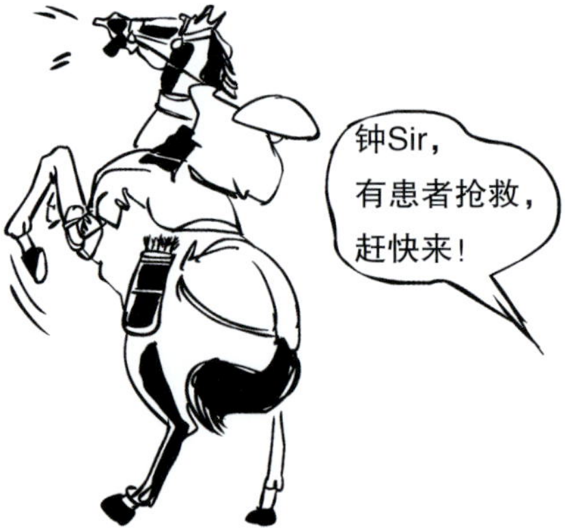
钟Sir，
有患者抢救，
赶快来！

3

茶余饭后，
大钟Sir总有新东西讲给大家。

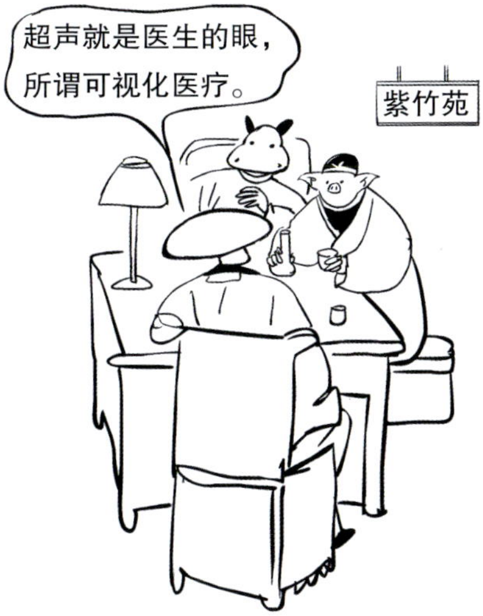
超声就是医生的眼，
所谓可视化医疗。
紫竹苑

4

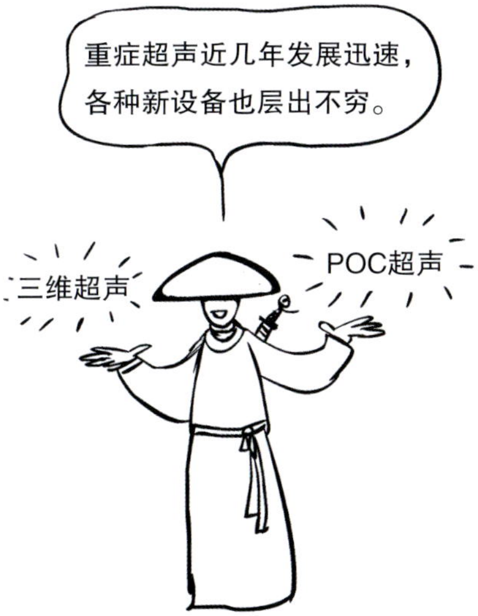
重症超声近几年发展迅速，
各种新设备也层出不穷。
三维超声
POC超声

5

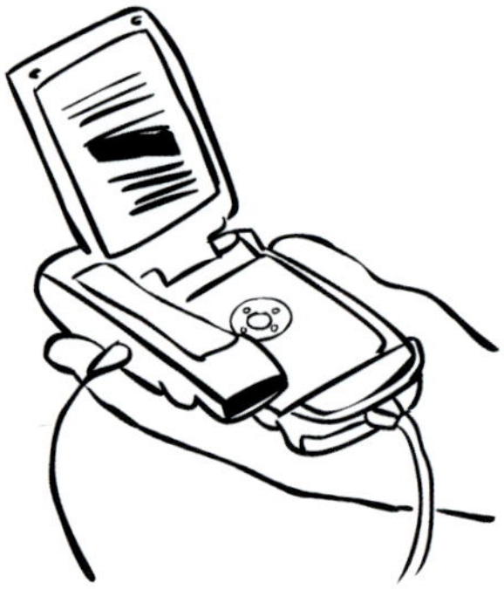

有的像手机一样，
携带方便，
功能同样强大，
腹部、血管、心脏都可以看。

6

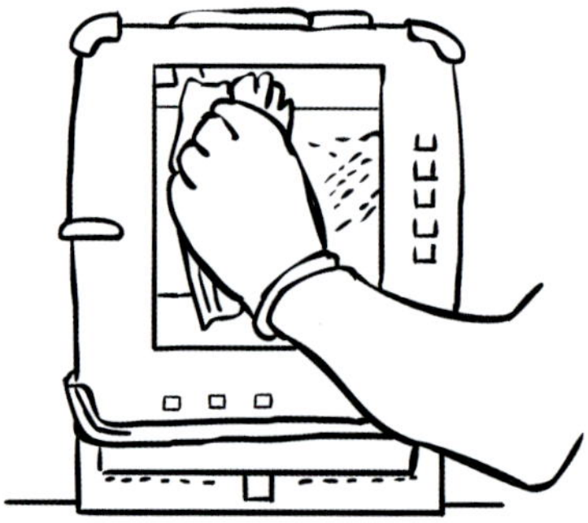

有的像ipad一样，
可以消毒，
一个人穿刺时，
可戴手套单击。

7

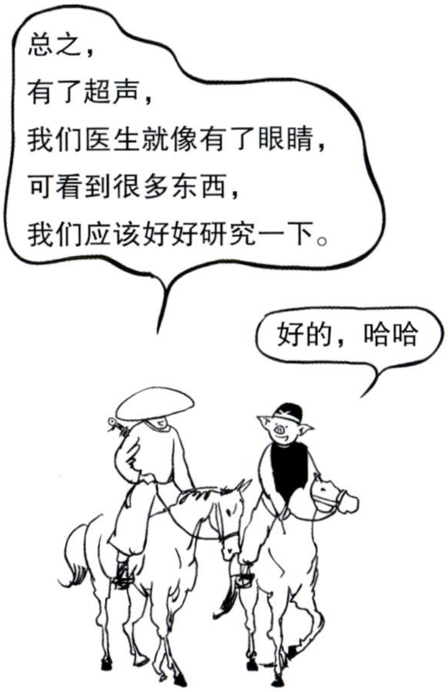
总之，
有了超声，
我们医生就像有了眼睛，
可看到很多东西，
我们应该好好研究一下。
好的，哈哈

爱心女神

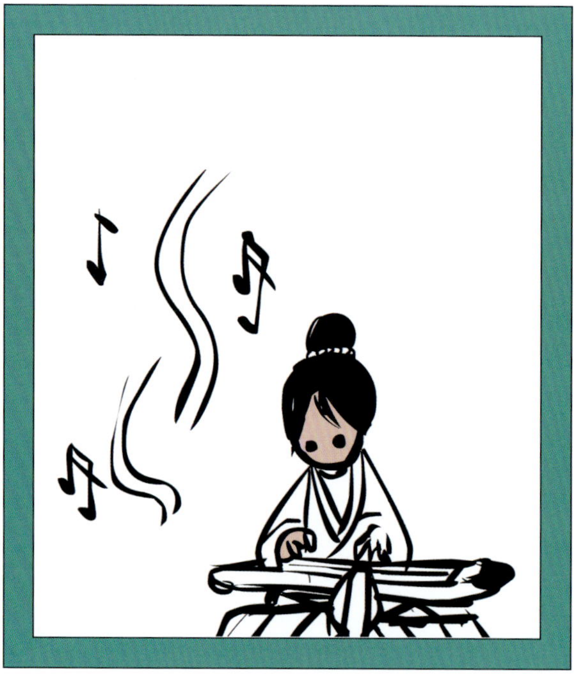

小大夫漫画

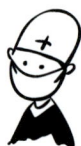

1

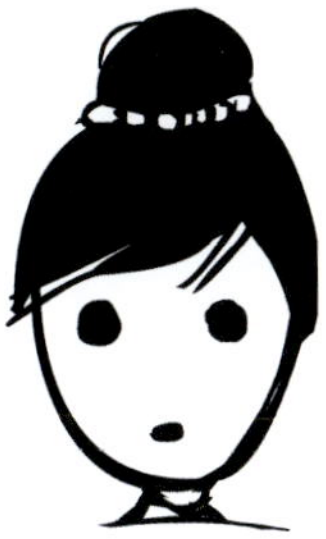

超声小组的女神忘忧草，
特点：心脏超声强。
至今，
还没有一个绰号，
大家决定给她想一个。

2

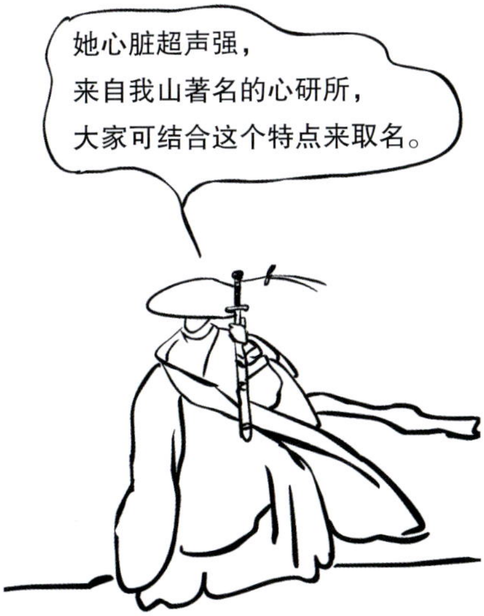
她心脏超声强，
来自我山著名的心研所，
大家可结合这个特点来取名。

3

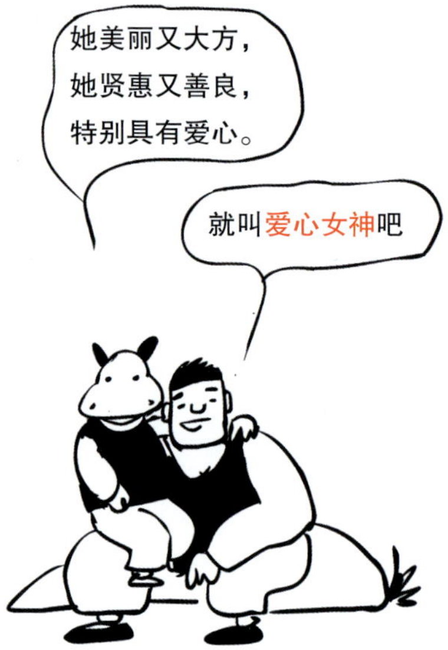
她美丽又大方，
她贤惠又善良，
特别具有爱心。
就叫爱心女神吧

4

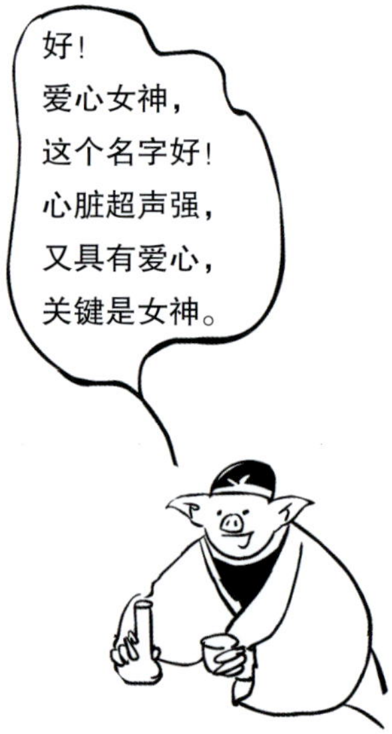
好！
爱心女神，
这个名字好！
心脏超声强，
又具有爱心，
关键是女神。

S

2015年5月27日凌晨，
“爱心女神”这个名字
便诞生了，
爱心女神的故事开始了……

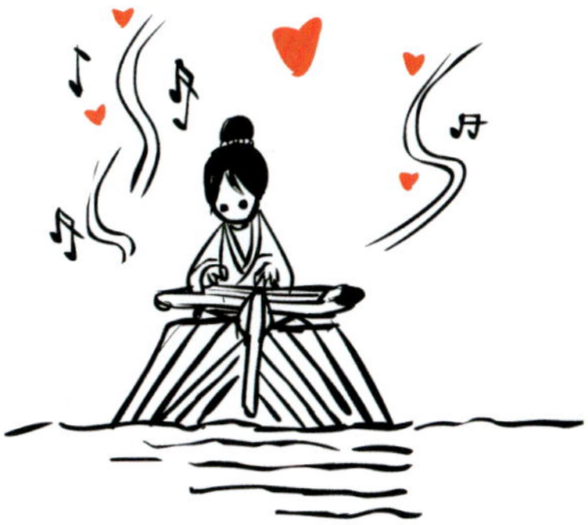

女神示范超声辅助下
留置小肠营养管

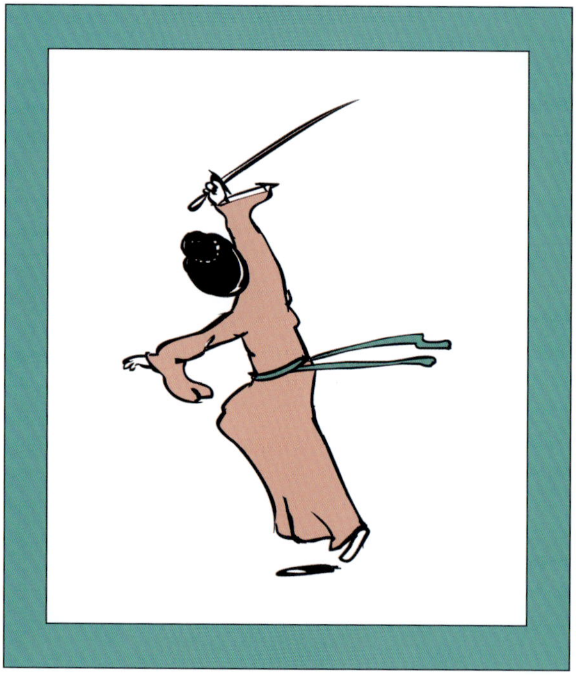

小大夫漫画

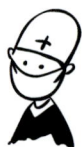

1

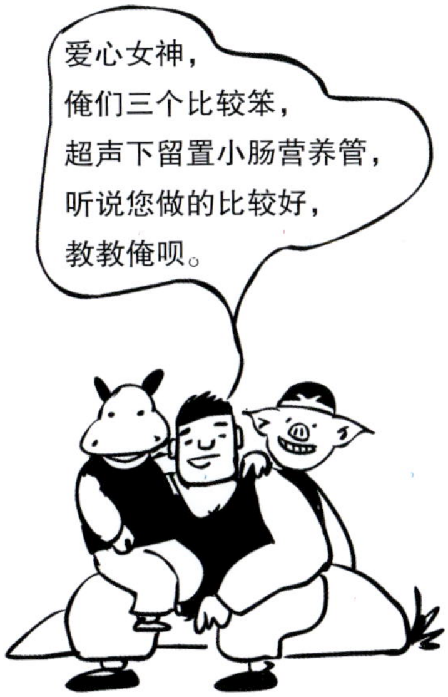
爱心女神，
俺们三个比较笨，
超声下留置小肠营养管，
听说您做的比较好，
教教俺呗。

2

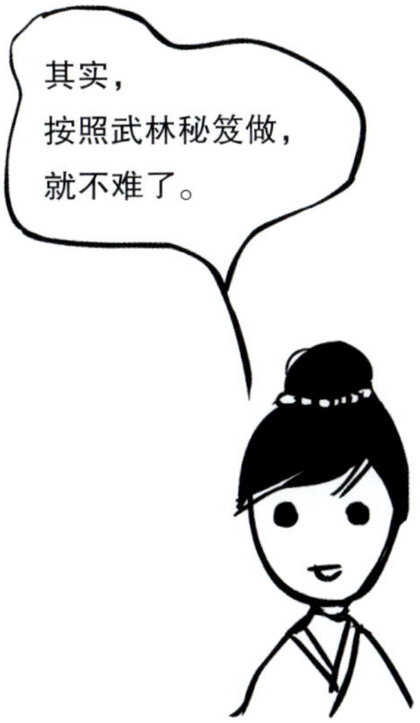
其实，
按照武林秘笈做，
就不难了。

3

武林秘笈：

1. 右侧卧位；
2. 打水，幽门可撑开些；
3. 一次放不进，
   可后退到贲门，
   再放，
   一般几次便可成功。

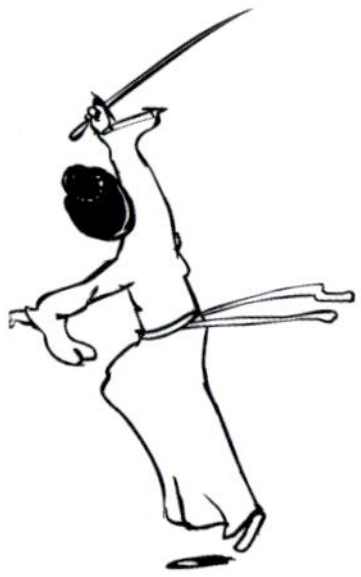

4

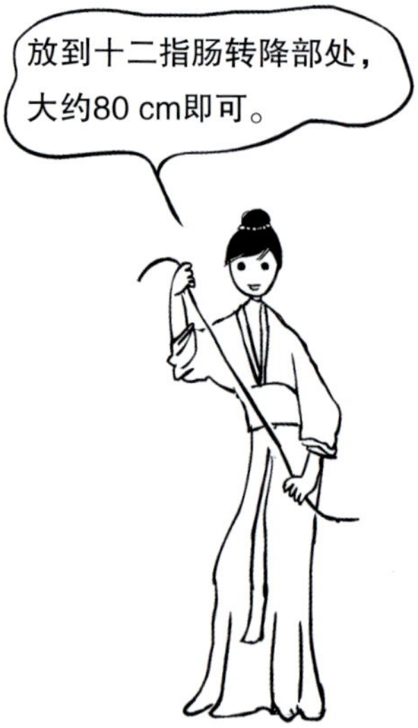
放到十二指肠转降部处，
大约80 cm即可。

5

请看图：

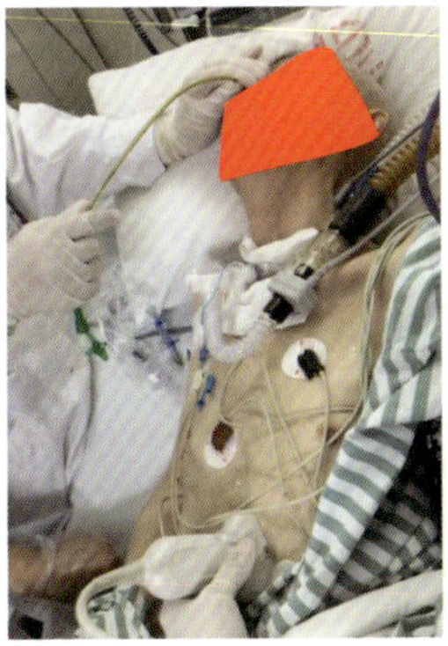

注意：
右侧卧位

6

导丝通过贲门，
进入胃，
中间亮的为导丝。

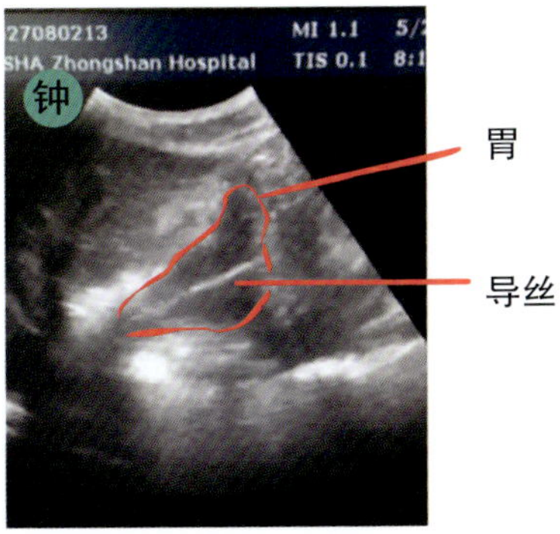
27080213
MI 1.1
SHA Zhongshan Hospital
TIS 0.1
钟
胃
导丝

7

导丝进入十二指肠，
要横过探头看。

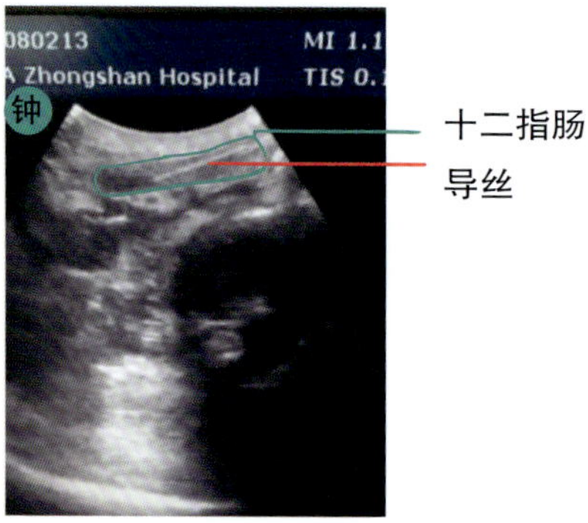
080213
MI 1.1
Zhongshan Hospital
钟
十二指肠
导丝

8

置管成功，
固定到80 cm。

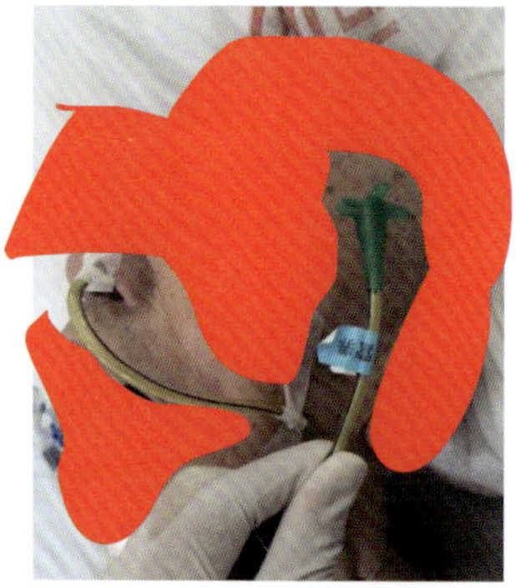

9

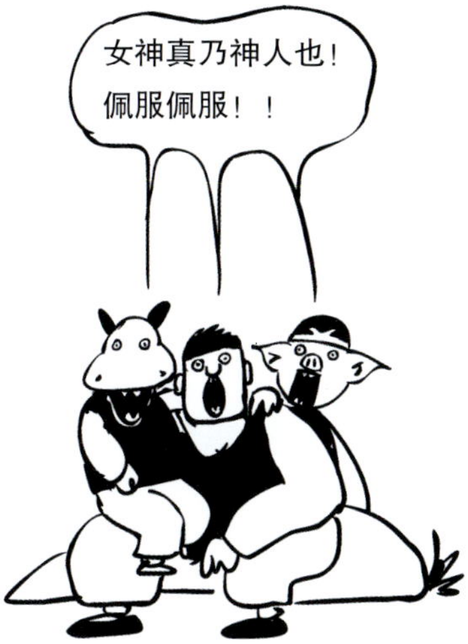
女神真乃神人也！
佩服佩服！！

10

女神忘忧草笑了，
笑得那么温暖，
有些人生来就是那么温暖。

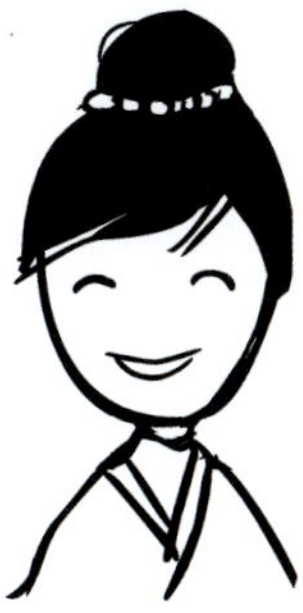

重症群侠传之超声外传

超声辅助下气管切开术（一）

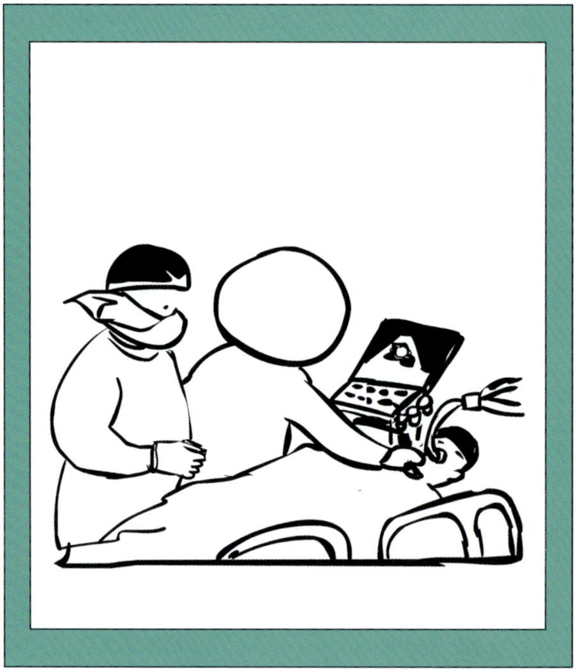

小大夫漫画

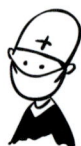

1

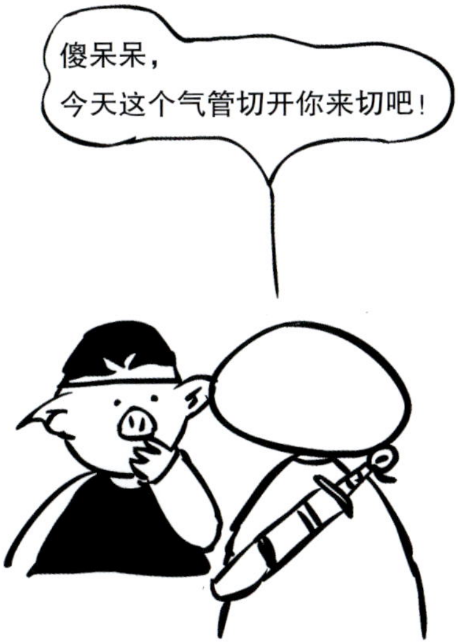
傻呆呆，
今天这个气管切开你来切吧！

2

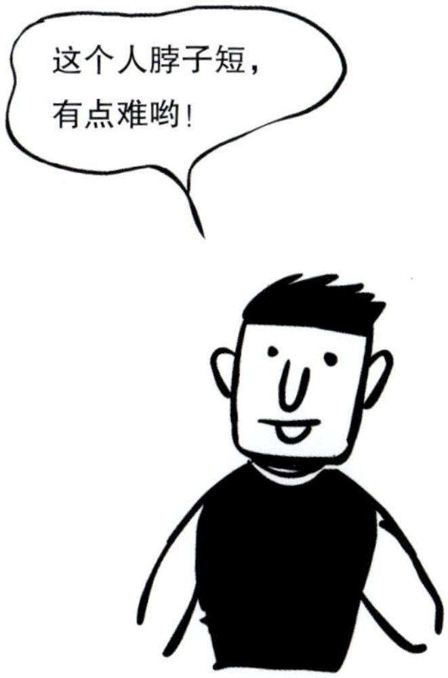
这个人脖子短，
有点难哟！

3

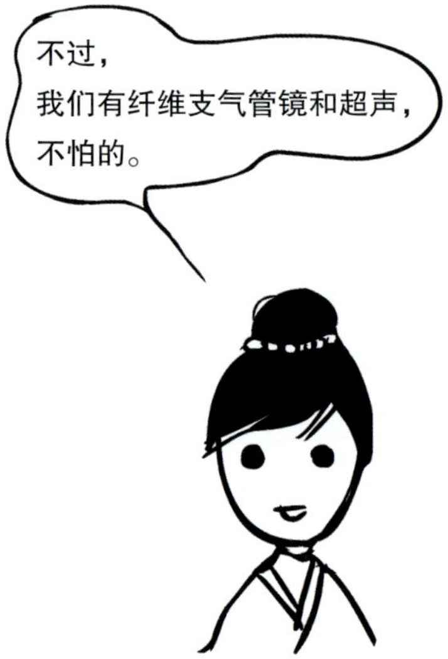
不过，
我们有纤维支气管镜和超声，
不怕的。

4

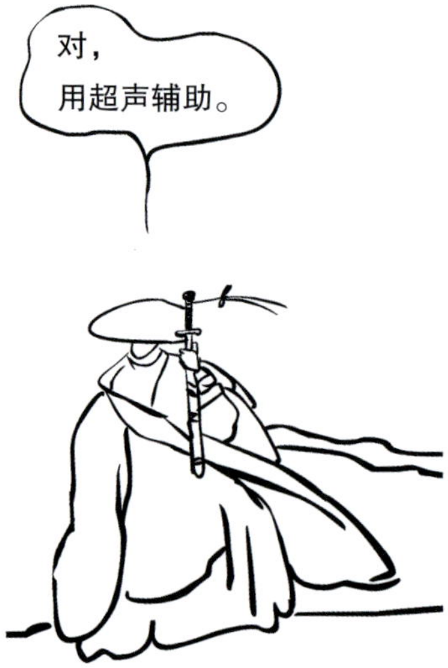
对，
用超声辅助。

5

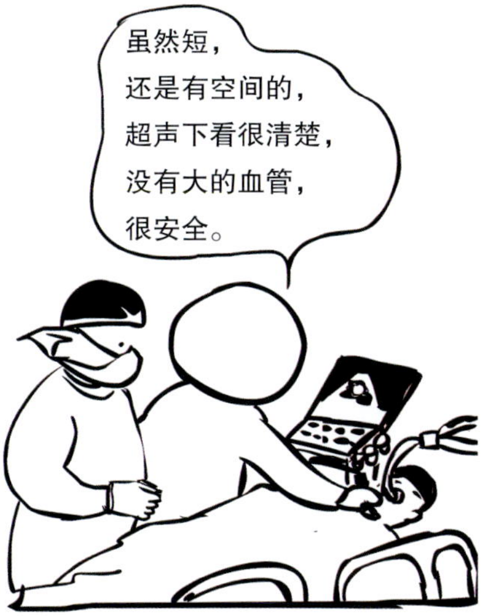
虽然短，
还是有空间的，
超声下看很清楚，
没有大的血管，
很安全。

6

有图有真相：

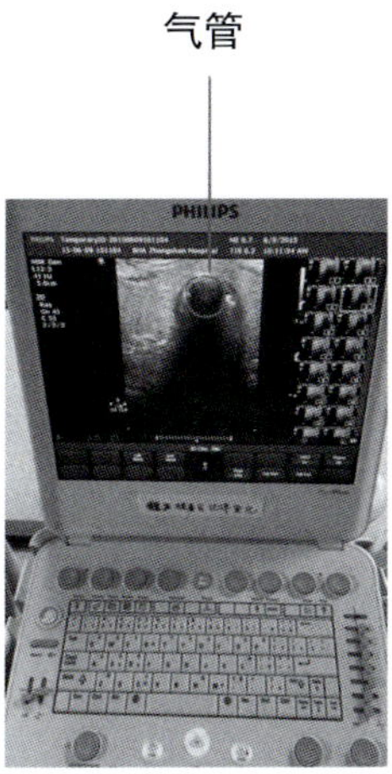
气管
PHILIPS

7

哈，
按着钟Sir的指导，
傻呆呆八戒也轻松置管了。

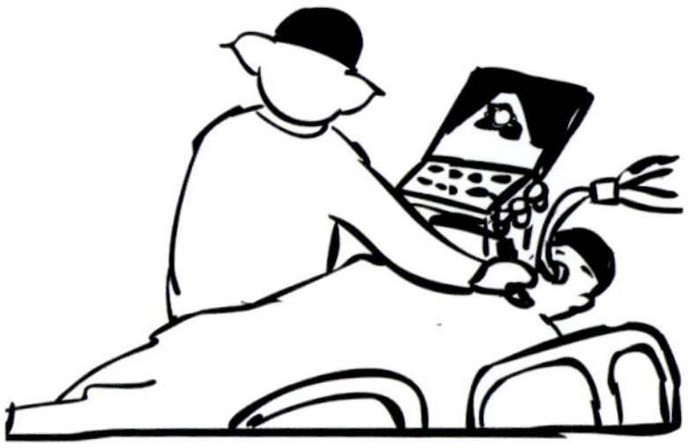

8

完美收工。

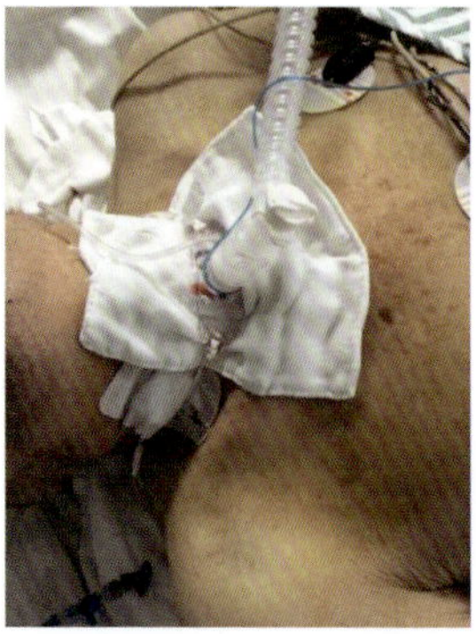

9

收拾东西，
留个纪念吧！

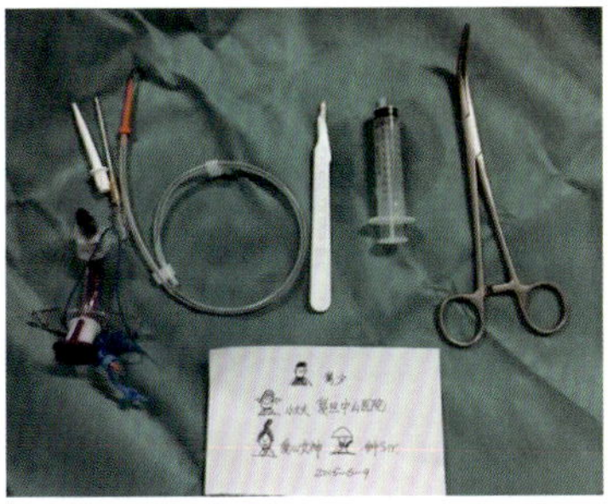

10

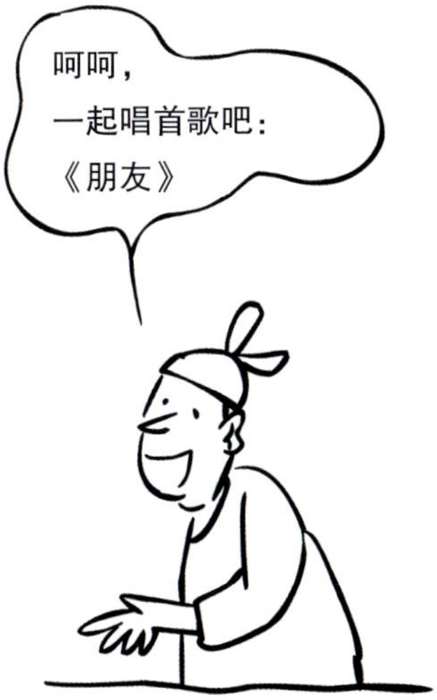
呵呵，
一起唱首歌吧：
《朋友》

11

朋友一生一起走
那些日子不再有
一句话，一辈子
一生情，一杯酒
朋友不曾孤单过
……

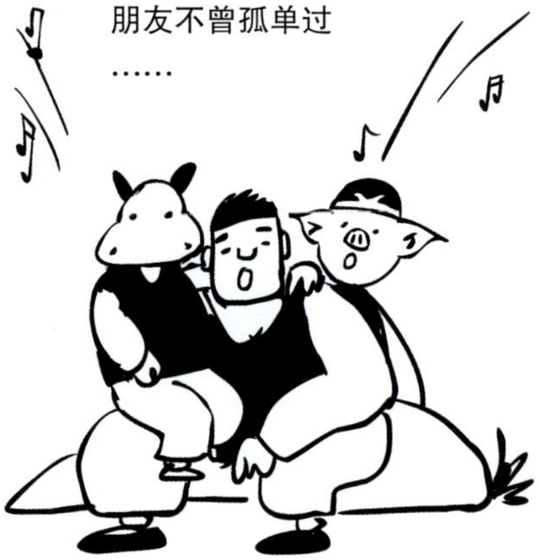

超声辅助下气管切开术（二）

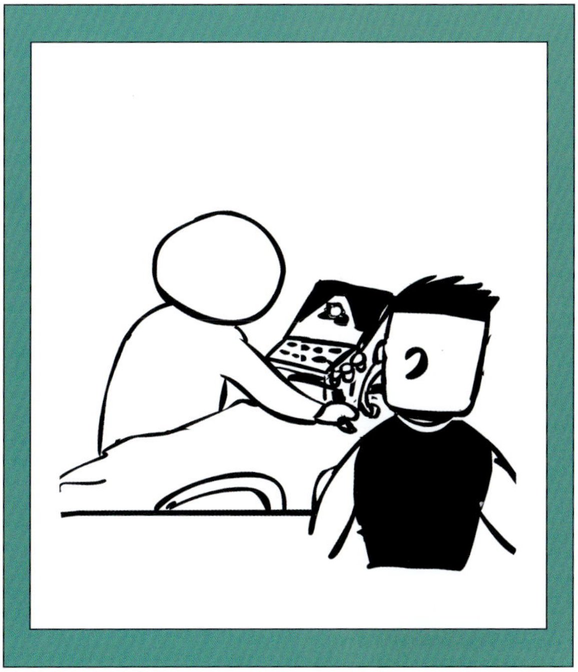

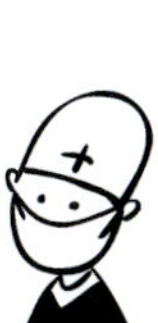

小大夫漫画

1

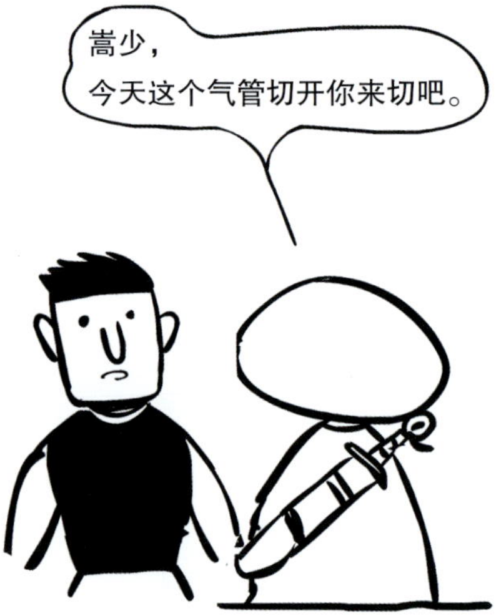
嵩少，
今天这个气管切开你来切吧。

2

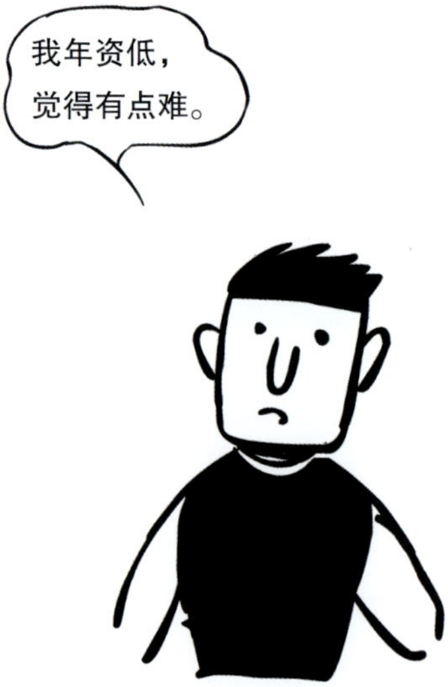
我年资低，
觉得有点难。

3

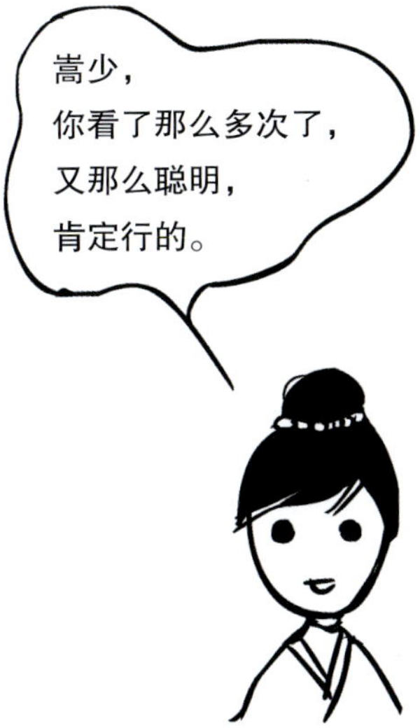
嵩少，
你看了那么多次了，
又那么聪明，
肯定行的。

4

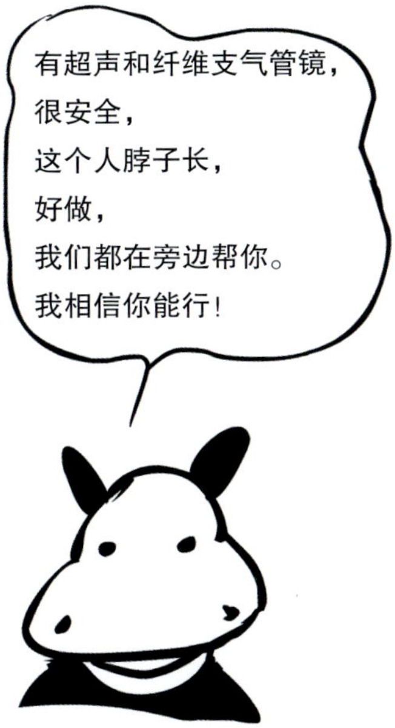
有超声和纤维支气管镜，
很安全，
这个人脖子长，
好做，
我们都在旁边帮你。
我相信你能行！

5

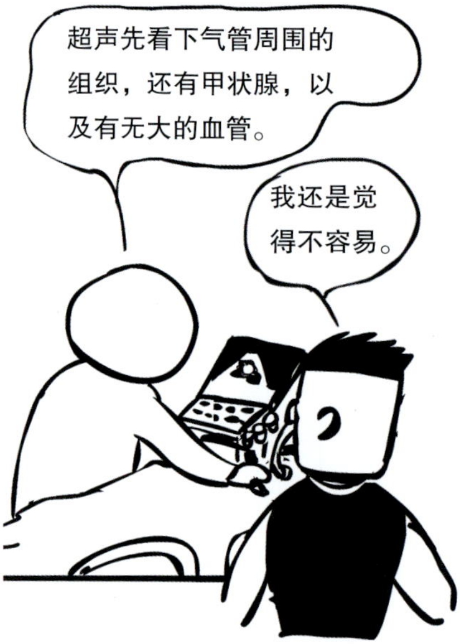
超声先看下气管周围的组织，还有甲状腺，以及有无大的血管。
我还是觉得不容易。

6

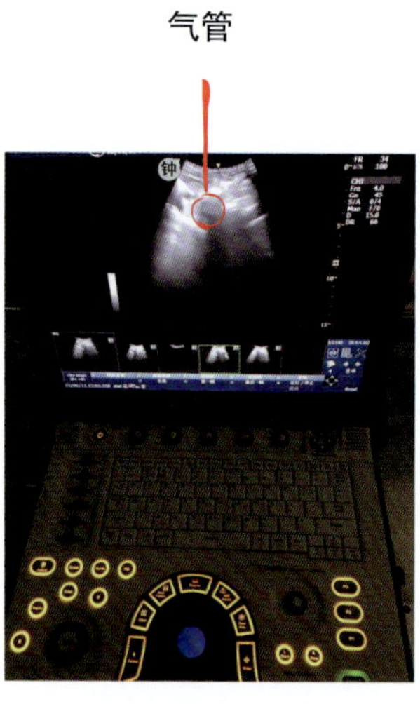
气管

7

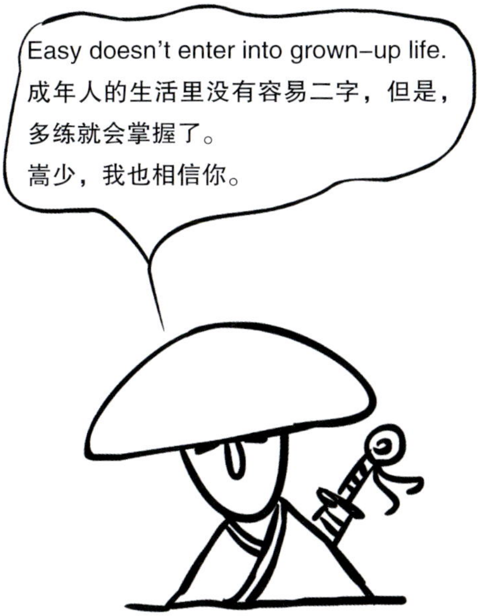
Easy doesn't enter into grown-up life.
成年人的生活里没有容易二字，但是，
多练就会掌握了。
嵩少，我也相信你。

8

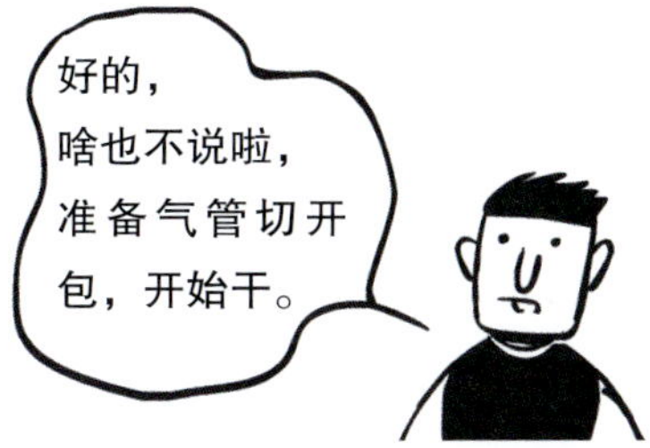
好的，
啥也不说啦，
准备气管切开
包，开始干。

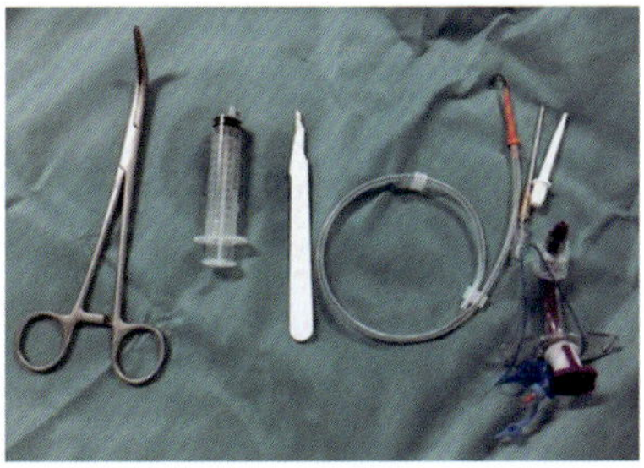

9

气管前没有大的血管，
穿刺很顺利。

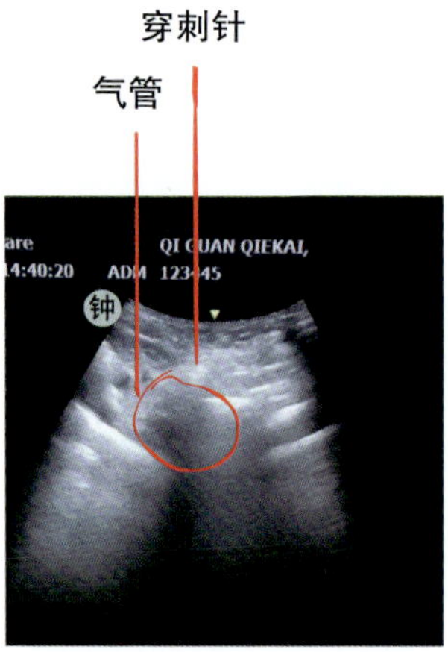
穿刺针
气管
QI QUAN QIEKAI,

10

依次进导丝，
扩皮，
放置气切管，
一切很顺利，
完美收工。

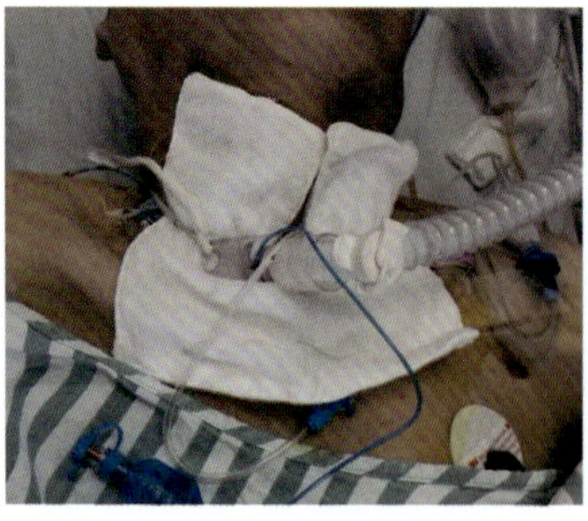

11

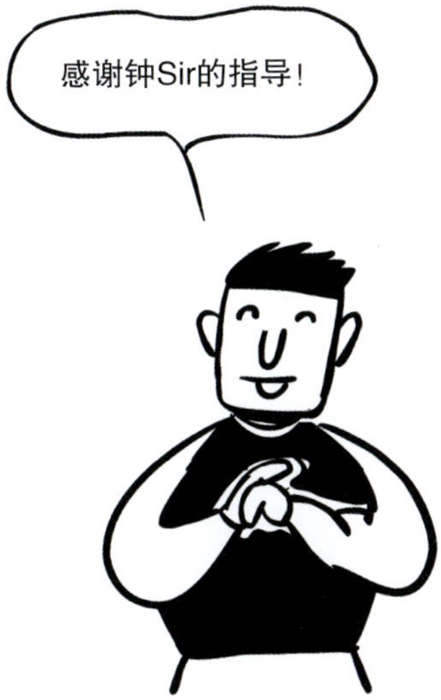
感谢钟Sir的指导！

12

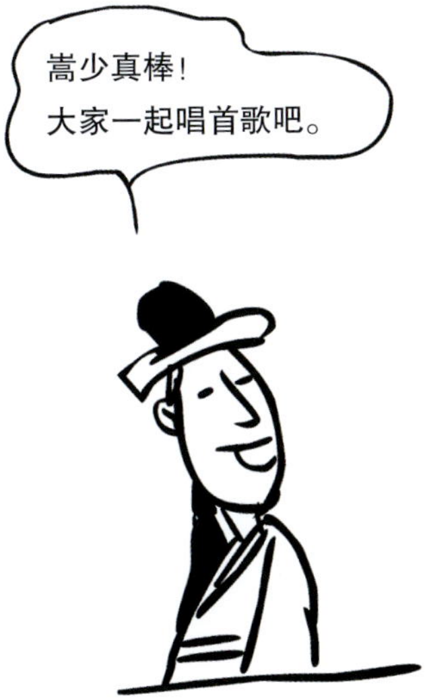
嵩少真棒！
大家一起唱首歌吧。

13

爱心女神，音乐起……

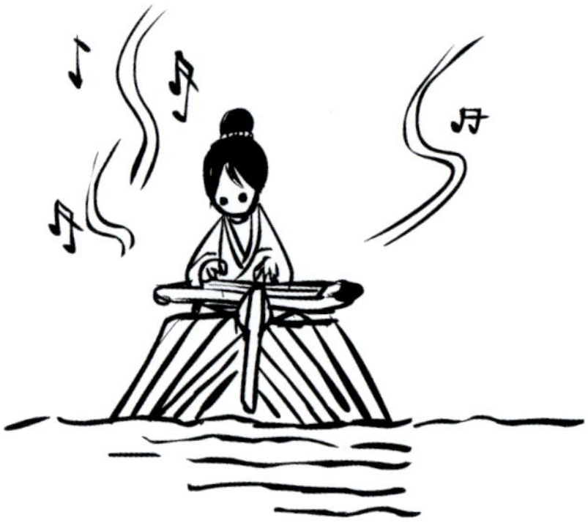

14

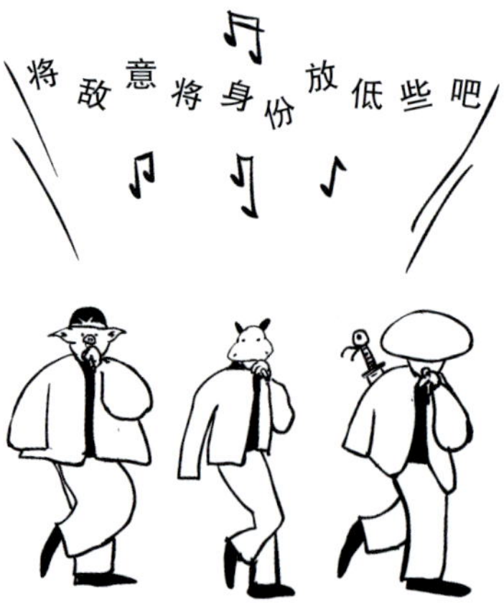
将敌意将身份放低些吧

15

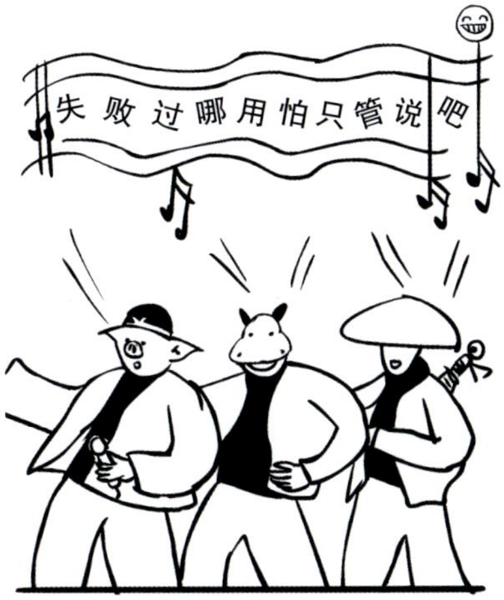
失败过哪用怕只管说吧

重症群侠传之超声外传

小夏目

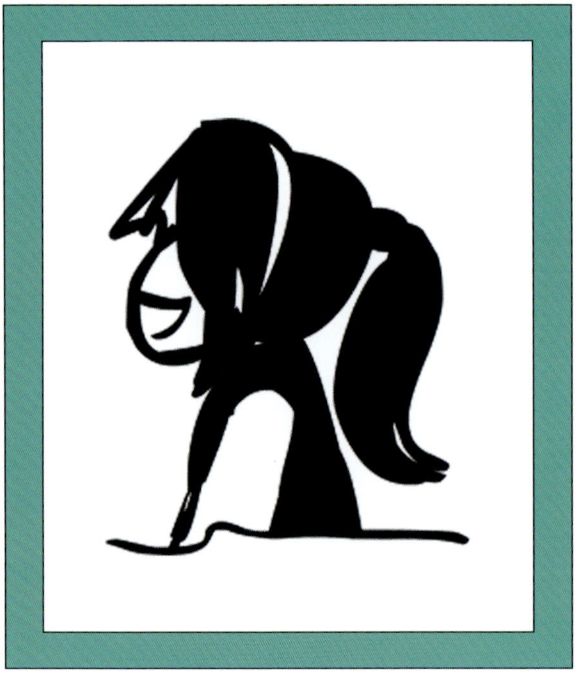

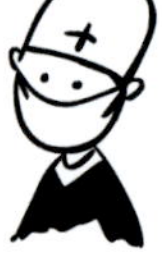

小大夫漫画

1

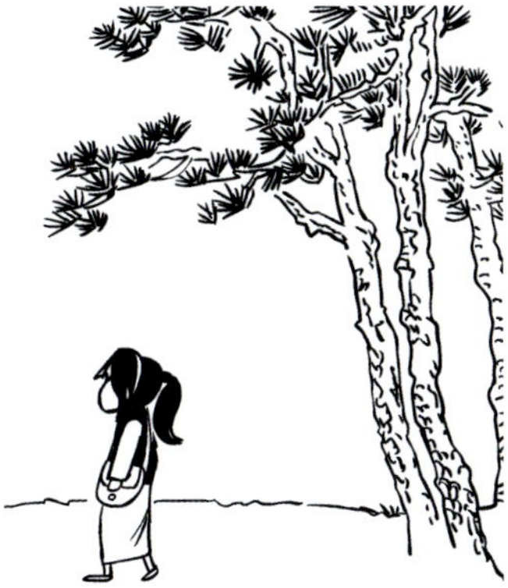

小夏目

新人推出：我山ICU小夏目。

2

钟Sir查房：

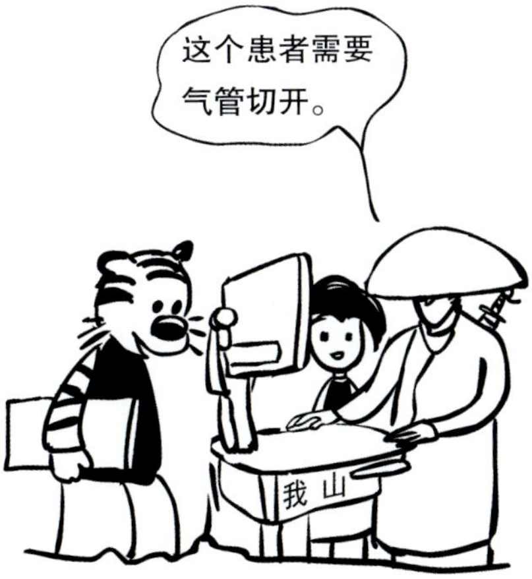
这个患者需要
气管切开。
我 山

3

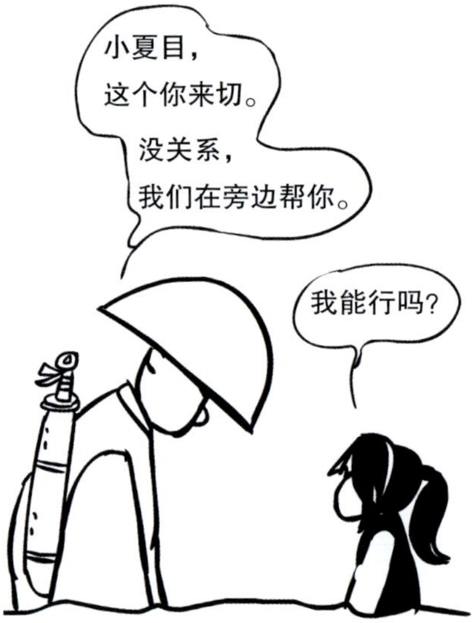
小夏目，
这个你来切。
没关系，
我们在旁边帮你。
我能行吗？

4

威威生虎也很热情：

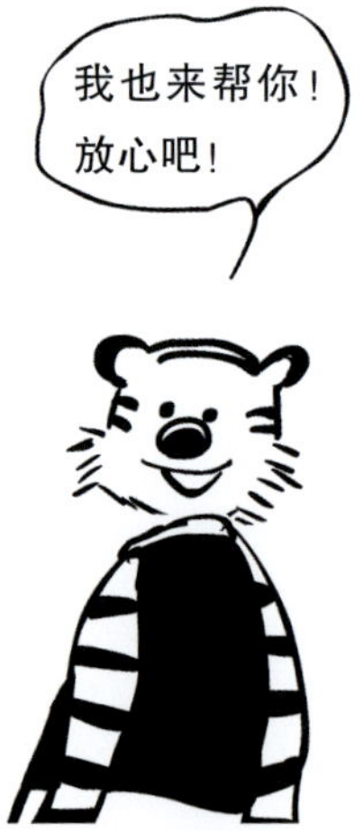
我也来帮你！
放心吧！

5

什么都不说啦，
开始准备起来。
推出超声看看气管位置。

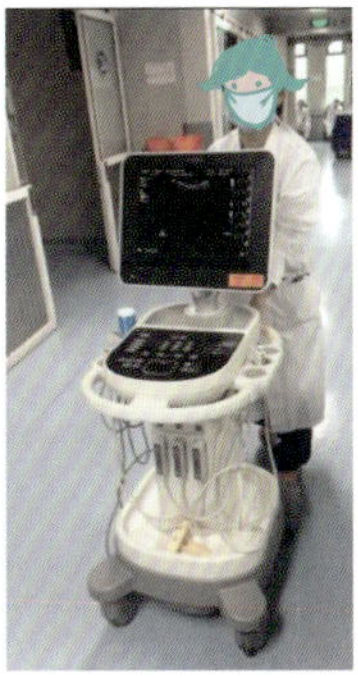

6

超声显示：
周围无大的血管，
经过评估，
可以行气管切开。

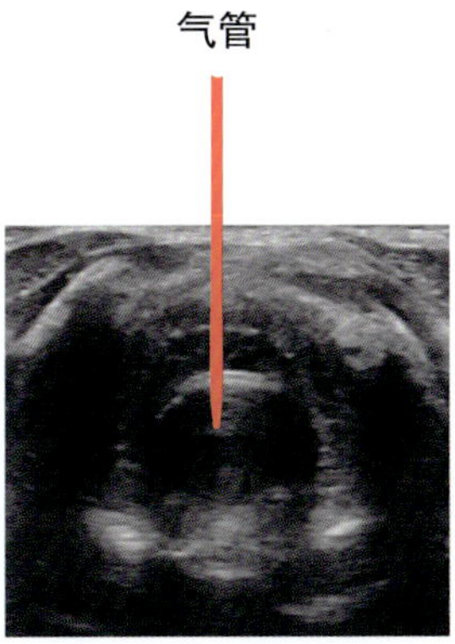
气管

7

拆开气管切开包，
准备好要用的东西。

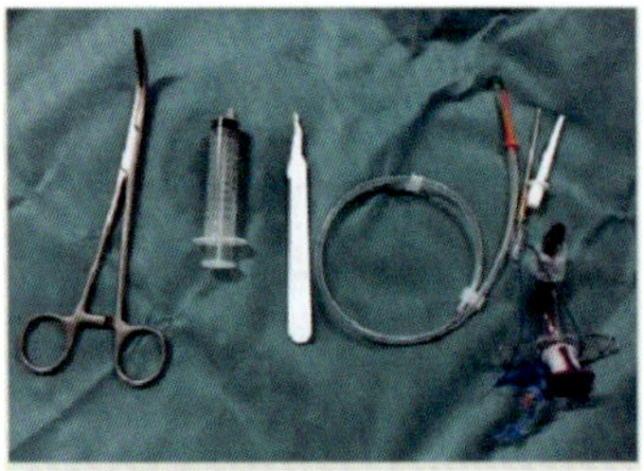

8

纤维支气管镜定位，
很简单，
那个灯光照的红斑，
就是气管适合穿刺部位，
一般选第2~4气管环处。

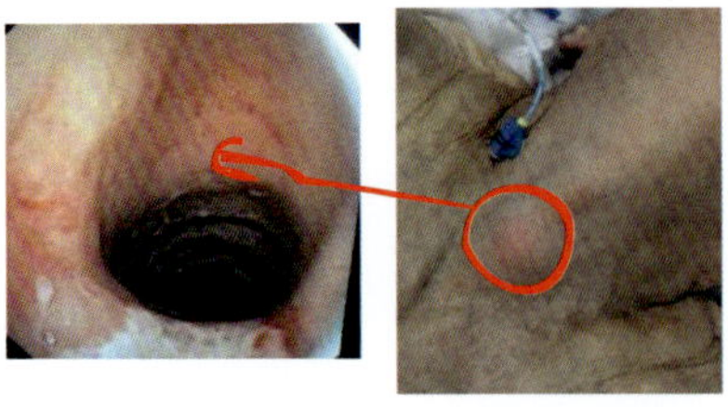

9

穿刺进针，
很顺利看到针，
退出针，
进入针外面软的套管。

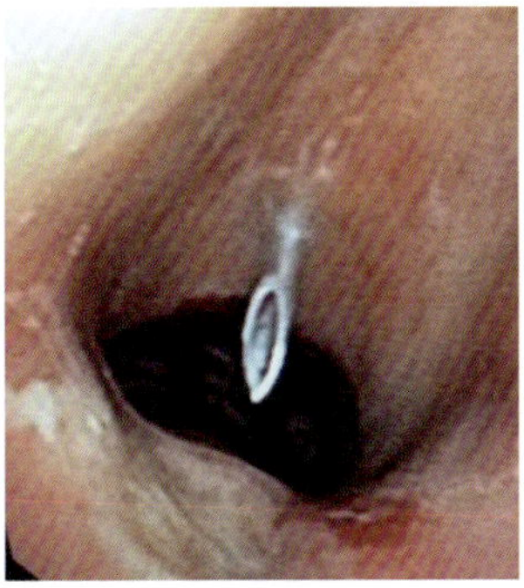

10

进入导丝：

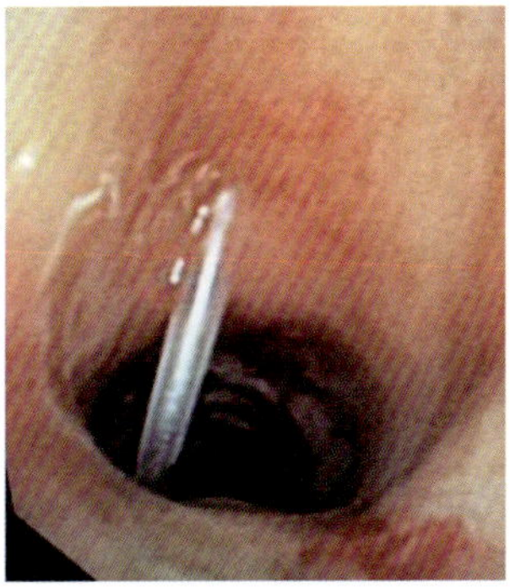

11

先用白色的扩张器：

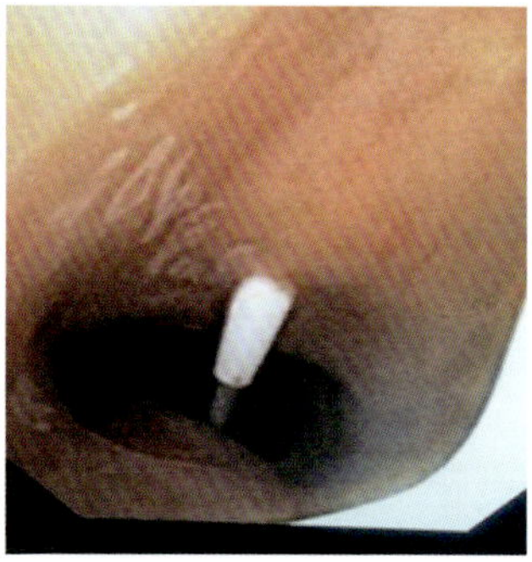

12

再用扩张钳，
先扩皮下，
再扩气管，
注意要完全退出，
分两步做。

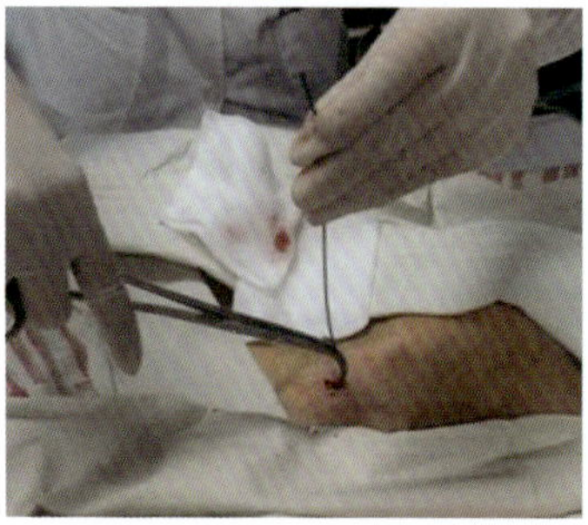

13

OK，
顺利插入气切管，
威威生虎帮忙用气管镜
看看位置。

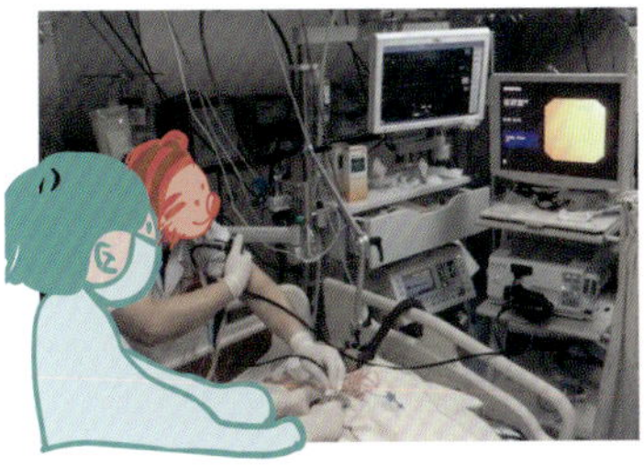

14

看到气管隆突，
OK，
完美收工。

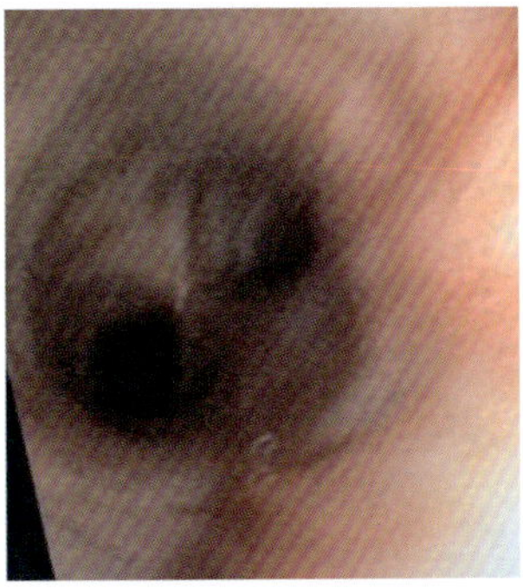

15

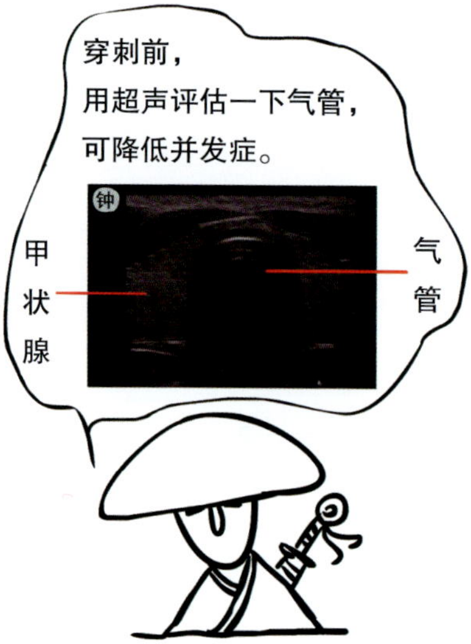
穿刺前，
用超声评估一下气管，
可降低并发症。
钟
甲状腺
气管

超声辅助下鼻小肠营养管放置

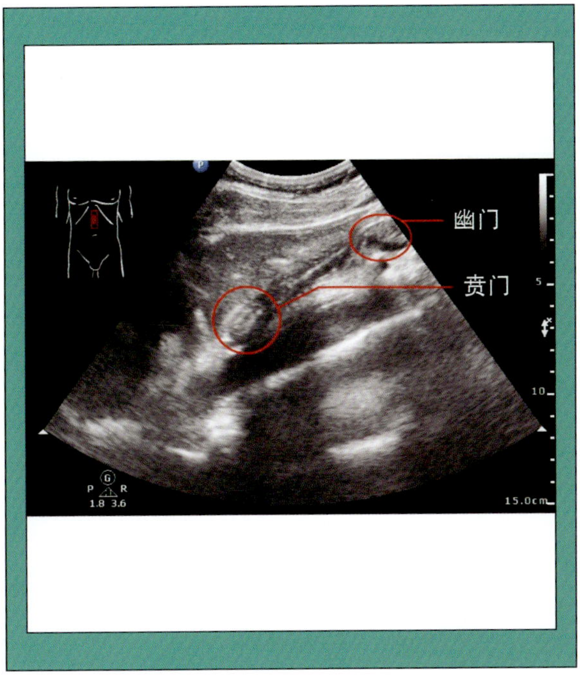
幽门
贲门
15.0cm

小大夫漫画

1

忘忧草

我山ICU超声特别小组的女神！

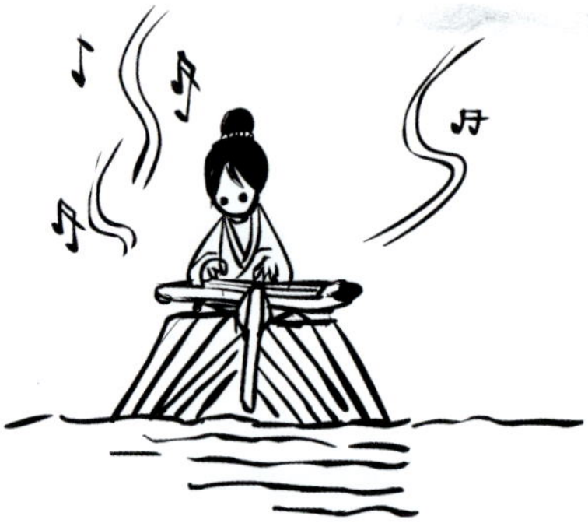

2

徒手放置小肠营养管，
还是有难度的，
女神也为难了。

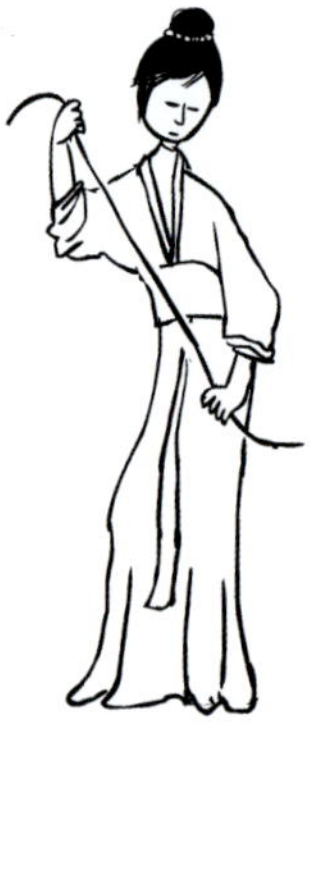

3

还是钟Sir有办法：

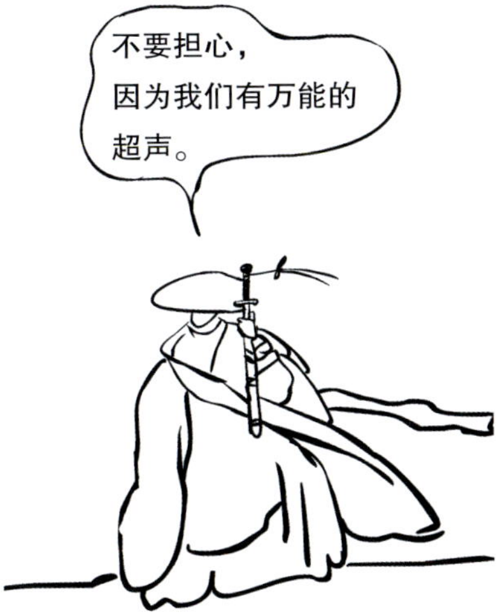
不要担心，
因为我们有万能的
超声。

4

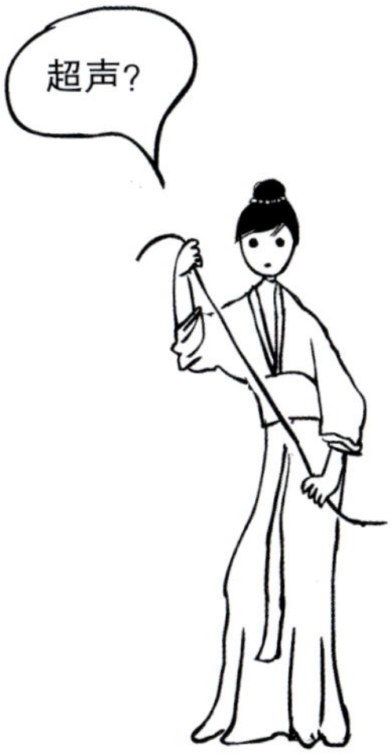
超声？

5

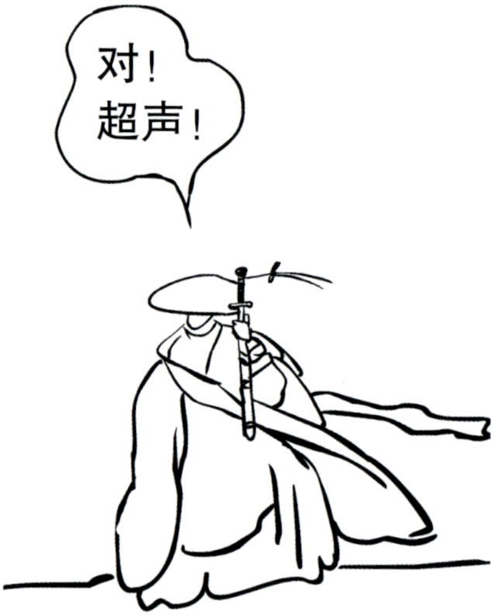
对！
超声！

6

请看图：

先找贲门，
找贲门先要找到降主动脉，
贲门有个特点，
就是肌性结构。

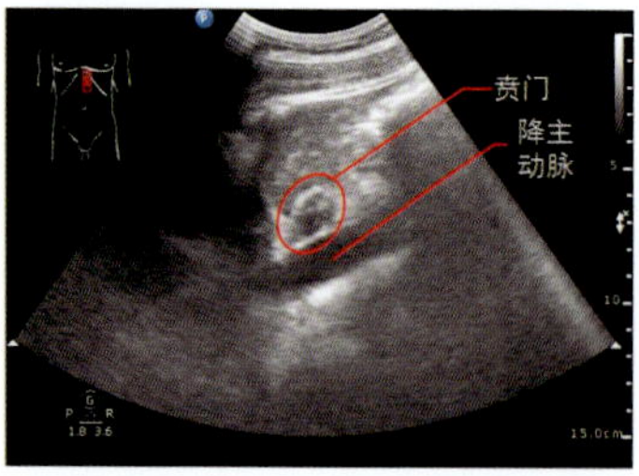
贲门
降主
动脉

7

同时显示贲门和幽门，
胖的人不容易看到，
瘦的人相对容易显示。

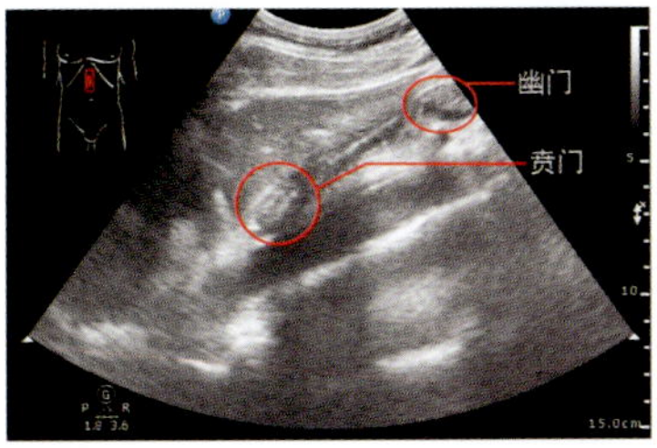
幽门
贲门

8

同时显示幽门和贲门，
中间见导丝。

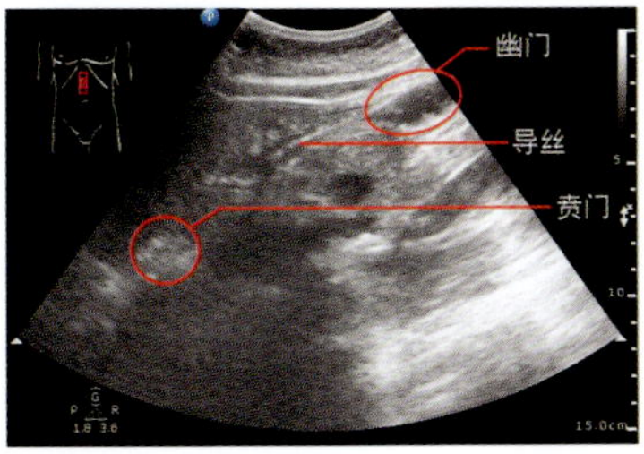
幽门
导丝
贲门

9

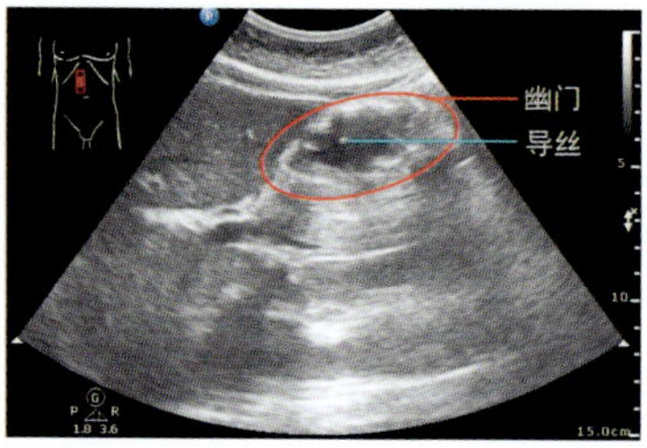
幽门
导丝

幽门是胃肠状结构，
中间见导丝。

10

把探头横过来，
可显示十二指肠。

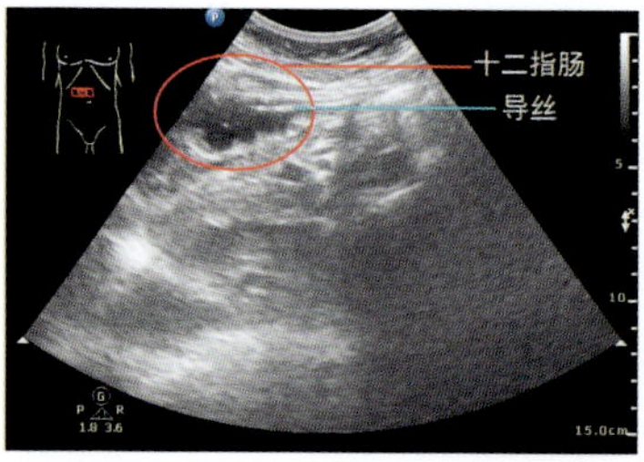
十二指肠
导丝

11

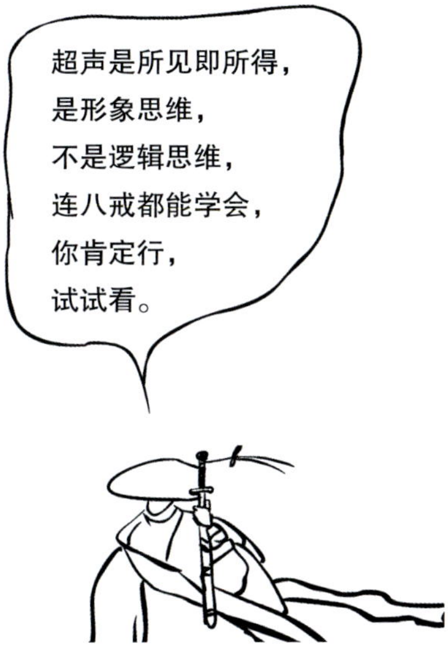
超声是所见即所得，
是形象思维，
不是逻辑思维，
连八戒都能学会，
你肯定行，
试试看。

超声辅助下双腔小肠营养管放置

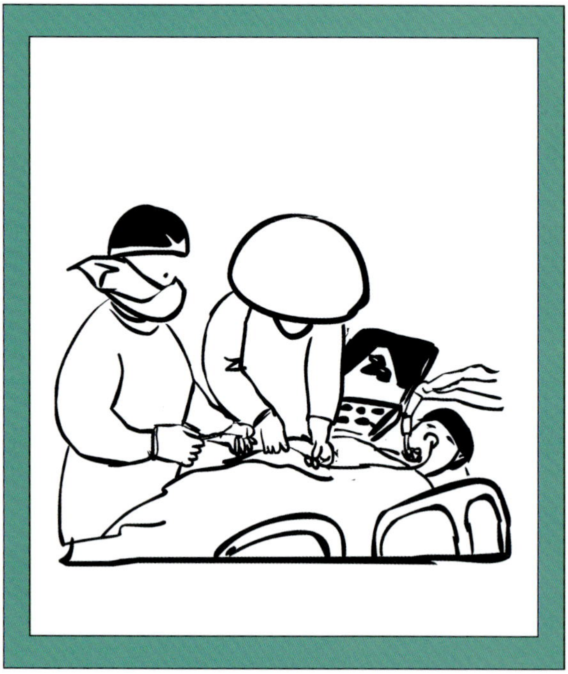

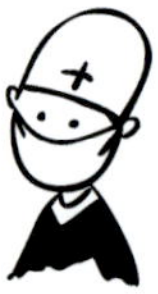

小大夫漫画

1

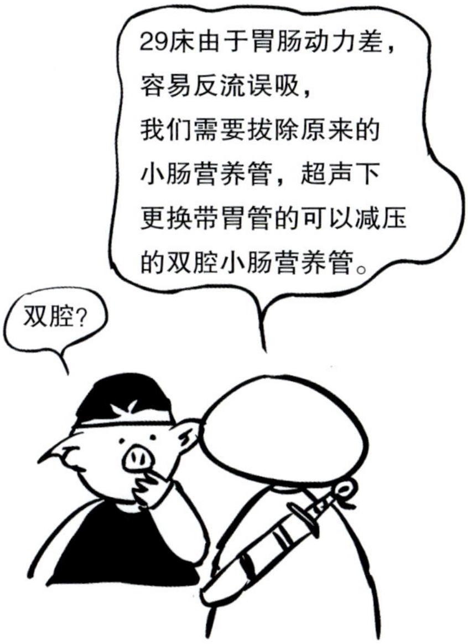
29床由于胃肠动力差，
容易反流误吸，
我们需要拔除原来的
小肠营养管，超声下
更换带胃管的可以减压
的双腔小肠营养管。
双腔?

2

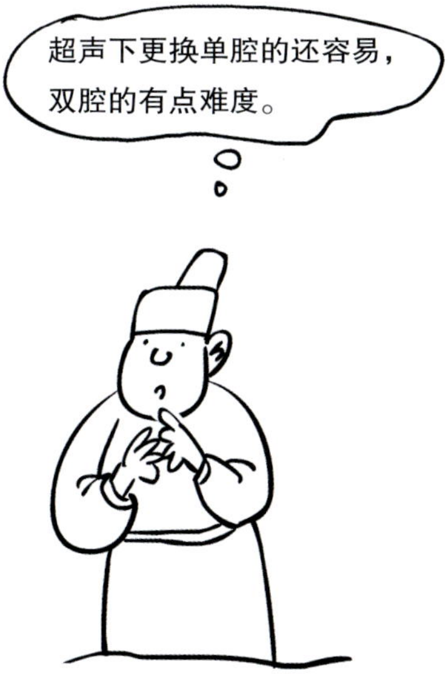
超声下更换单腔的还容易，
双腔的有点难度。

3

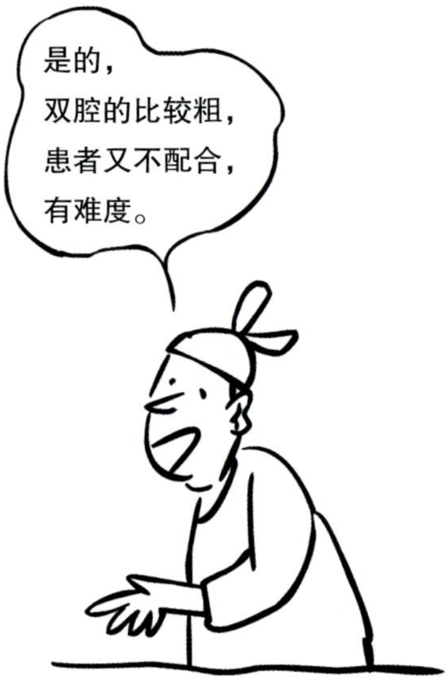
是的，
双腔的比较粗，
患者又不配合，
有难度。

4

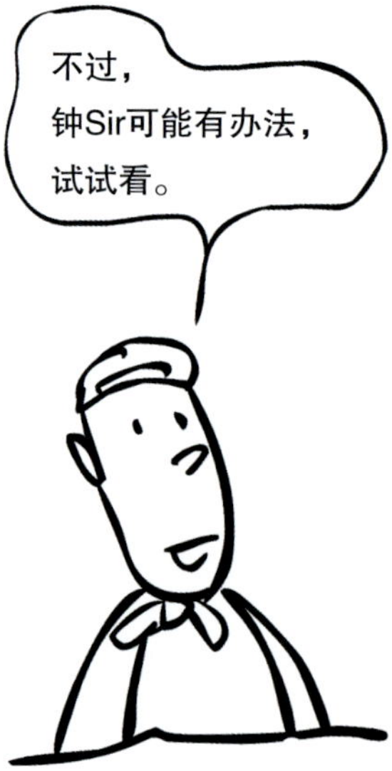
不过，
钟Sir可能有办法，
试试看。

5

这就是双腔小肠营养管

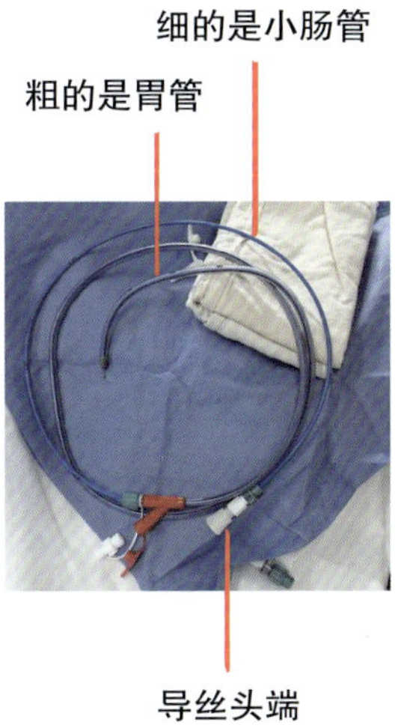
细的是小肠管
粗的是胃管
导丝头端

6

超声引导下，
依次经过贲门，
幽门，
进入十二指肠。

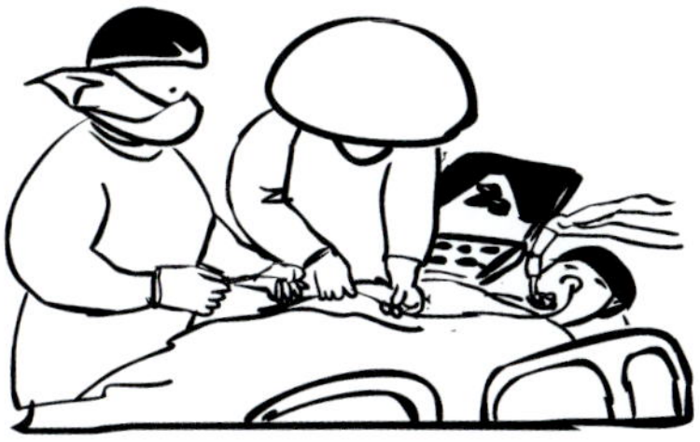

7

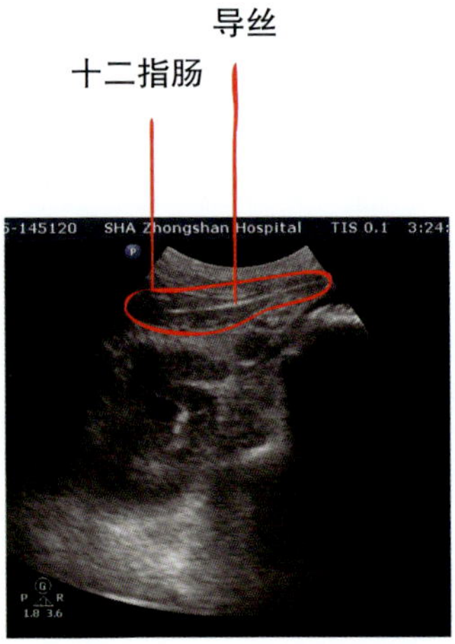
导丝
十二指肠
-145120 SHA Zhongshan Hospital TIS 0.1 3:24

8

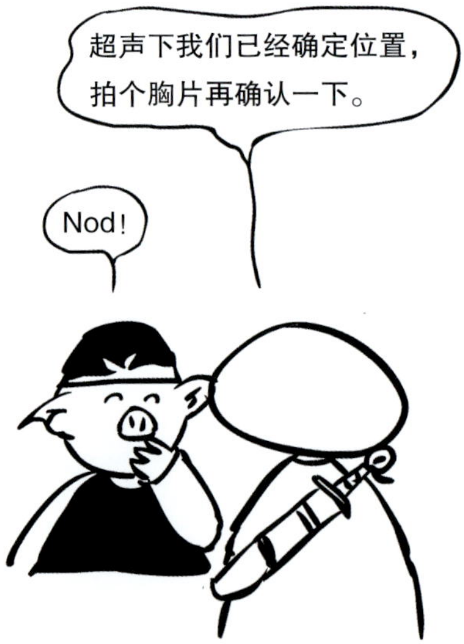
超声下我们已经确定位置，拍个胸片再确认一下。
Nod!

9

胸片显示：很完美，一个漂亮的弧形。

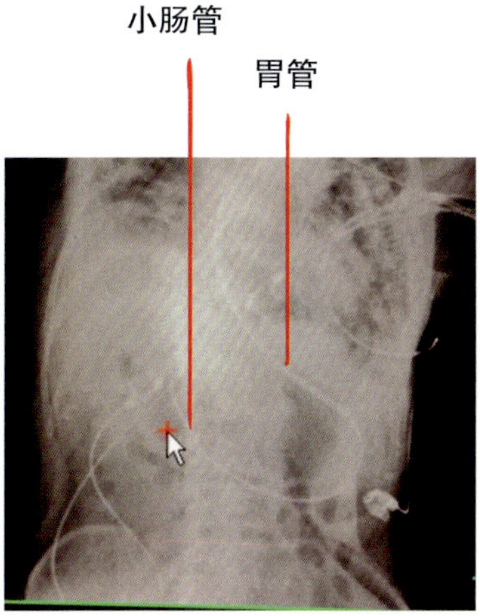
小肠管
胃管

10

完美收工！

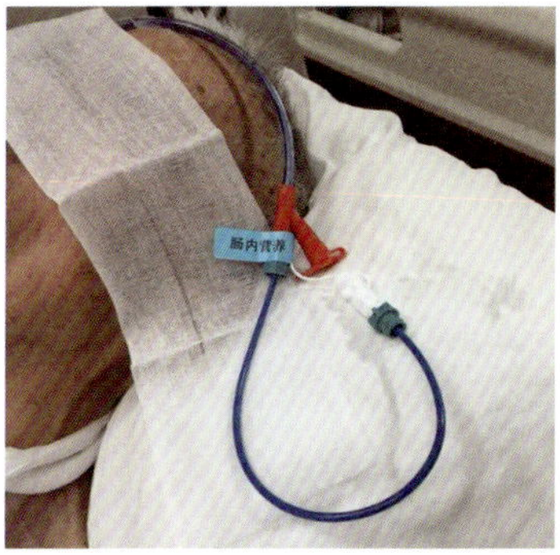

11

一生何求，
唯有每天进步一点点。

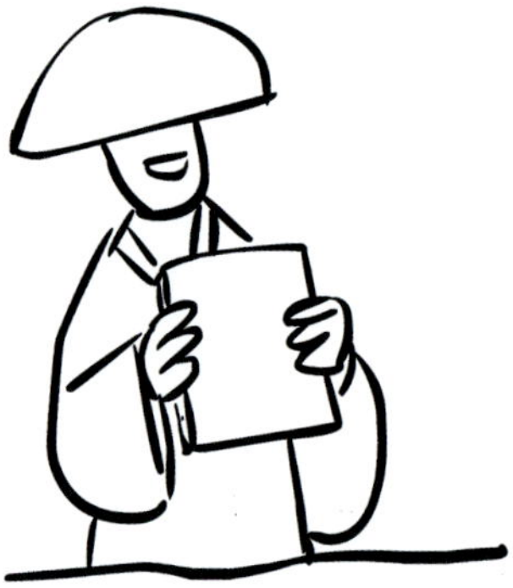

12

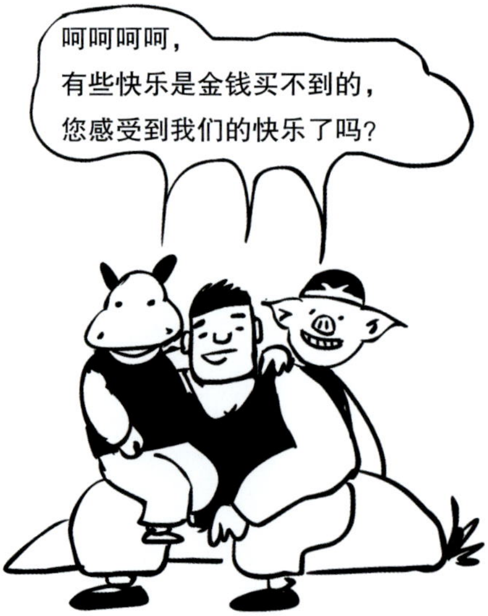
呵呵呵呵，
有些快乐是金钱买不到的，
您感受到我们的快乐了吗？

重症群侠传之超声外传

超声辅助下鼻肠管放置

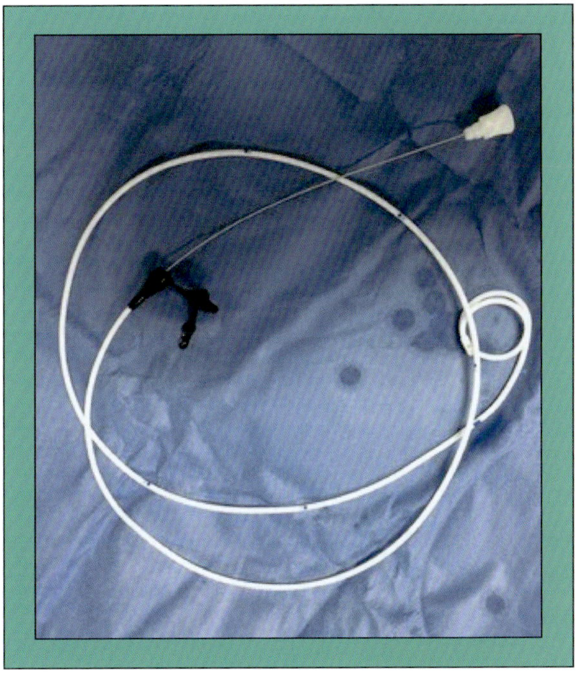

小大夫漫画

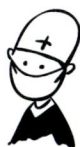

1

钟Sir查房：

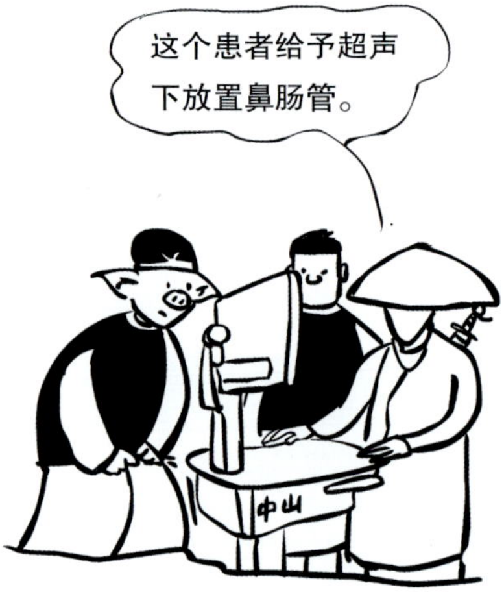
这个患者给予超声
下放置鼻肠管。
中山

2

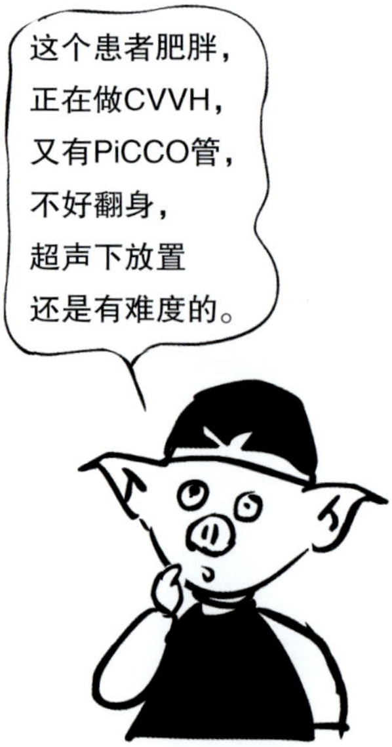
这个患者肥胖，
正在做CVVH，
又有PiCCO管，
不好翻身，
超声下放置
还是有难度的。

3

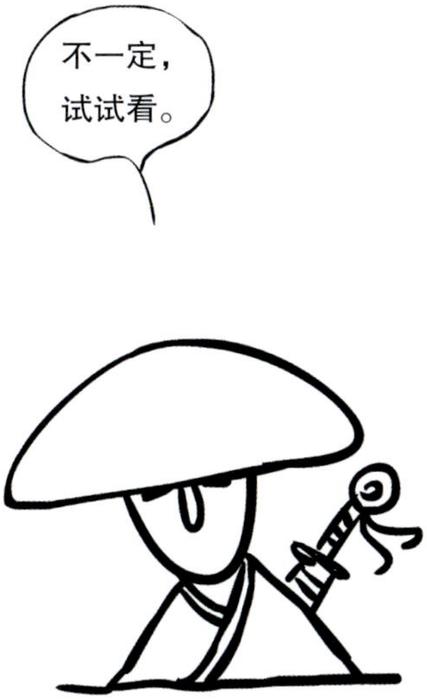
不一定，
试试看。

4

OK，
开始！
拿鼻肠管来！

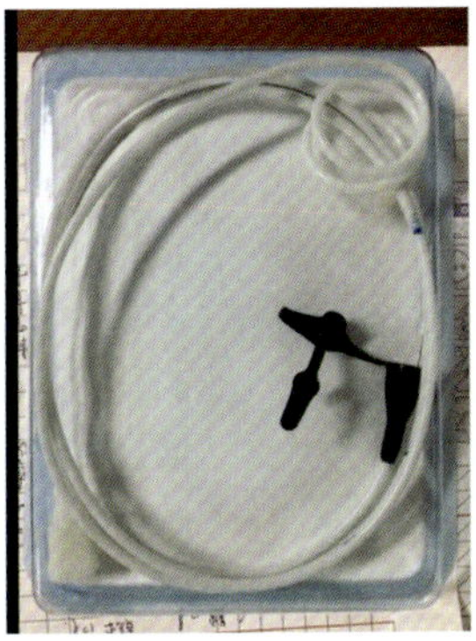

5

把导丝
塞进去

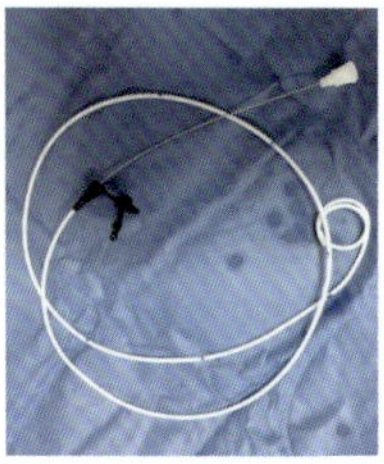

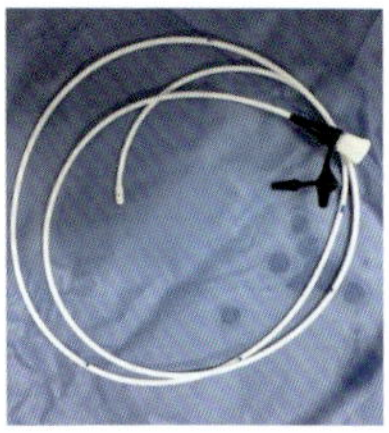

使前端的
螺旋型管子
伸直

6

超声引导下，
依次过贲门，胃小弯，幽门，
进入十二指肠。

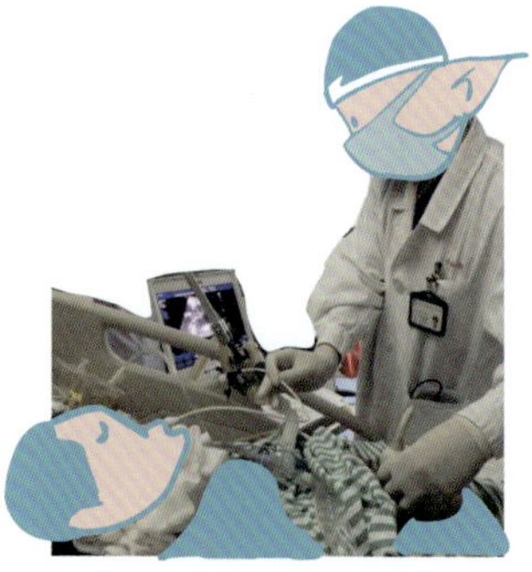

7

OK，
拍个胸片确认一下位置。
很完美的弧线，
在十二指肠内。

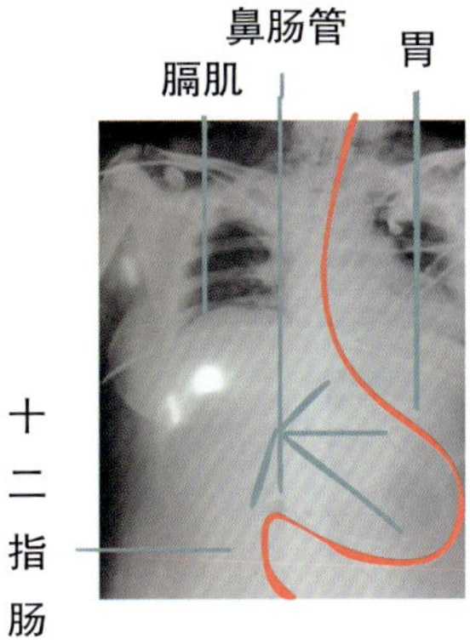
鼻肠管
胃
膈肌
十二指肠

8

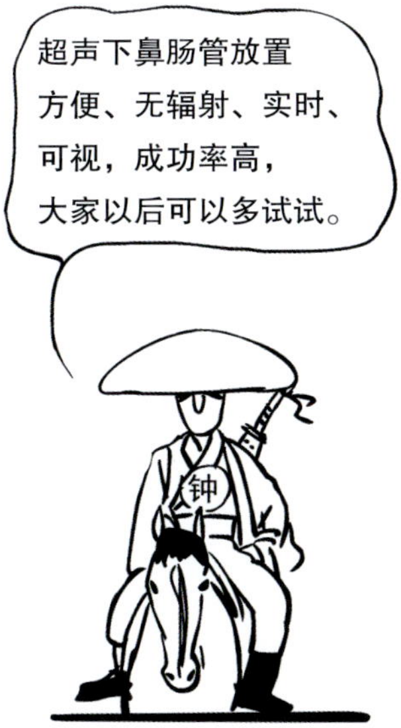
超声下鼻肠管放置
方便、无辐射、实时、
可视，成功率高，
大家以后可以多试试。
钟

鼻肠管位置的确定

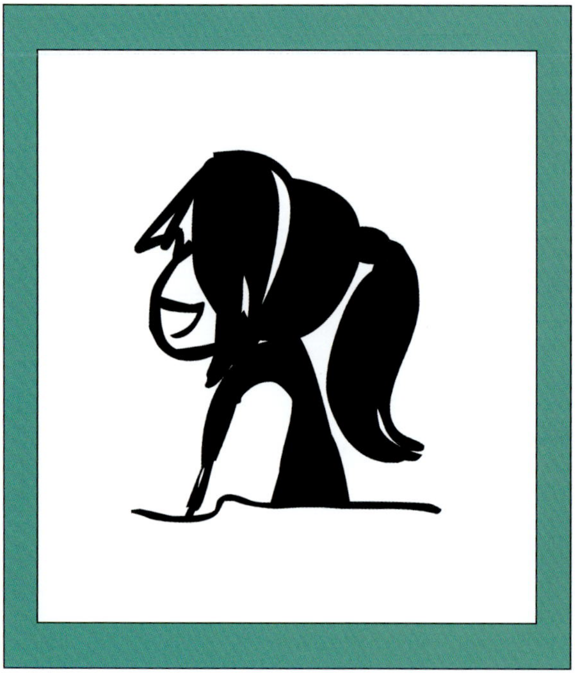

小大夫漫画

1

钟Sir查房：

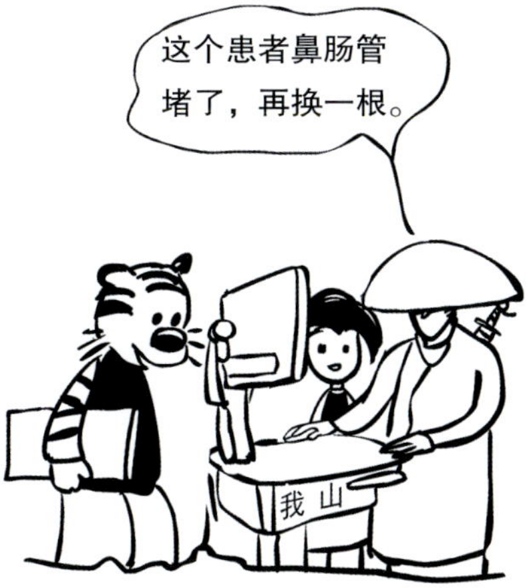
这个患者鼻肠管
堵了，再换一根。
我 山

2

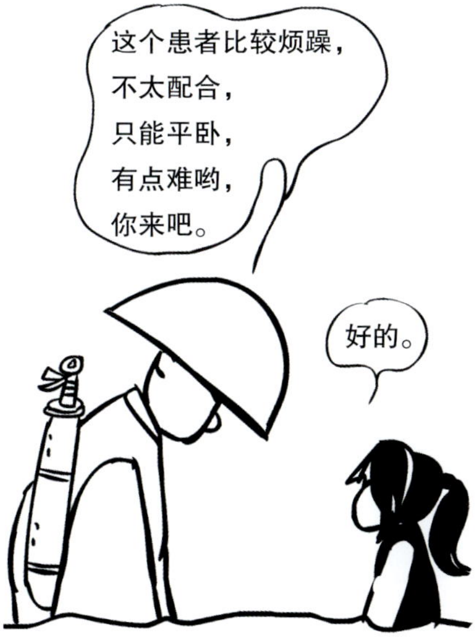
这个患者比较烦躁，
不太配合，
只能平卧，
有点难哟，
你来吧。
好的。

3

推出超声，
准备干起来。

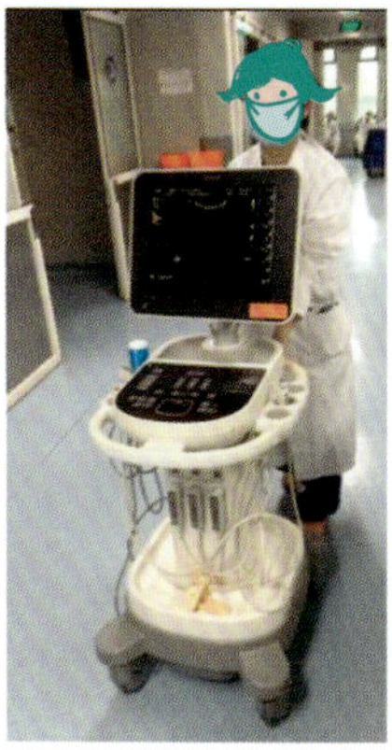

4

Yeti很热情，来帮小夏目。

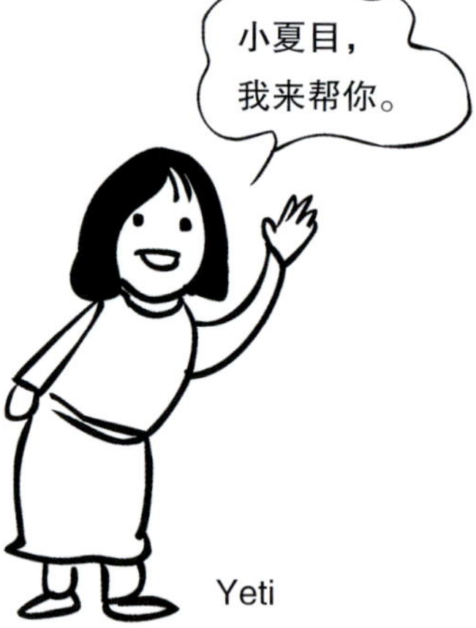
小夏目，
我来帮你。
Yeti

5

拿出鼻肠管，
螺旋型鼻肠管比较好。

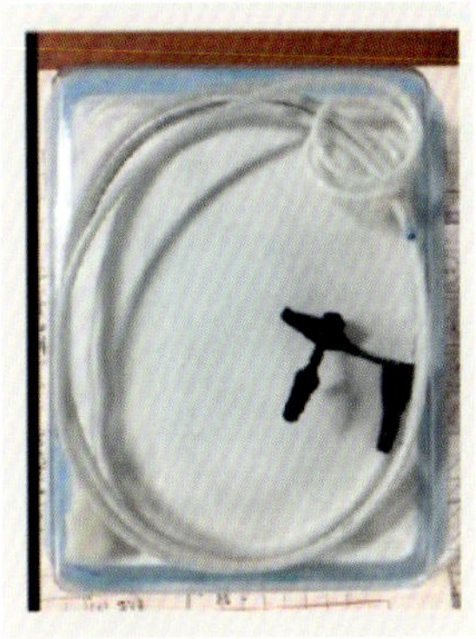

6

放进水里润一下，
或者石蜡油涂一下。

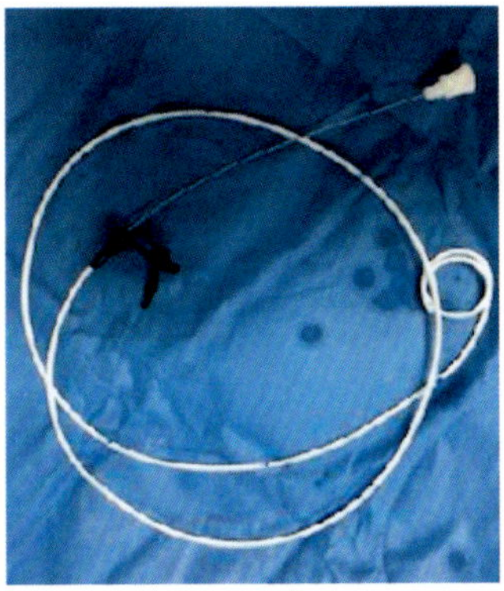

7

确认一下鼻肠管位置，
抽出液体发绿，
说明是胃液，
现在是60 cm，
还在胃里，
继续进。

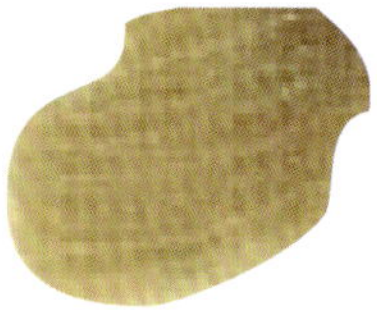

胃液颜色

8

看到幽门内的鼻肠管了

鼻肠管

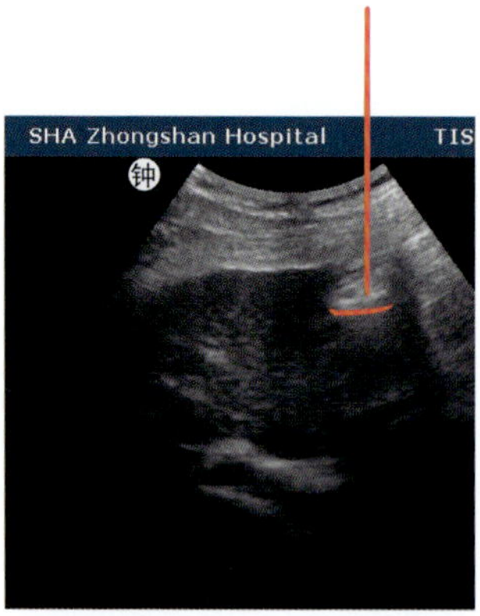
SHA Zhongshan Hospital
TIS
钟

9

打一些水。

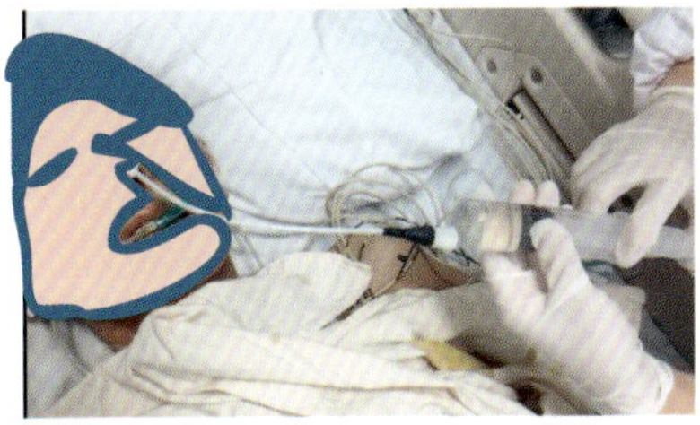

10

发亮的鼻肠管变暗了，
确认是鼻肠管。

鼻肠管

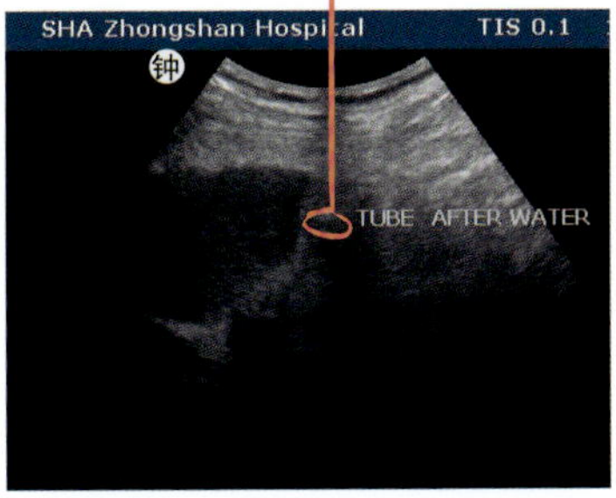
SHA Zhongshan Hospital
TIS 0.1
钟
TUBE AFTER WATER

11

Yeti，
打一些气体看看。

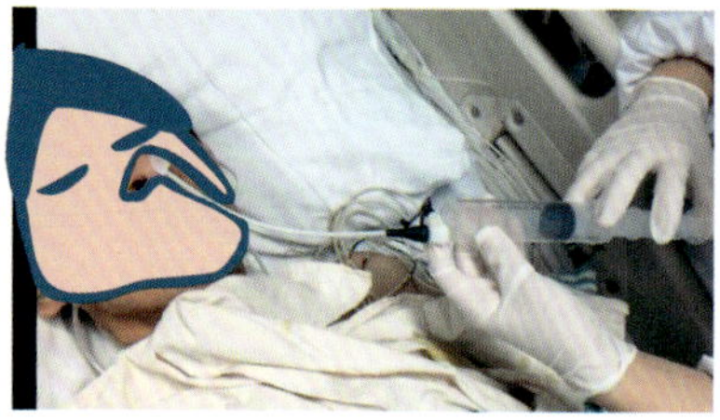

12

看到管子又亮了起来，
而且在动，
确认过了幽门。

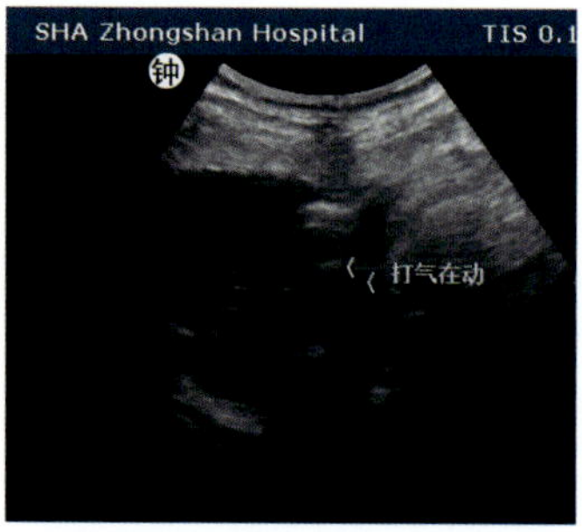
SHA Zhongshan Hospital
TIS 0.1
钟
打气在动

13

Yeti，
抽些液体看看。
是黄色胆汁样，
肯定过了幽门。

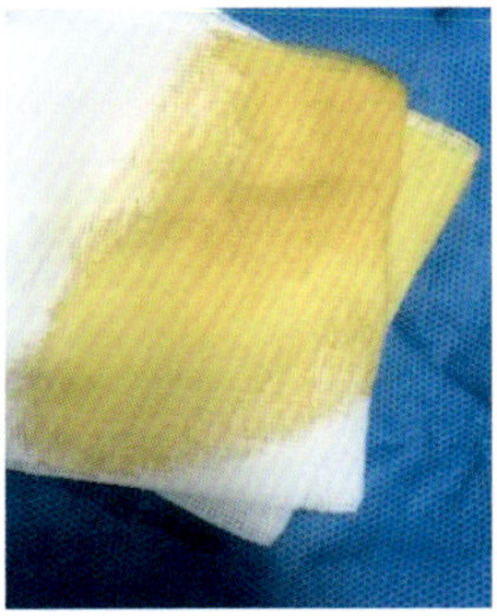

胆汁样液体

14

X线片依然是金标准，
拍个X线片，
再次确认一下。

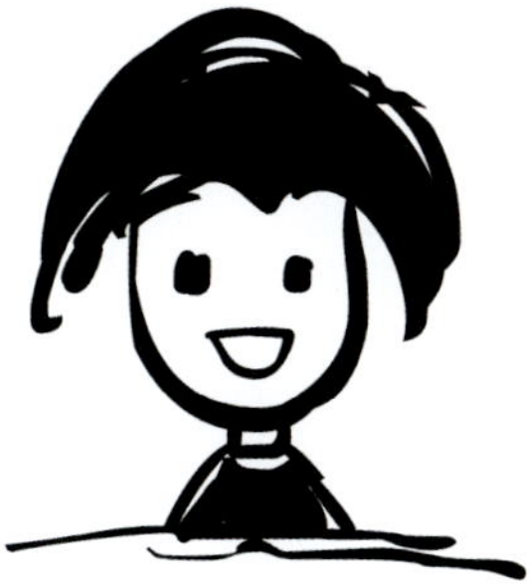

15

OK，
120 cm，
快到屈氏韧带了，
完美收工。

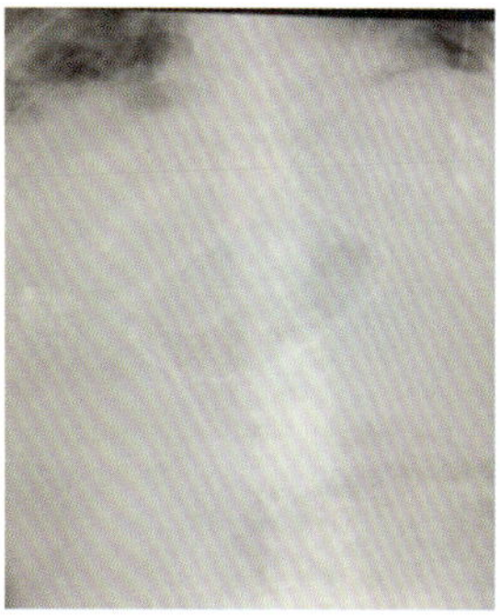

16

判断鼻肠管在不在十二指肠，
超声下打水或者打气是个好方法，
看到管子内的变化，
例如气体在管子内动，
打水后高亮的气体不见了，
就可以证明鼻肠管在十二指肠。

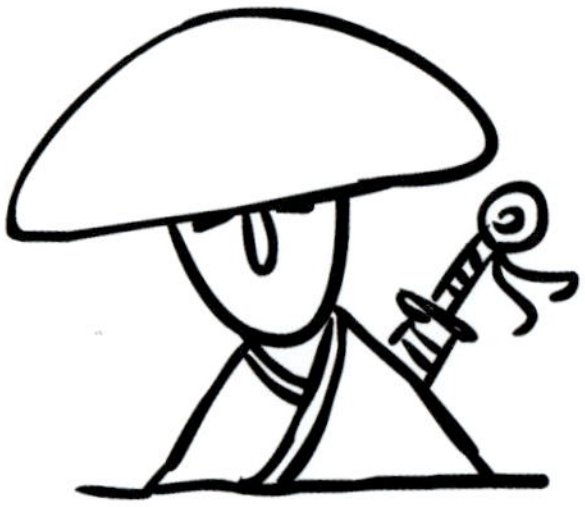

打气

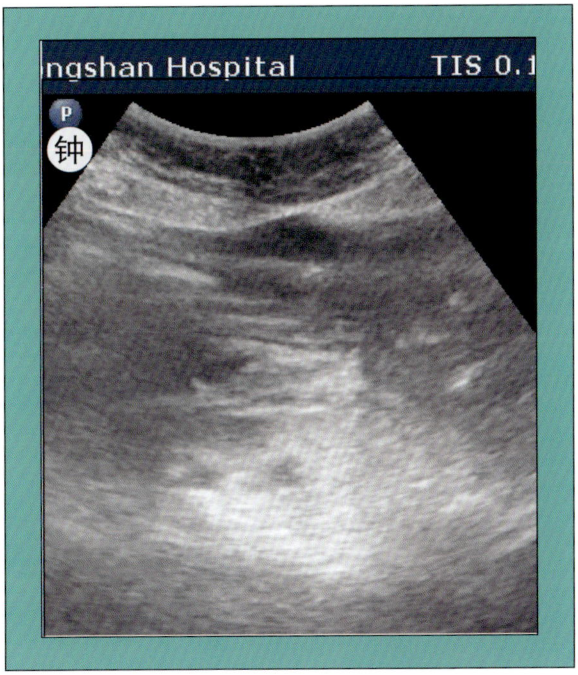
ngshan Hospital
TIS 0.
P
钟

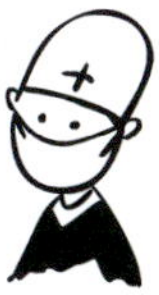

小大夫漫画

1

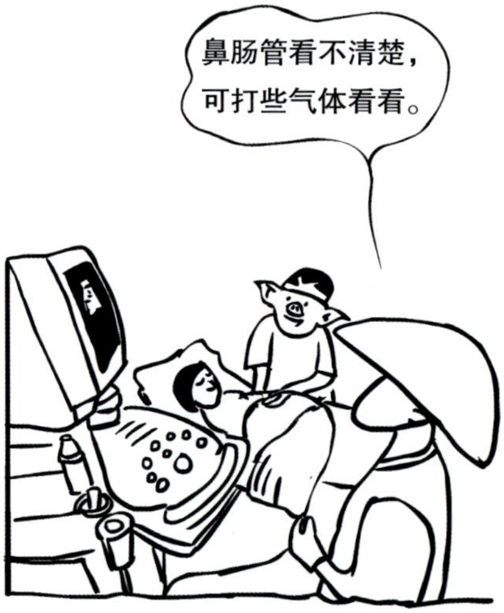
鼻肠管看不清楚，
可打些气体看看。

2

气体不需要很多，
30 mL左右即可看得很清楚。

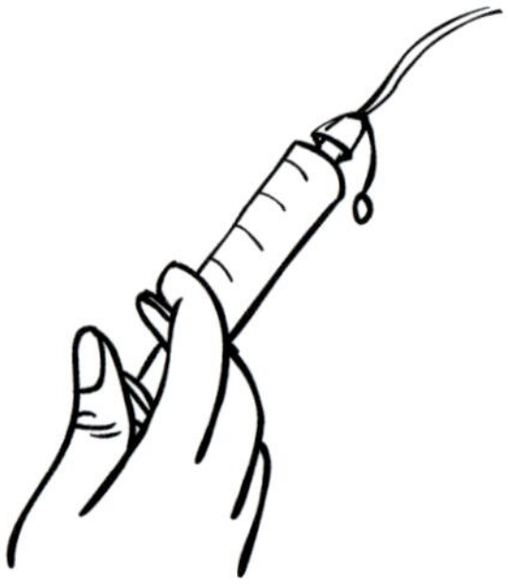

3

超声下看到十二指肠内的鼻肠管。

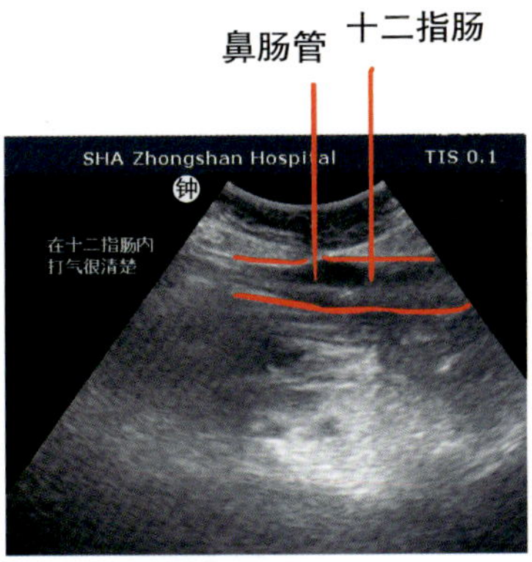
鼻肠管
十二指肠
SHA Zhongshan Hospital
TIS 0.1
在十二指肠内
打气很清楚

4

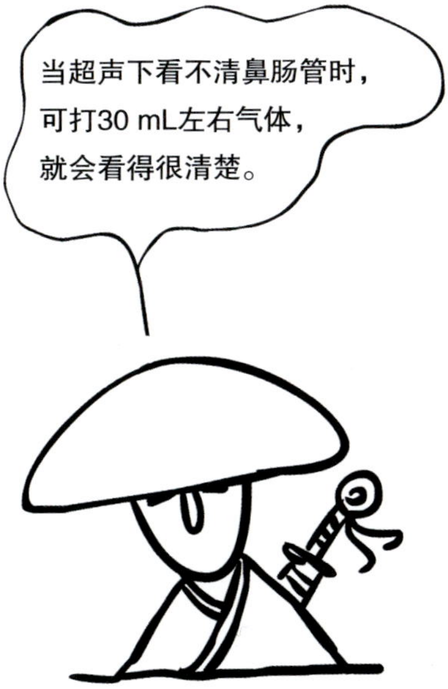
当超声下看不清鼻肠管时，
可打30 mL左右气体，
就会看得很清楚。

鼻肠管打折了

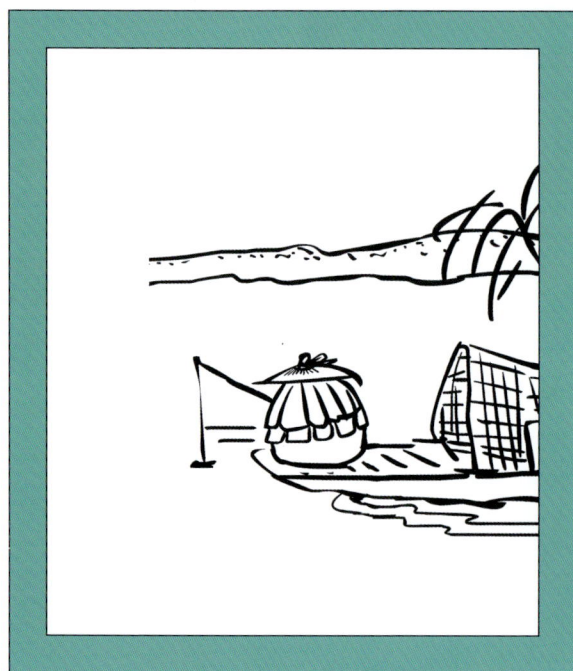

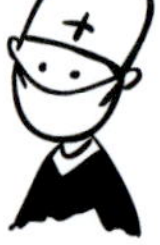

小大夫漫画

1

诸掌门说：
理论要联系实际，
光看秘笈不行，
要多练。

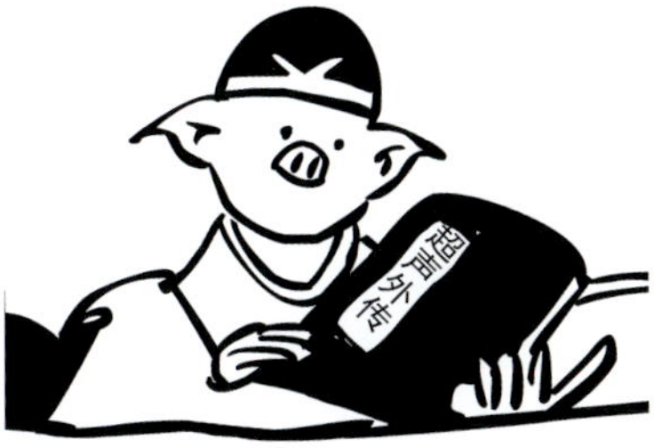
超声外传

2

拿出鼻肠管，
练起来，
置管还算顺利，
盲插就进去了。

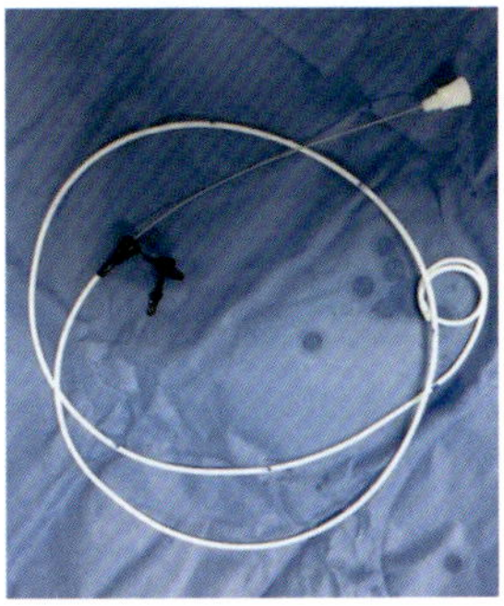

3

一拍胸片，
傻眼了，
管子打折了。

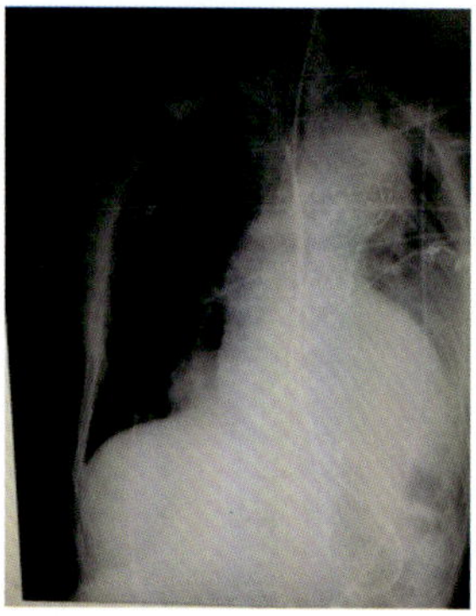

4

怎么办?
赶紧去请教诸掌门。

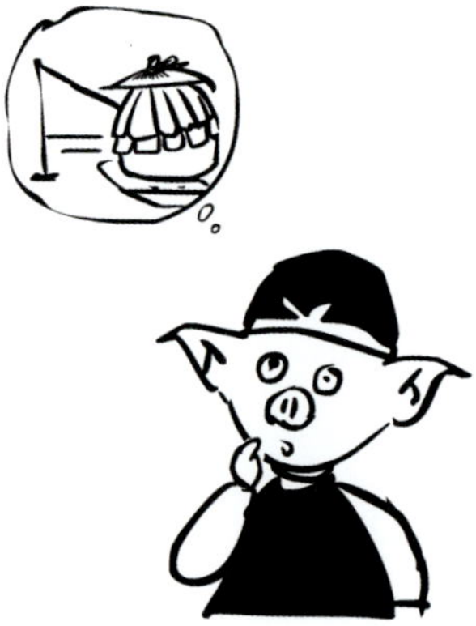

5

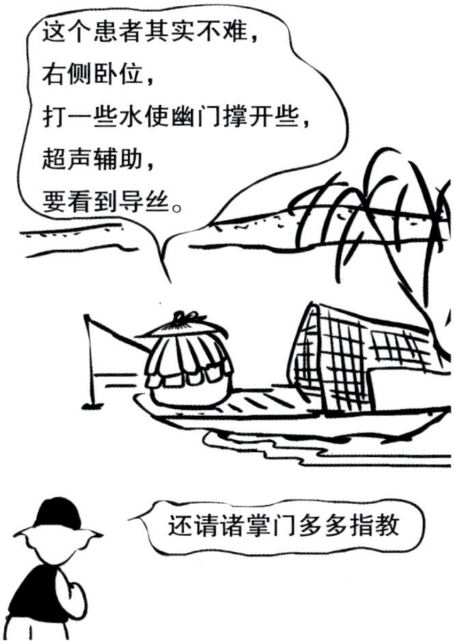
这个患者其实不难，
右侧卧位，
打一些水使幽门撑开些，
超声辅助，
要看到导丝。
还请诸掌门多多指教

6

按照诸掌门的指示，
果然，顺利置管，
在胆囊后的十二指肠也看到了导丝。

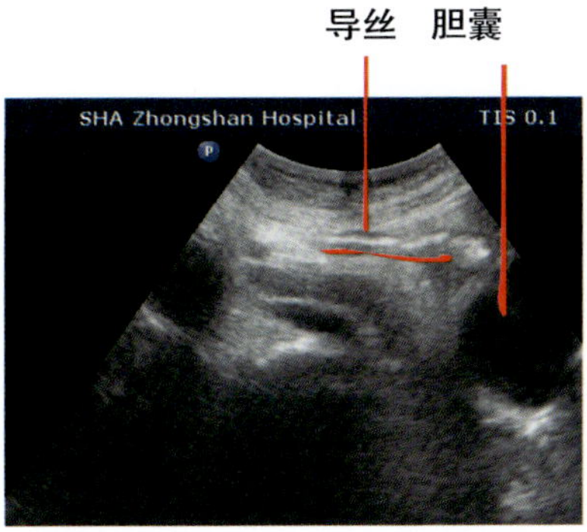
导丝
胆囊
SHA Zhongshan Hospital
TIS 0.1

7

拍胸片验证，果然顺利。

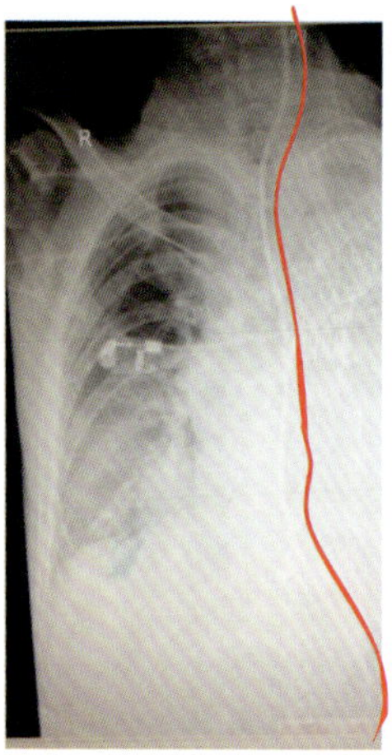

8

OK，
固定鼻肠管在85 cm左右。

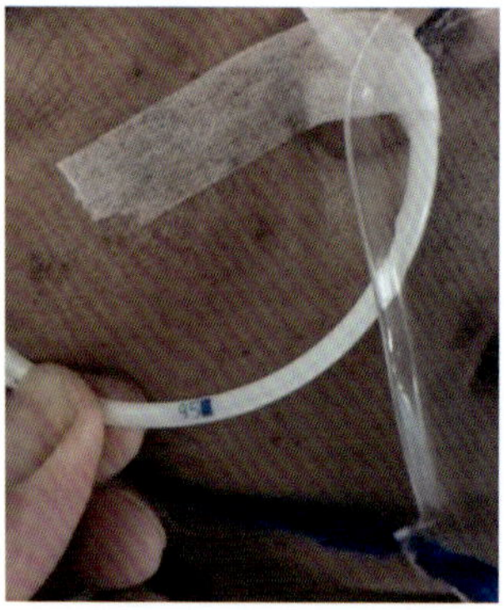

9

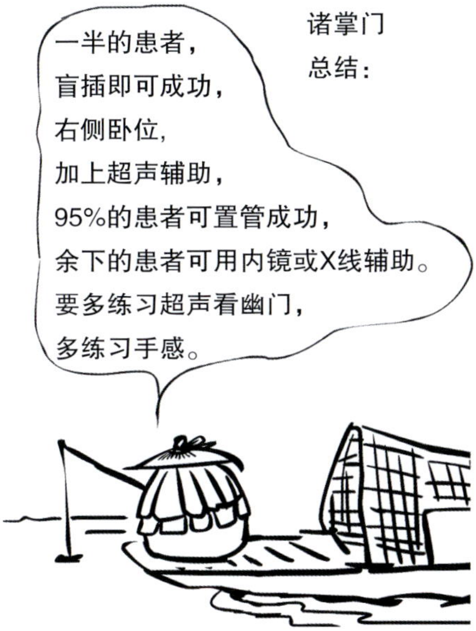
诸掌门
总结：
一半的患者，
盲插即可成功，
右侧卧位，
加上超声辅助，
95%的患者可置管成功，
余下的患者可用内镜或X线辅助。
要多练习超声看幽门，
多练习手感。

重症群侠传之超声外传

创伤重点超声评估法FAST

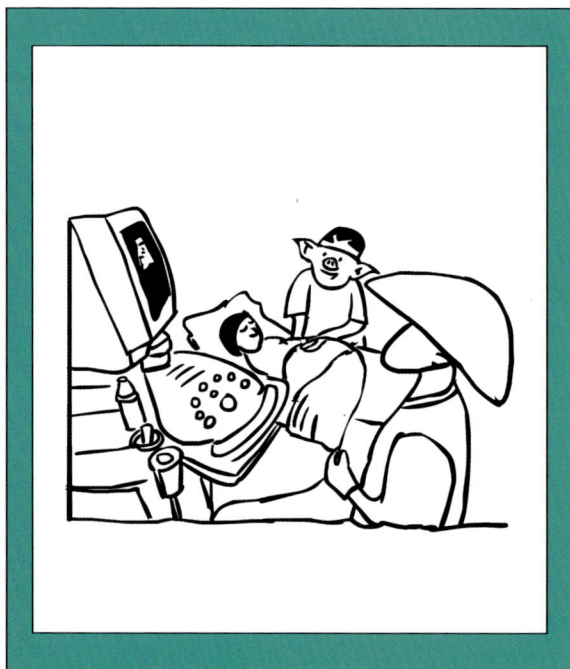

小大夫漫画

1

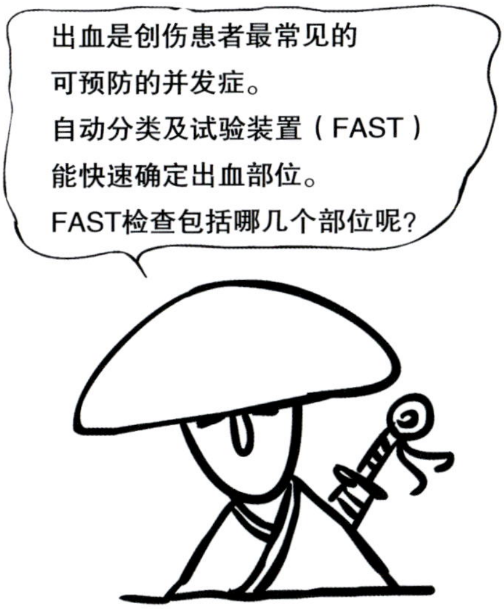
出血是创伤患者最常见的
可预防的并发症。
自动分类及试验装置（FAST）
能快速确定出血部位。
FAST检查包括哪几个部位呢?

2

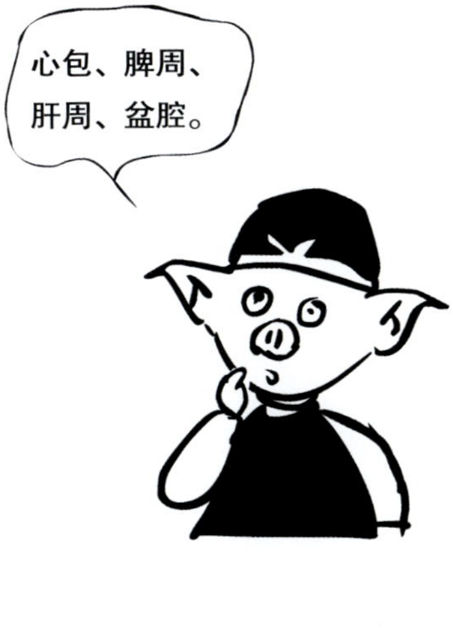
心包、脾周、
肝周、盆腔。

3

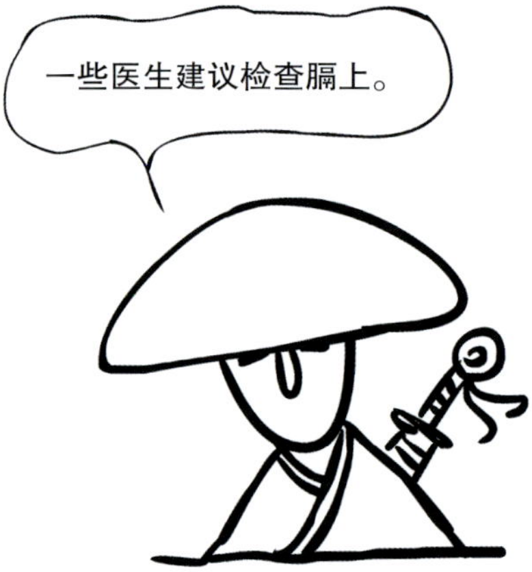
一些医生建议检查膈上。

4

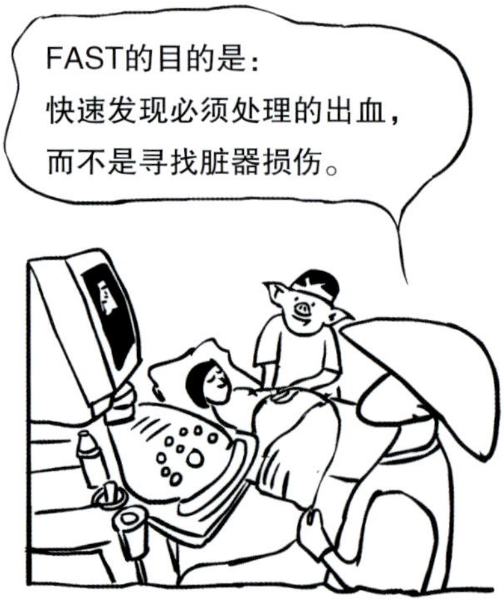
FAST的目的是：
快速发现必须处理的出血，
而不是寻找脏器损伤。

5

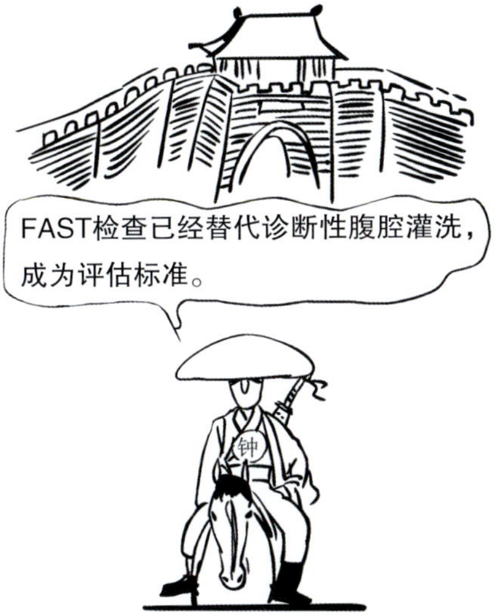
FAST检查已经替代诊断性腹腔灌洗，
成为评估标准。
钟

6

举例：

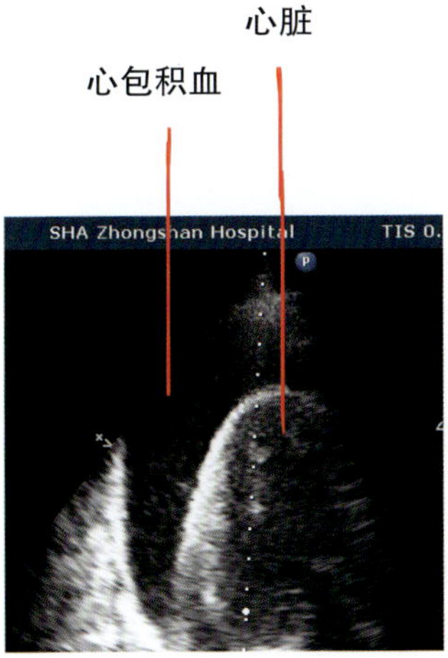
心脏
心包积血
SHA Zhongshan Hospital
TIS 0.

重症群侠传之超声外传

MAPSE

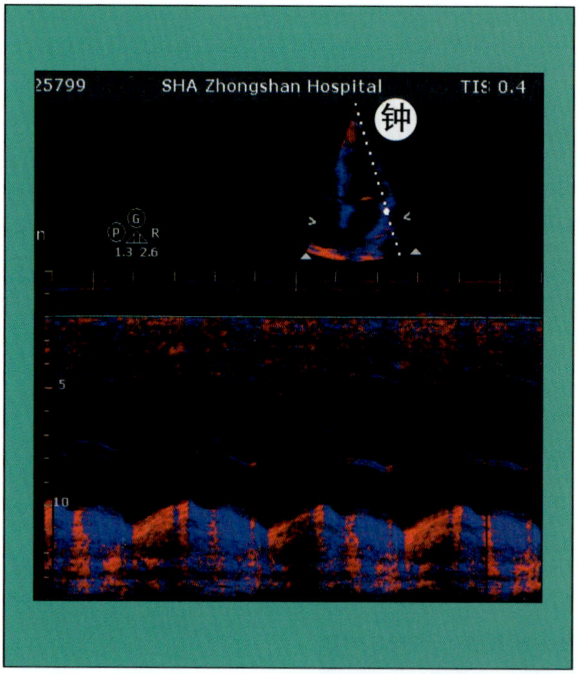
25799
SHA Zhongshan Hospital
钟

小大夫漫画

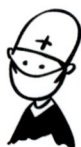

1

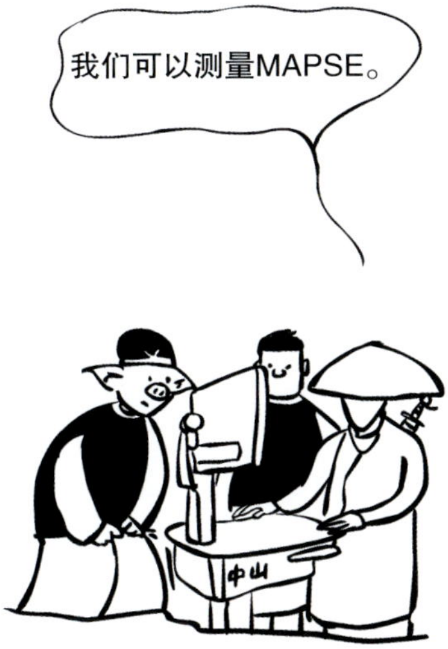
我们可以测量MAPSE。
中山

2

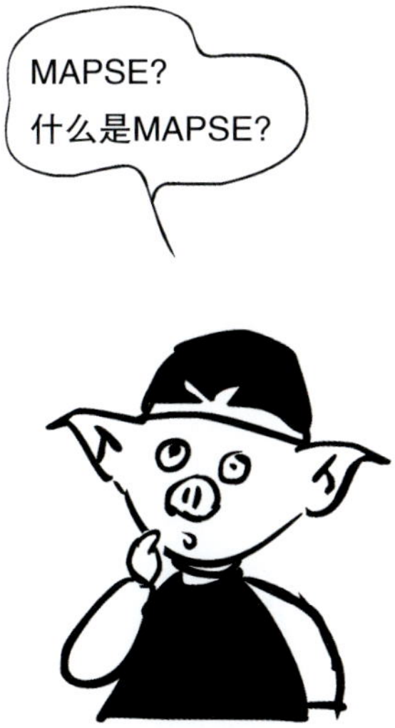
MAPSE?
什么是MAPSE?

3

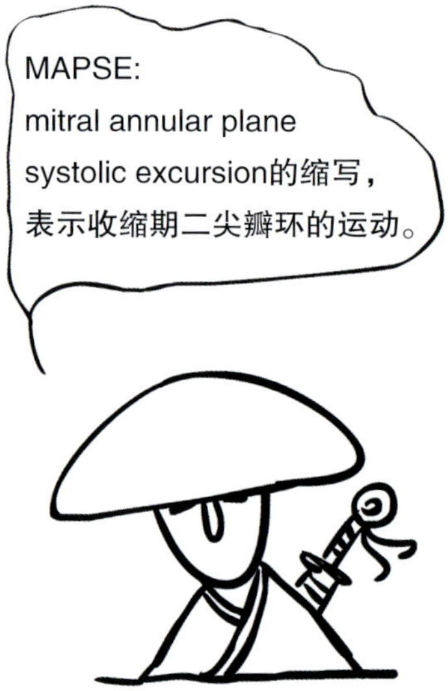
MAPSE:
mitral annular plane
systolic excursion的缩写，
表示收缩期二尖瓣环的运动。

4

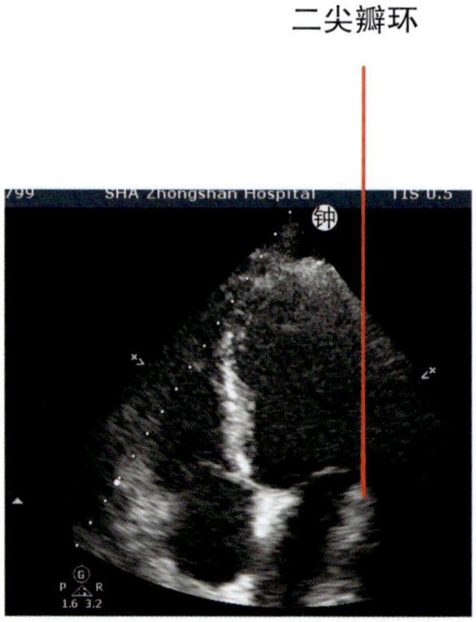
二尖瓣环
SHA Zhongshan Hospital
钟

5

可在M超声模式下心尖部
四腔心切面测量。

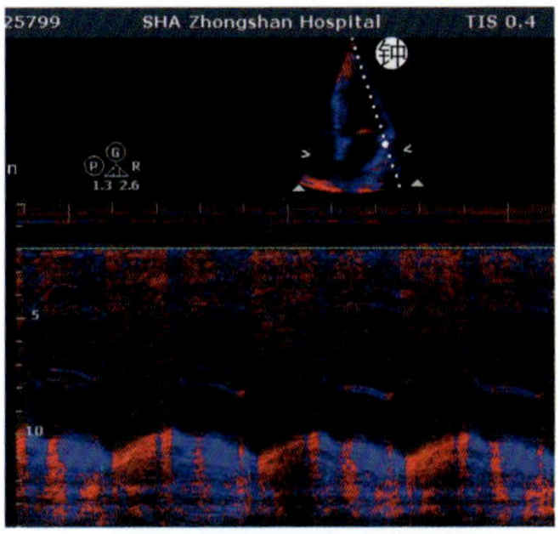
25799
SHA Zhongshan Hospital
TIS 0.4
钟

6

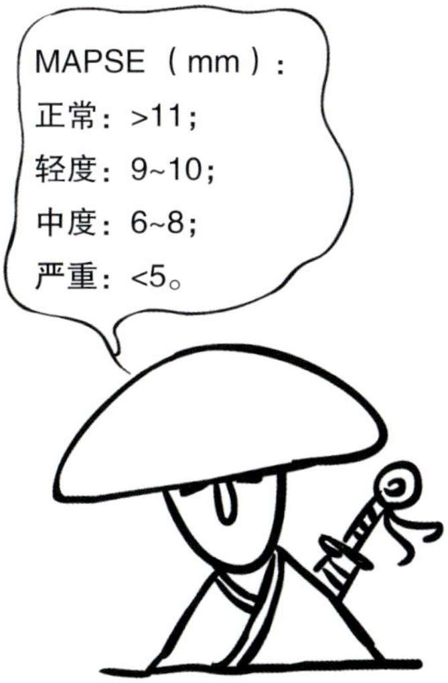
MAPSE（mm）:
正常：>11；
轻度：9~10；
中度：6~8；
严重：<5。

TAPSE

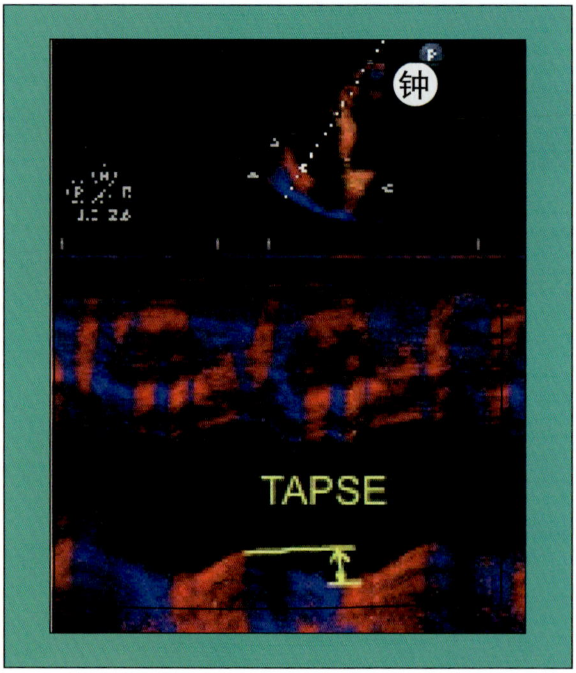
钟
TAPSE

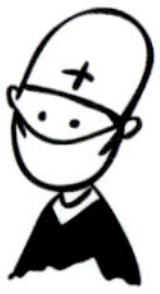

小大夫漫画

1

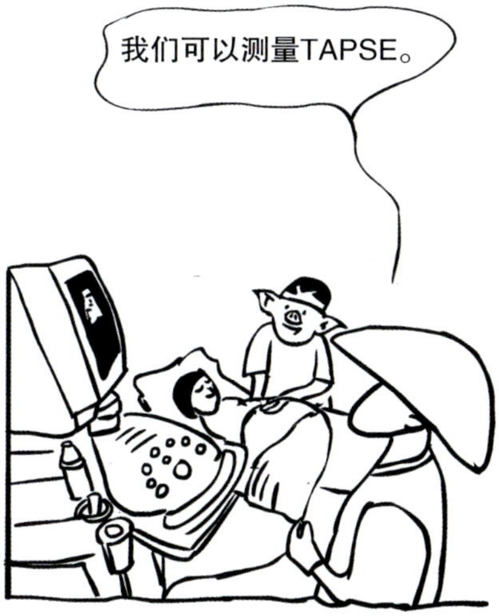
我们可以测量TAPSE。

2

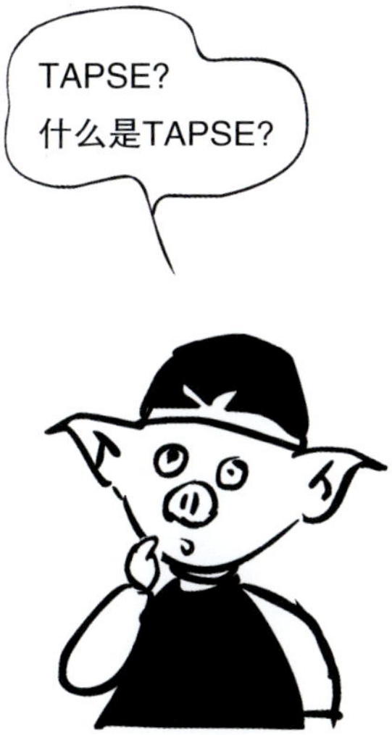
TAPSE?
什么是TAPSE?

3

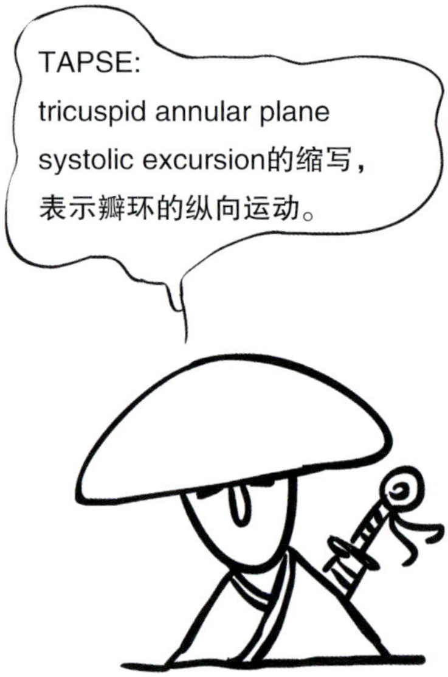
TAPSE:
tricuspid annular plane
systolic excursion的缩写，
表示瓣环的纵向运动。

4

从心尖部四腔心切面，
M超声模式能测量瓣环的运动。

三尖瓣瓣环

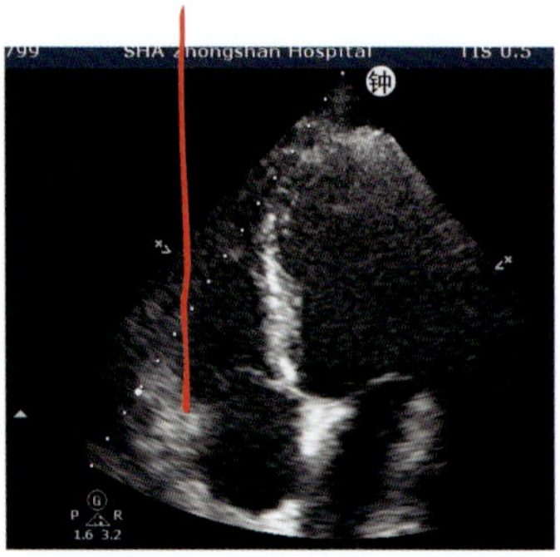

5

用组织多普勒和M超声模式，
能更好地确定舒张末期和
收缩末期的轨迹。

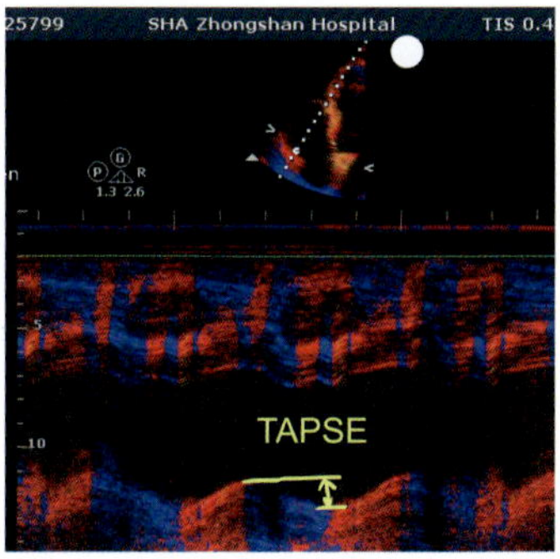
SHA Zhongshan Hospital
TIS 0.4
TAPSE

6

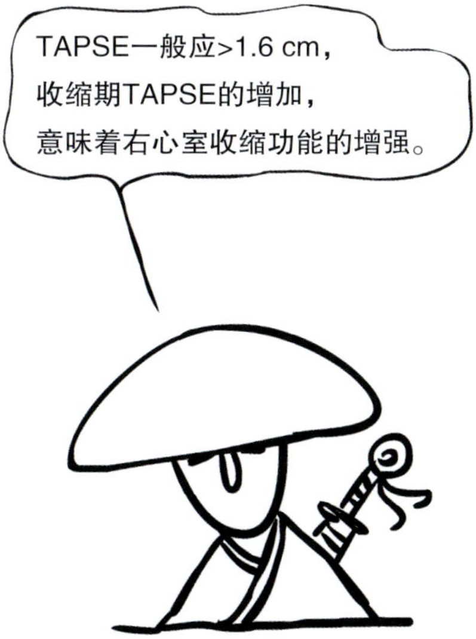
TAPSE一般应>1.6 cm，
收缩期TAPSE的增加，
意味着右心室收缩功能的增强。

7

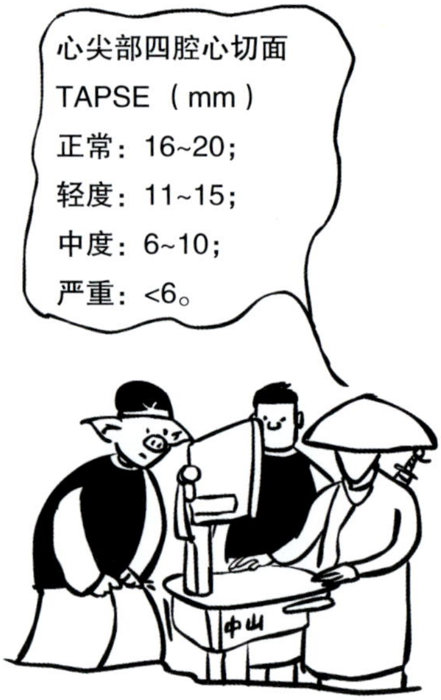
心尖部四腔心切面
TAPSE（mm）
正常：16~20；
轻度：11~15；
中度：6~10；
严重：<6。
中山

这是什么？

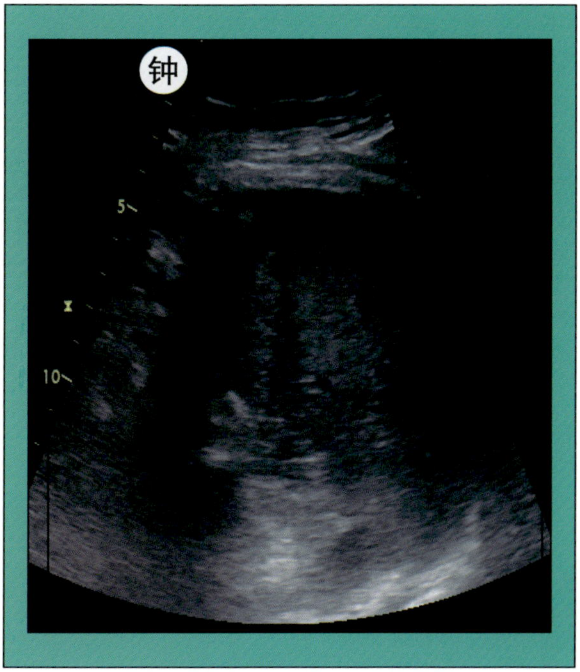
钟
5
10

小大夫漫画

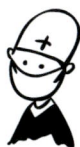

1

看看这是什么？

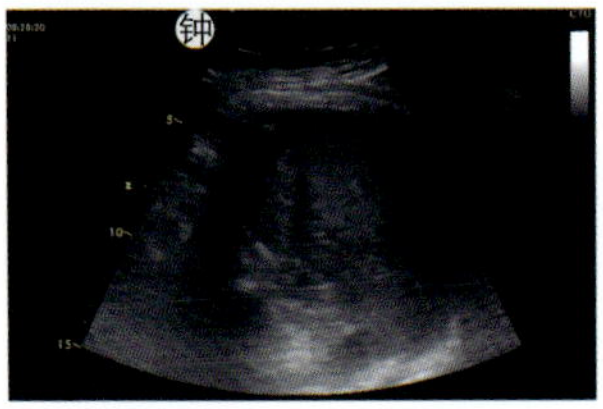
钟

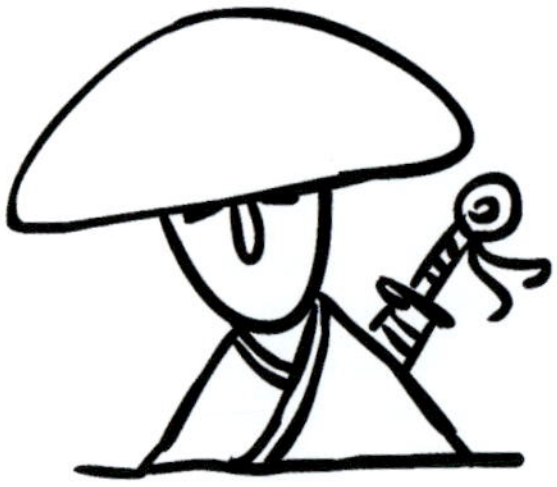

2

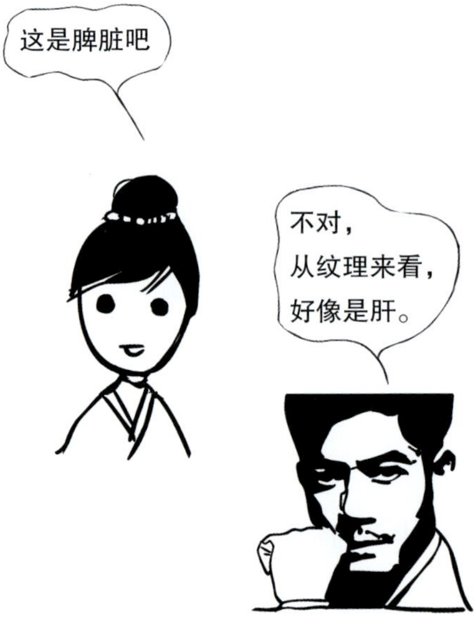
这是脾脏吧
不对，从纹理来看，好像是肝。

3

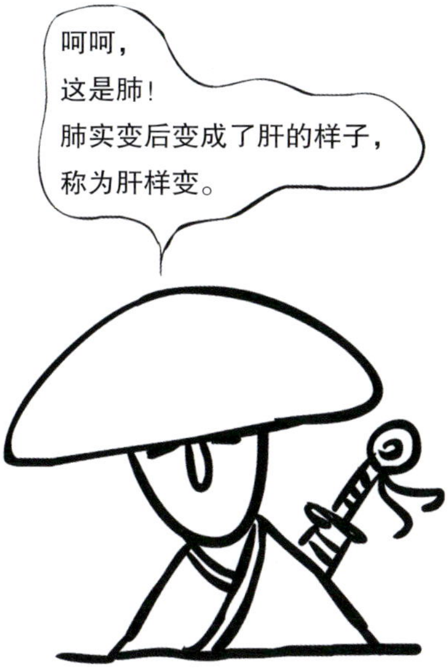
呵呵，
这是肺！
肺实变后变成了肝的样子，
称为肝样变。

4

对比一下：

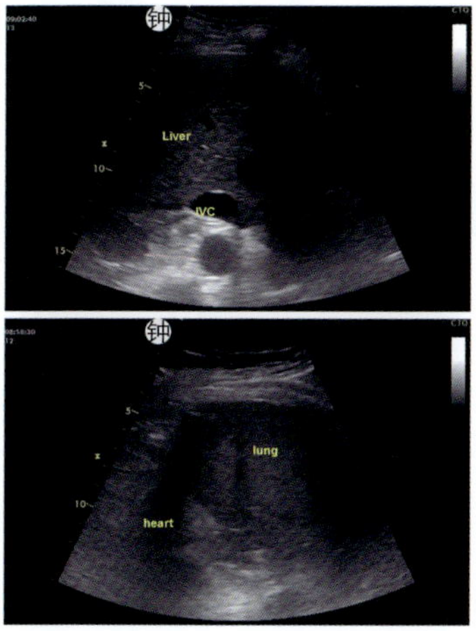
Liver
IVC
lung
heart

重症群侠传之超声外传

气胸的超声特点

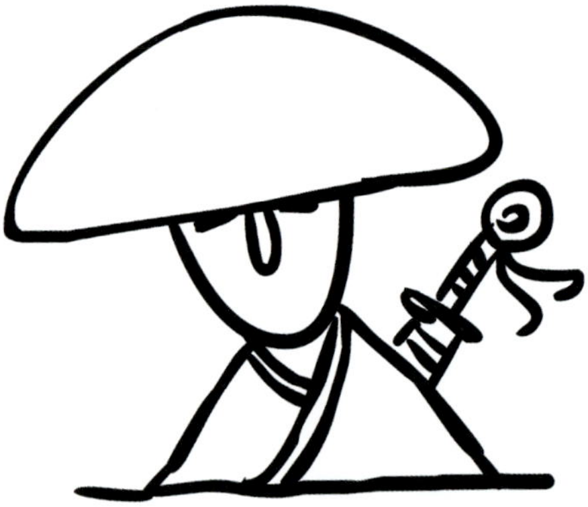

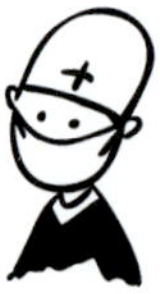

小大夫漫画

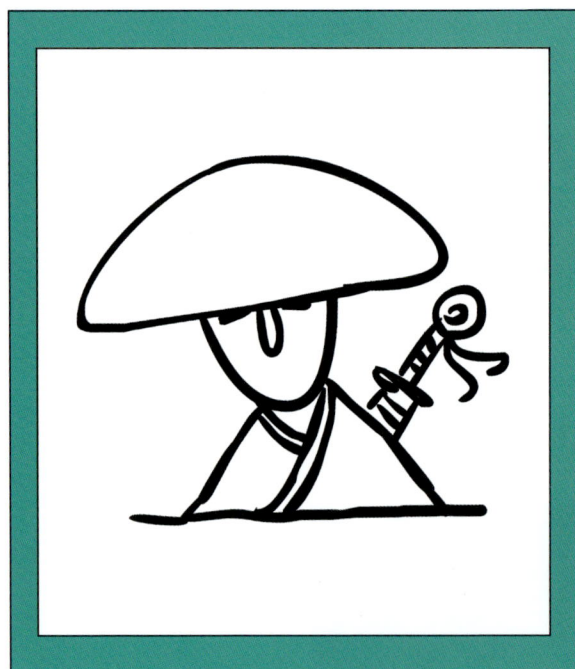

1

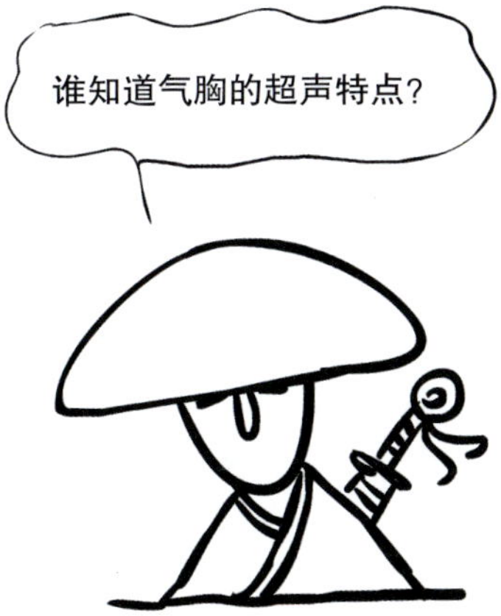
谁知道气胸的超声特点？

2

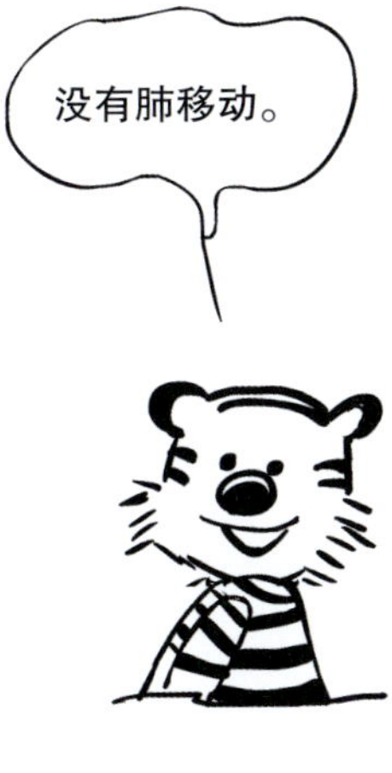
没有肺移动。

3

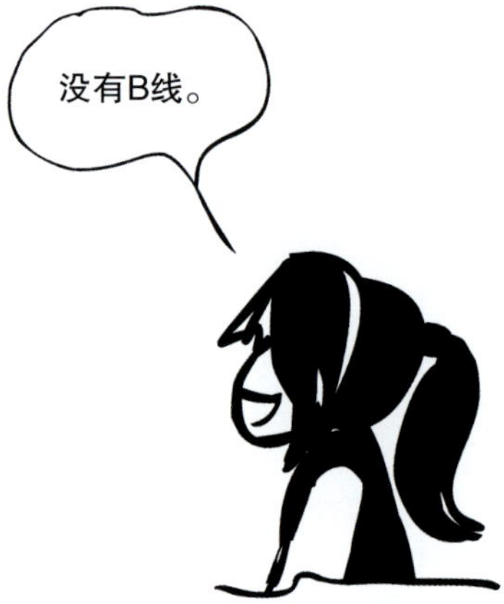
没有B线。

4

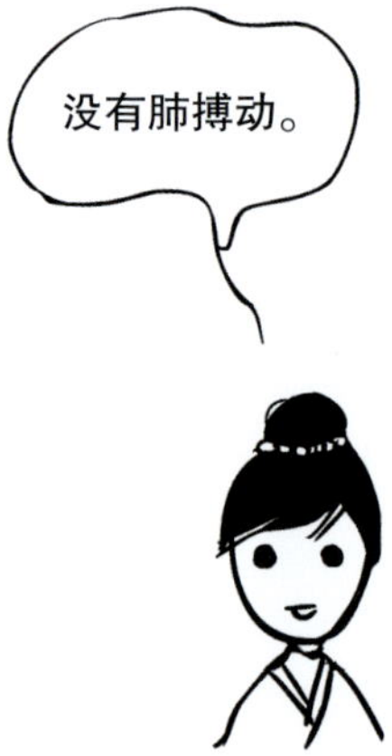
没有肺搏动。

5

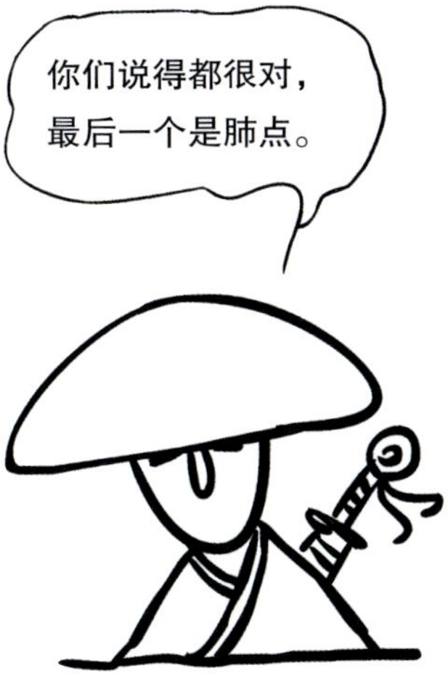
你们说得都很对，
最后一个是肺点。

6

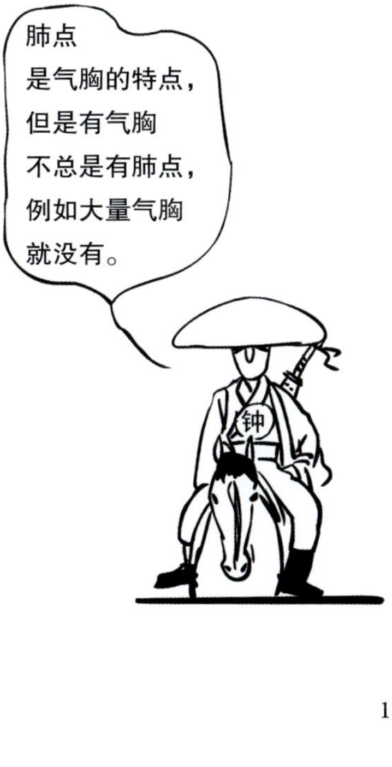
肺点
是气胸的特点，
但是有气胸
不总是有肺点，
例如大量气胸
就没有。
钟

7

有肺点——气胸；

无肺点，无肺搏动——气胸。

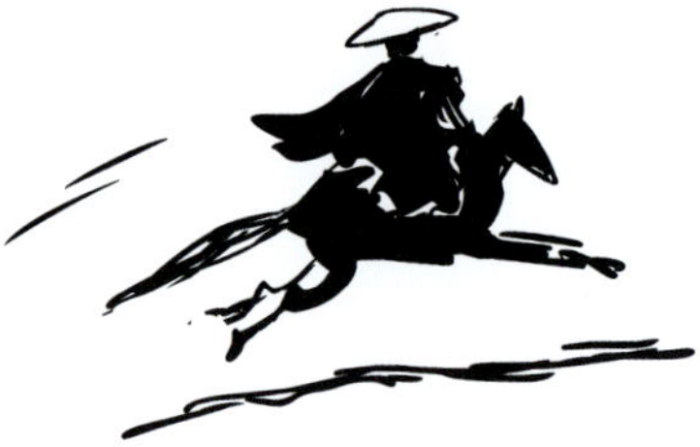

重症群侠传之超声外传

胸腔积液/膈肌/肝脏超声

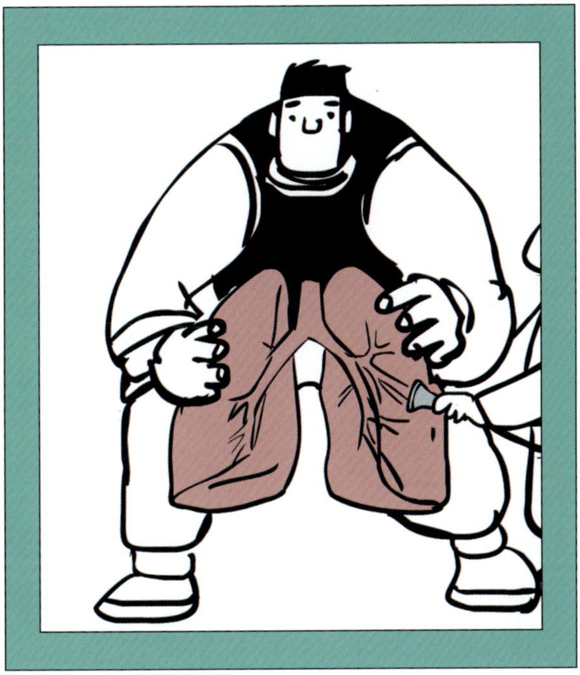

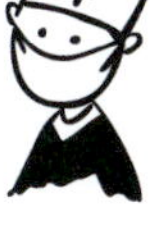

小大夫漫画

1

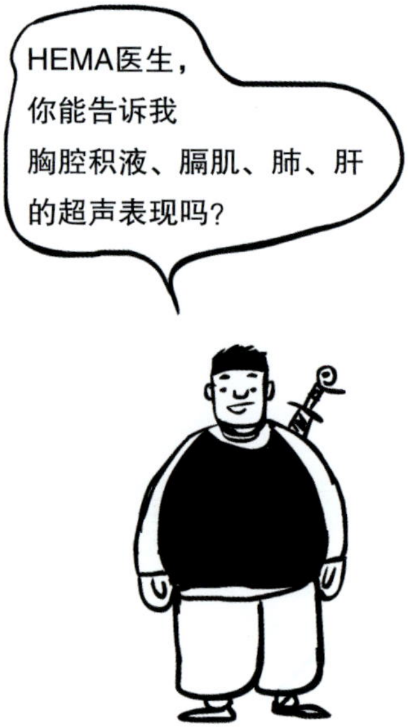
HEMA医生，
你能告诉我
胸腔积液、膈肌、肺、肝
的超声表现吗？

2

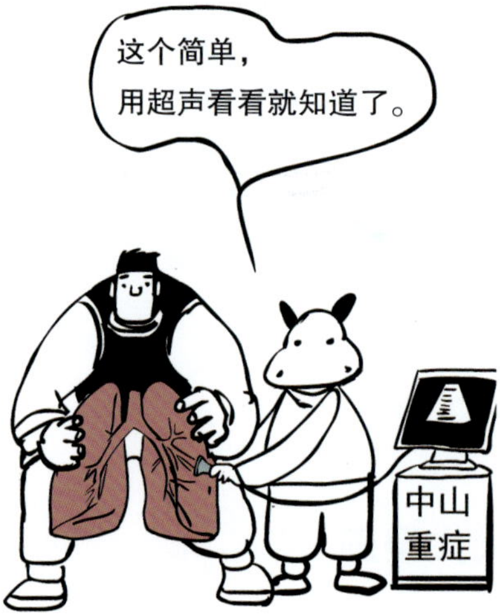
这个简单，
用超声看看就知道了。
中山
重症

3

有图有真相，
请看图：

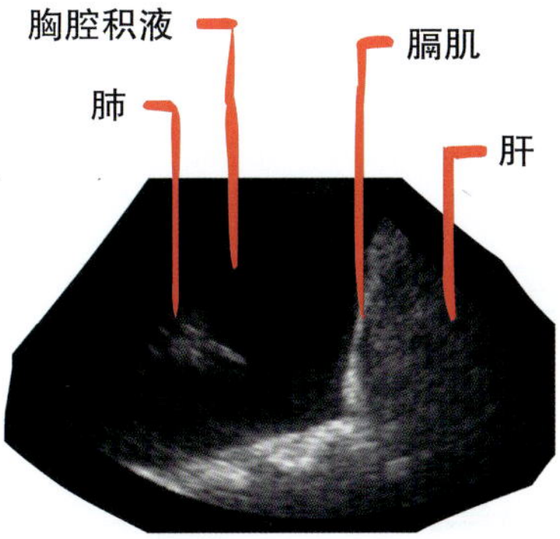
胸腔积液
膈肌
肺
肝

4

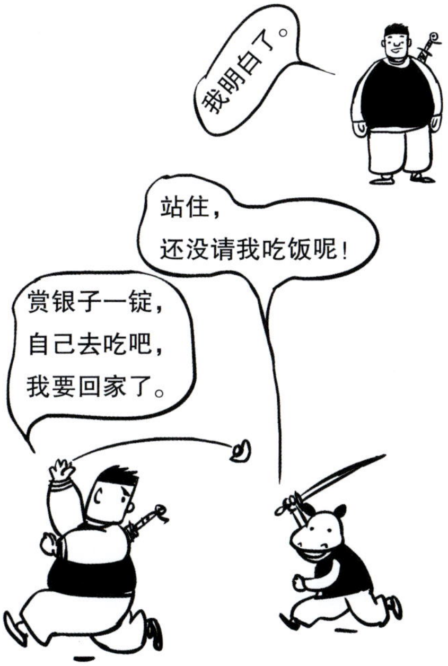
我明白了。
站住，
还没请我吃饭呢！
赏银子一锭，
自己去吃吧，
我要回家了。

肺部超声的A线、B线

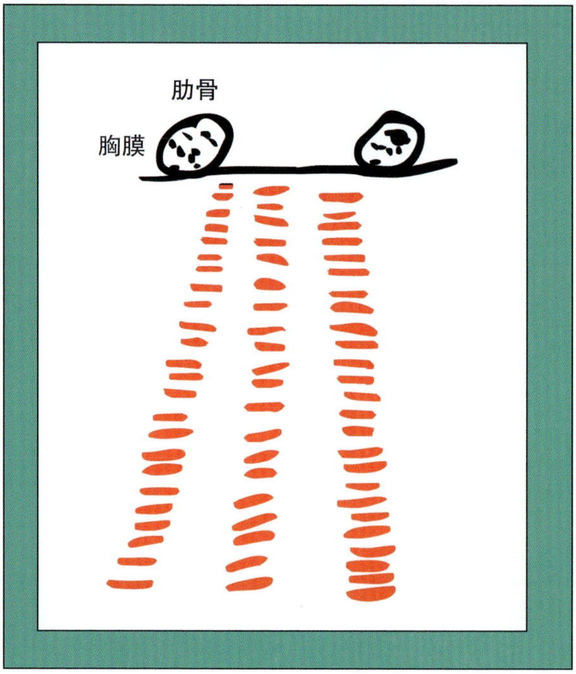
肋骨
胸膜

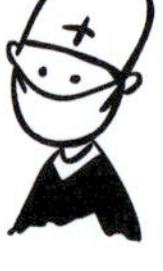

小大夫漫画

1

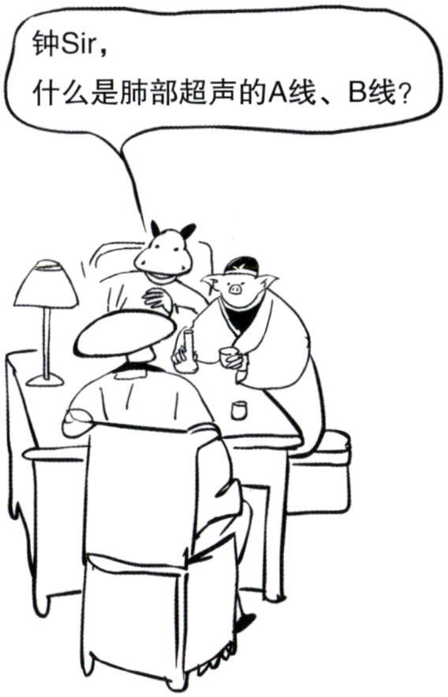
钟Sir，
什么是肺部超声的A线、B线？

2

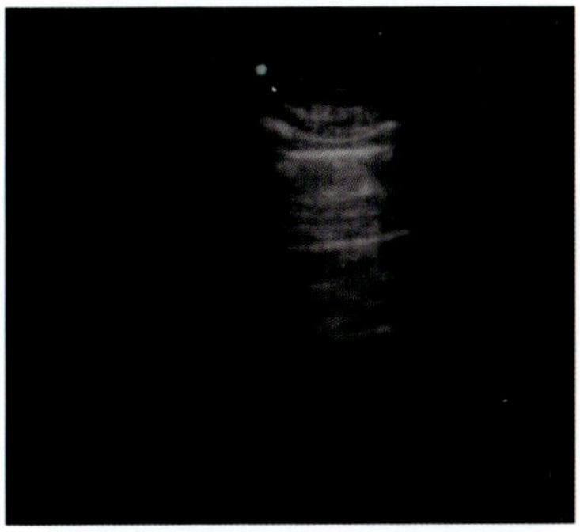

这是A线，
是正常肺的超声表现。

3

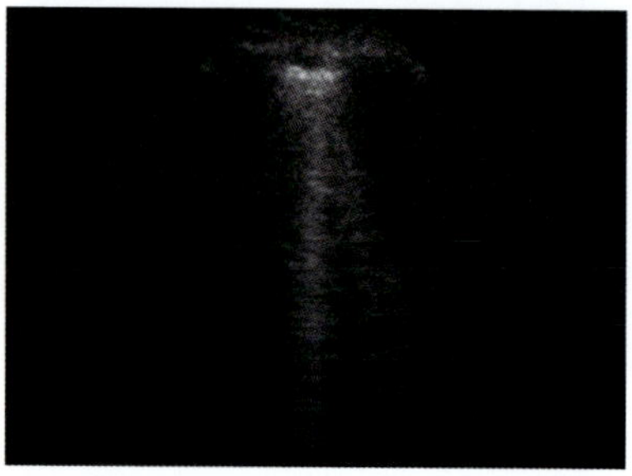

这是B线，
多是肺水肿的表现。

4

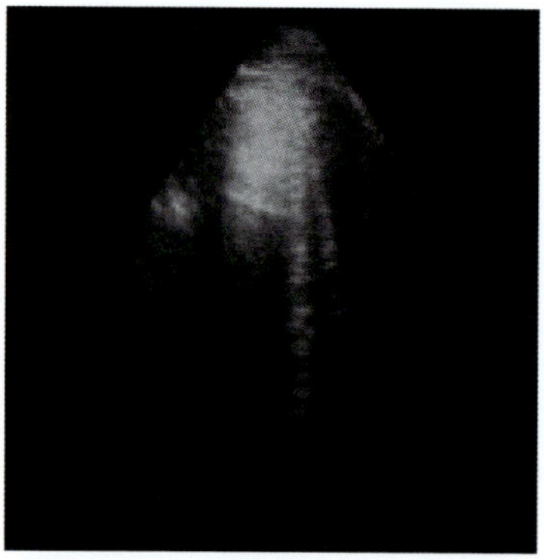

这也是B线，
肺内液体多时会有更多的B线出现。

5

这是示意图：

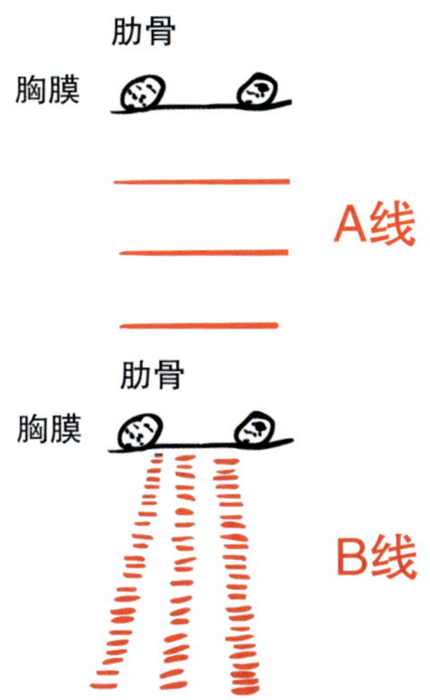
肋骨
胸膜
A线
肋骨
胸膜
B线

6

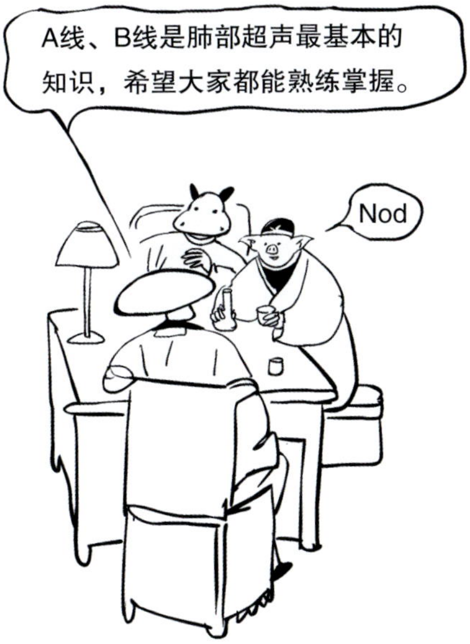
A线、B线是肺部超声最基本的知识，希望大家都能熟练掌握。
Nod

胸腔积液的典型特征

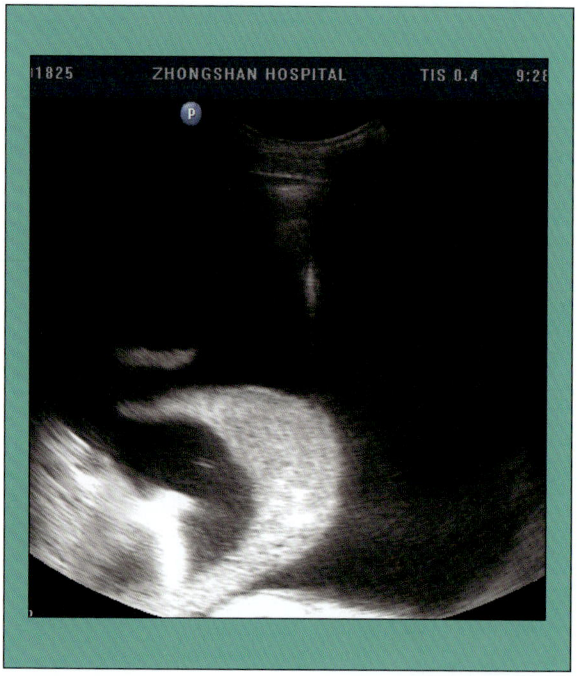
11825 ZHONGSHAN HOSPITAL TIS 0.4 9:28
P

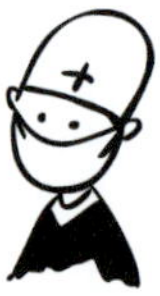

小大夫漫画

1

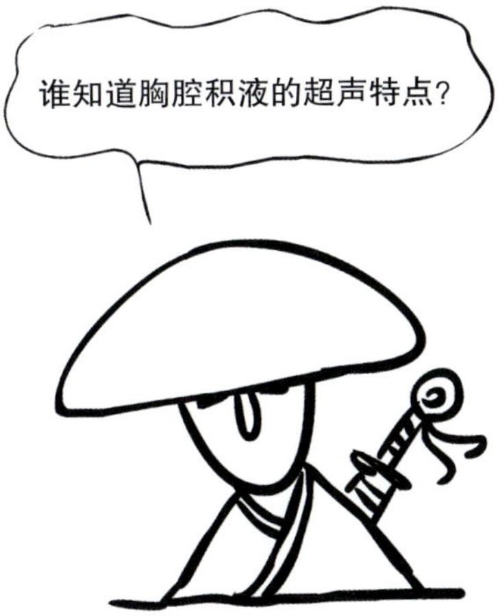
谁知道胸腔积液的超声特点?

2

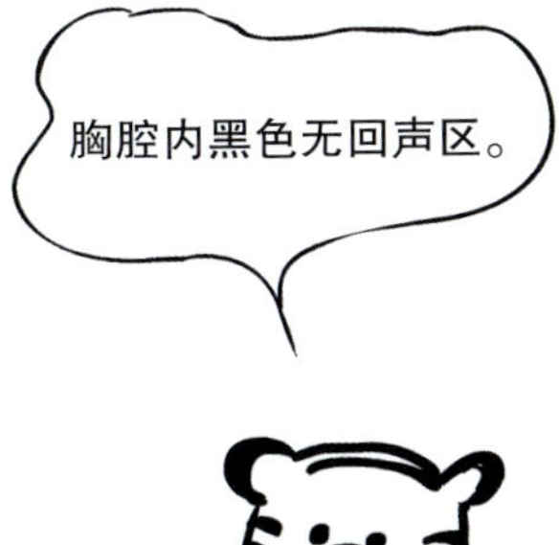
胸腔内黑色无回声区。

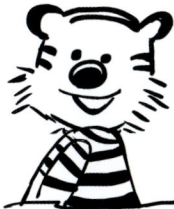

3

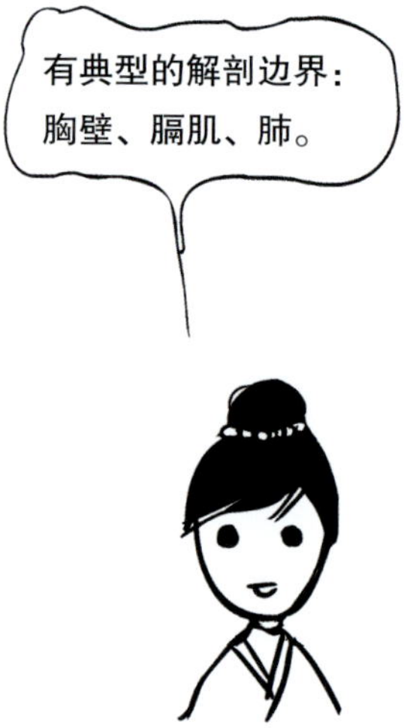
有典型的解剖边界：
胸壁、膈肌、肺。

4

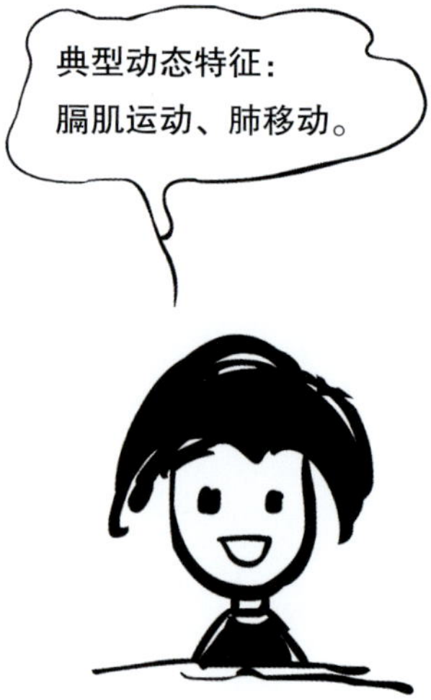
典型动态特征：
膈肌运动、肺移动。

5

有图有真相：

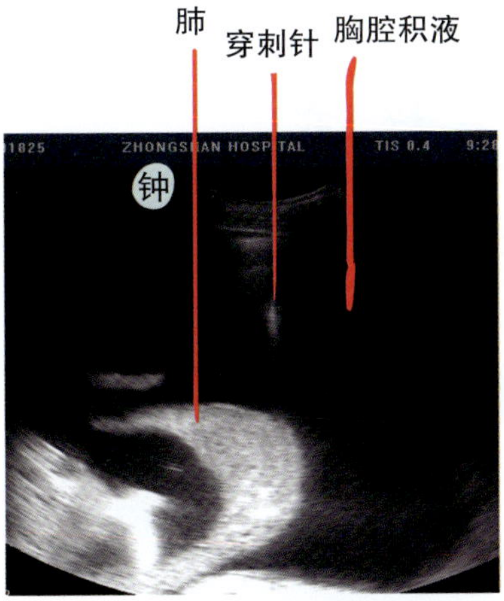
肺
穿刺针
胸腔积液
钟

6

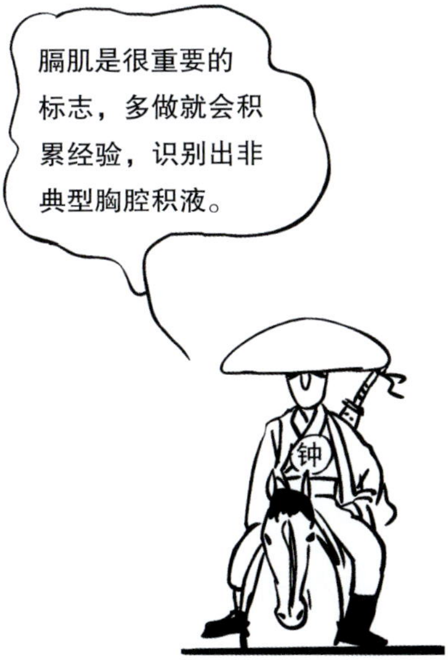
膈肌是很重要的标志，多做就会积累经验，识别出非典型胸腔积液。
钟

肺部肝样变

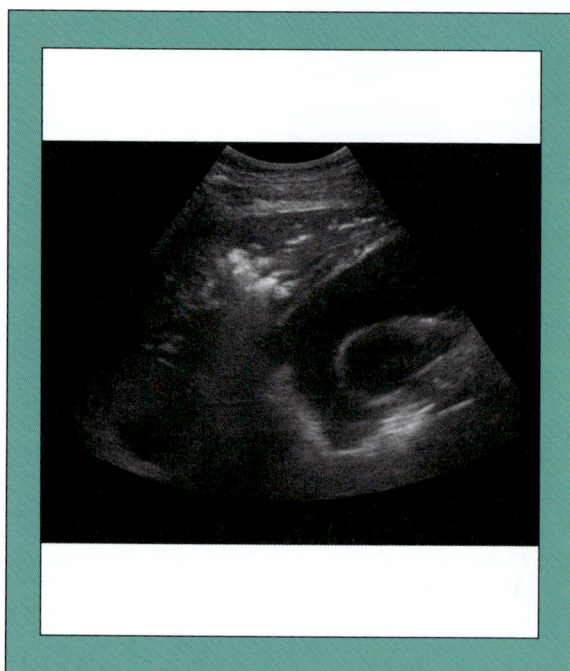

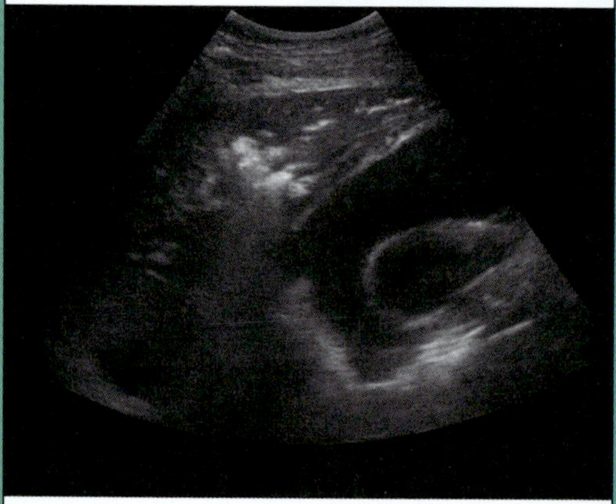

小大夫漫画

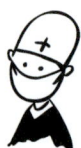

1

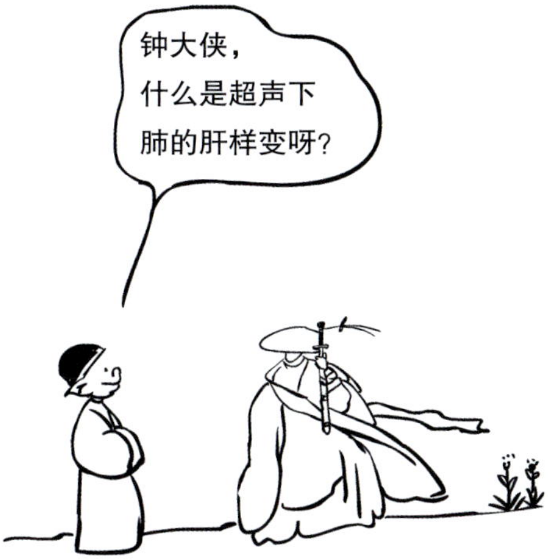
钟大侠，
什么是超声下
肺的肝样变呀？

2

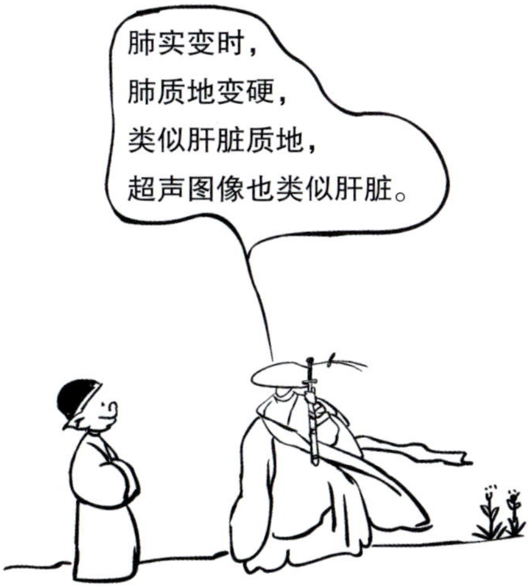
肺实变时，
肺质地变硬，
类似肝脏质地，
超声图像也类似肝脏。

3

俗话说：一图胜千言。
请看图：

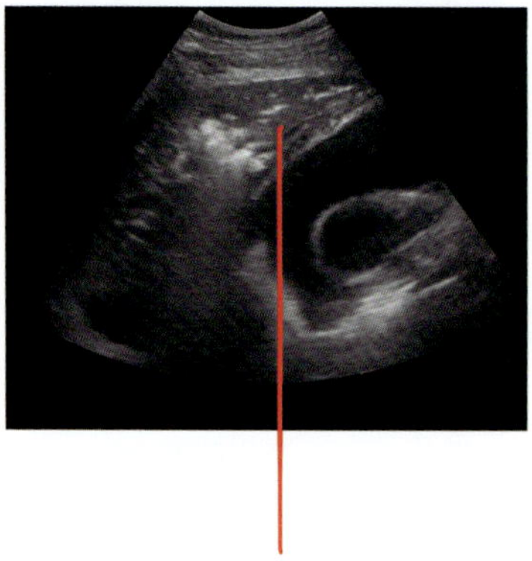
肺部肝样变

4

多伴有支气管充气征

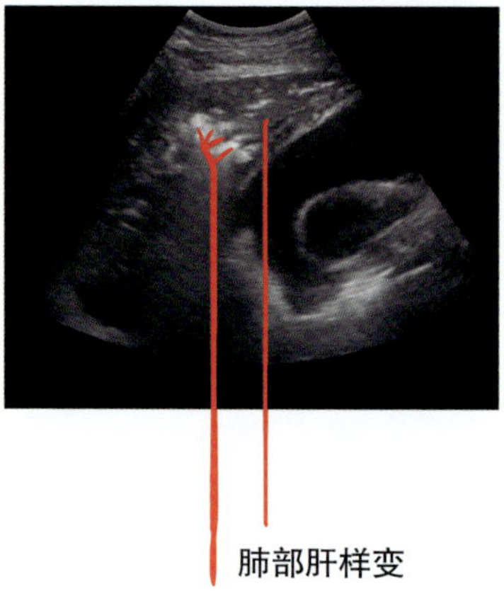
肺部肝样变
支气管充气征

肺实变之树杈征

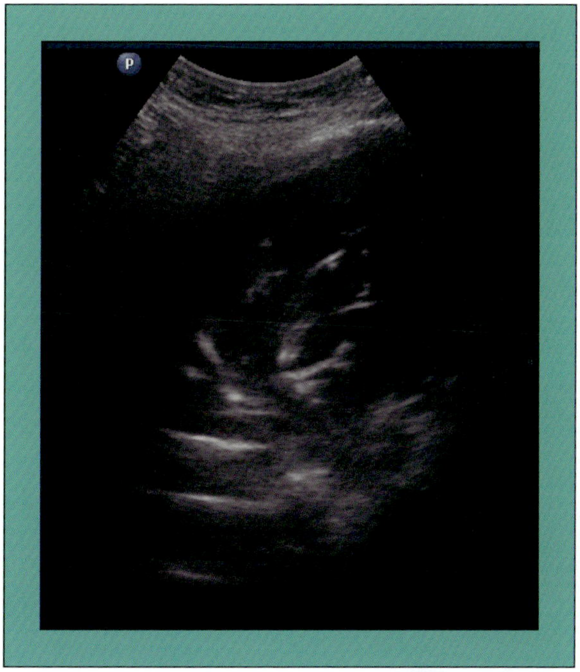
P

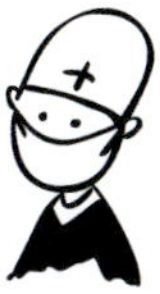

小大夫漫画

1

钟大侠查房，
有个患者低氧、尿少。

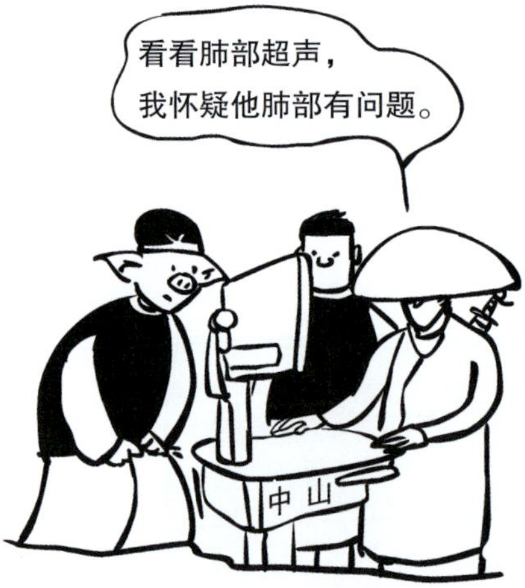
看看肺部超声，
我怀疑他肺部有问题。
中 山

2

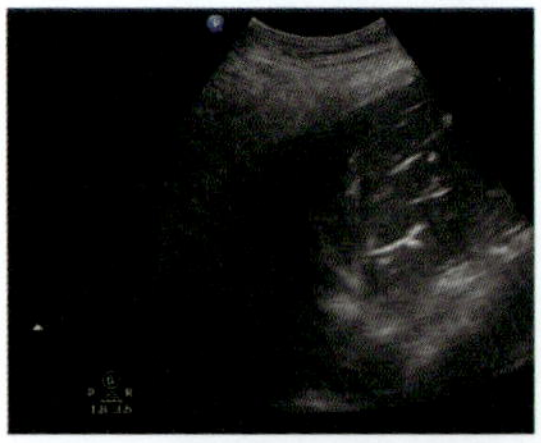

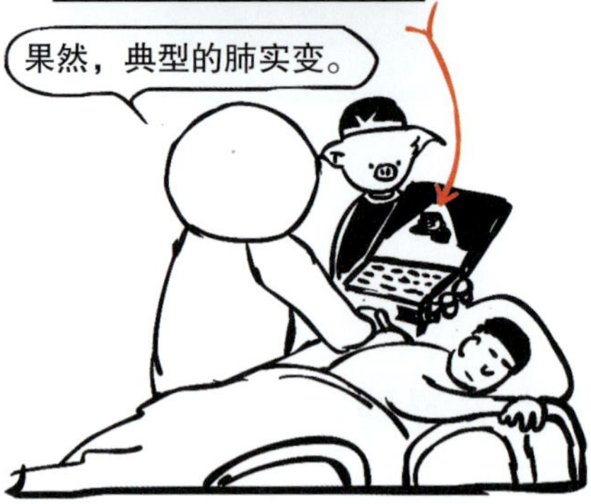
果然，典型的肺实变。

3

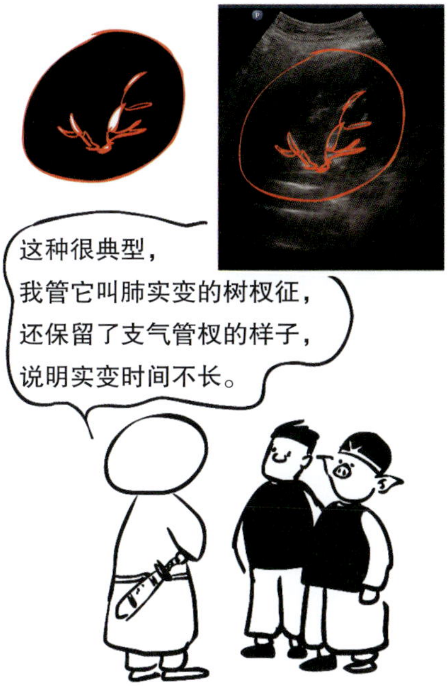
这种很典型，
我管它叫肺实变的树杈征，
还保留了支气管杈的样子，
说明实变时间不长。

4

患者同时合并
少尿、胸腔积液，
赶紧上血透机脱水。

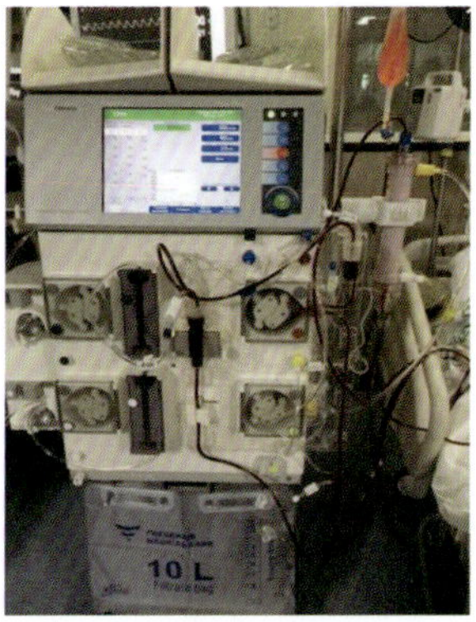

5

第二天，
脱水1 000 mL后，
效果立竿见影，
肺实变已经消失，
变成了气液混合的B线征象。

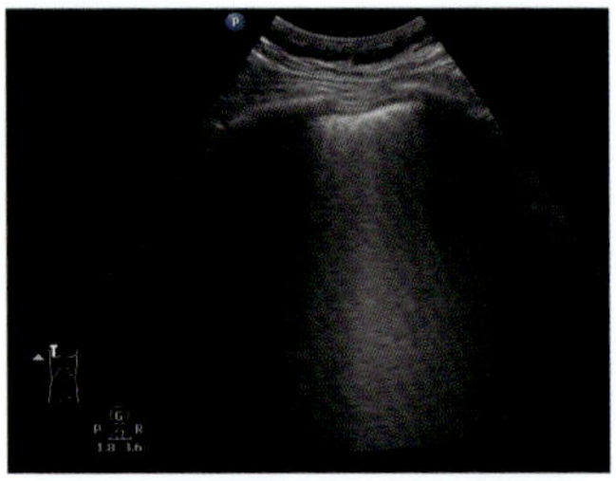

6

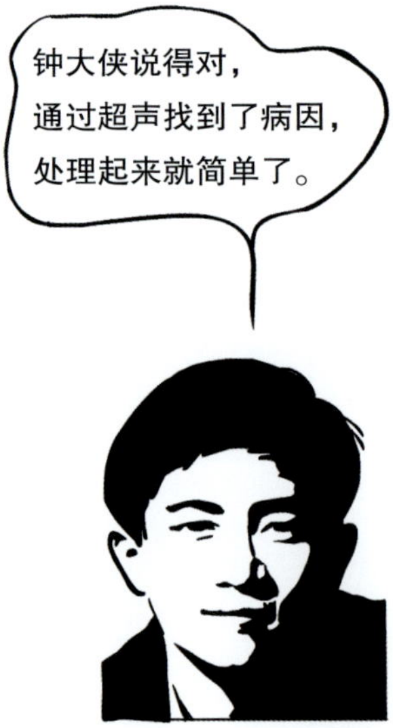
钟大侠说得对，
通过超声找到了病因，
处理起来就简单了。

肺炎的支气管充气征

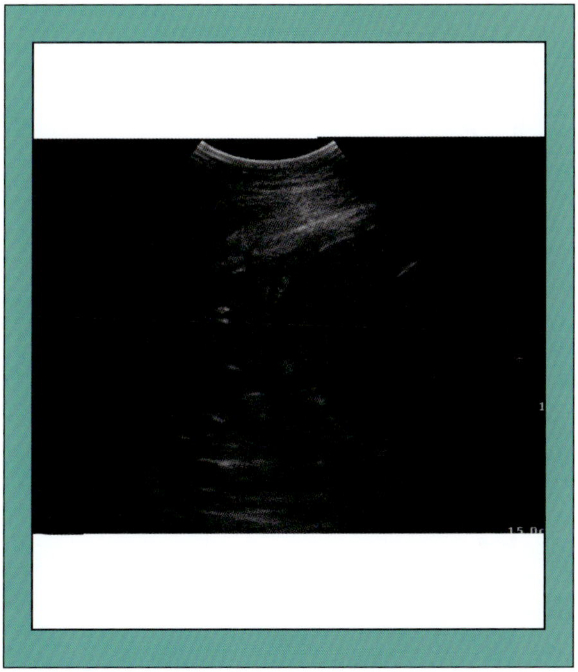

小大夫漫画

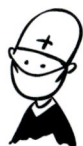

1

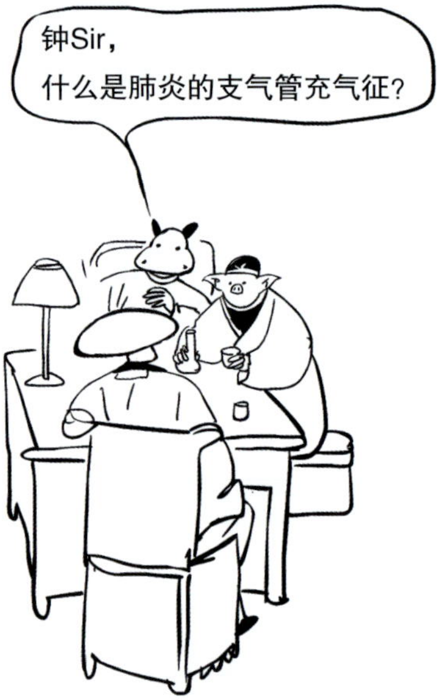
钟Sir，
什么是肺炎的支气管充气征？

2

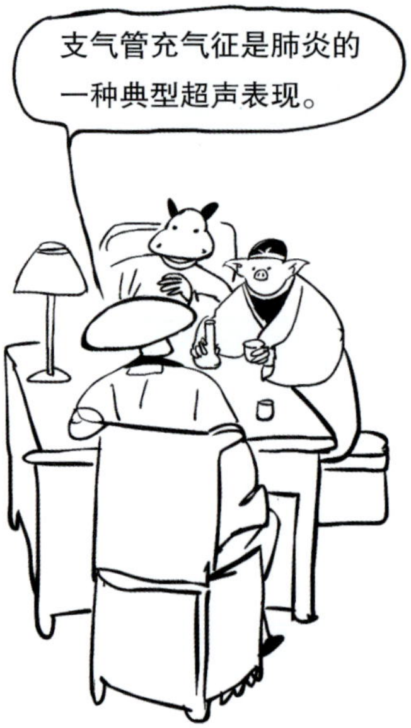
支气管充气征是肺炎的
一种典型超声表现。

3

具体请看图：

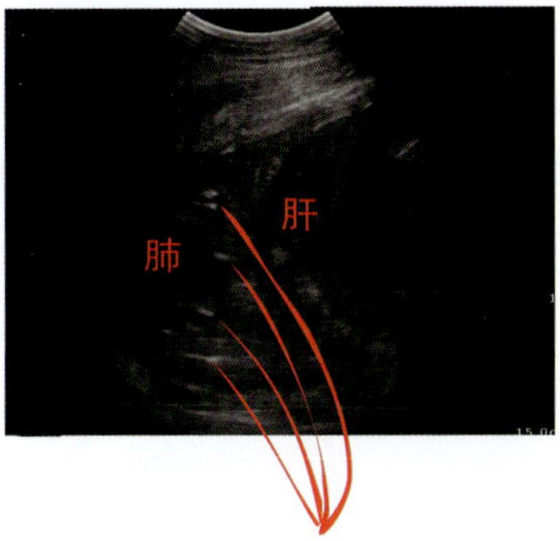
肝
肺
支气管充气征

4

与胸片相比，
肺部超声诊断具有诸多优势：
诊断肺炎的灵敏度达96%，
特异性达93%，
主要表现为肺实变和支气管充气征。
超声检查安全、价格低廉，便于携带，
且易学，
值得推广。

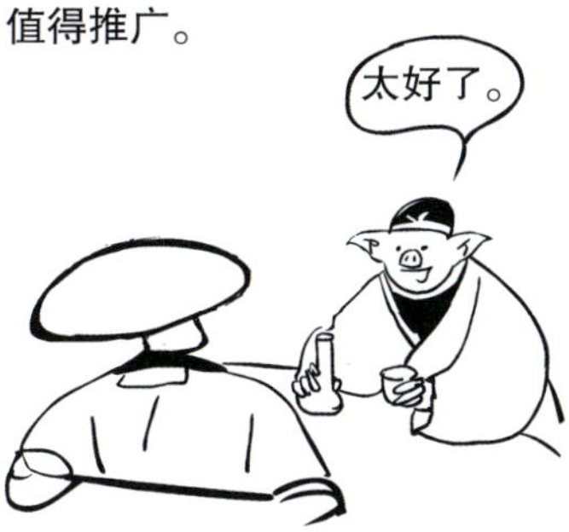
太好了。

重症群侠传之超声外传

无创头盔促进肺复张

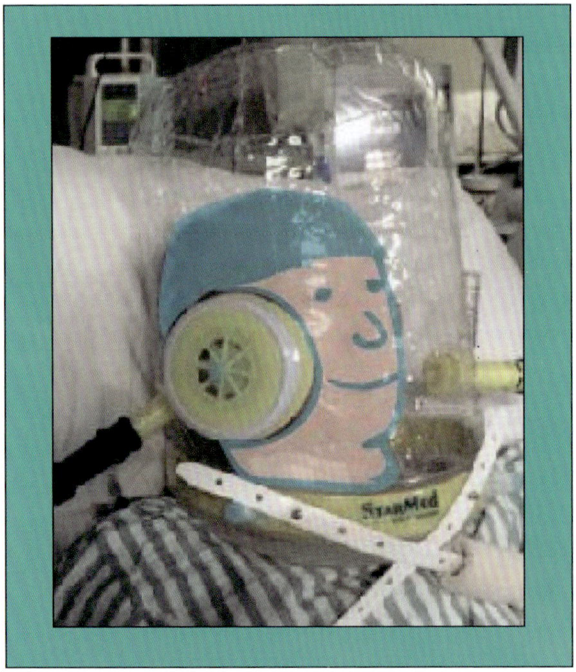

小大夫漫画

1

钟Sir查房：

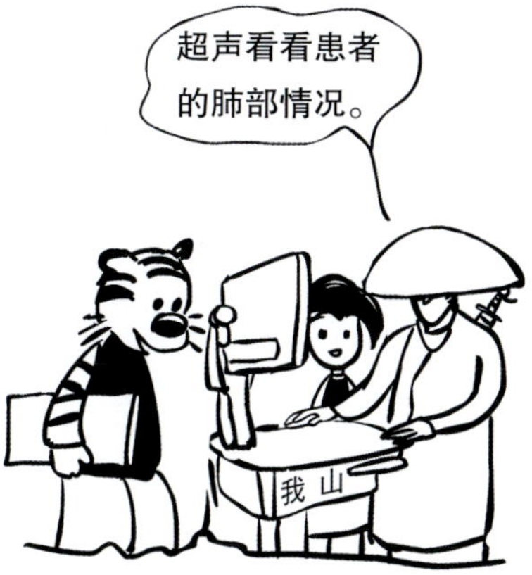
超声看看患者
的肺部情况。
我 山

2

OK，
便携超声看一看：

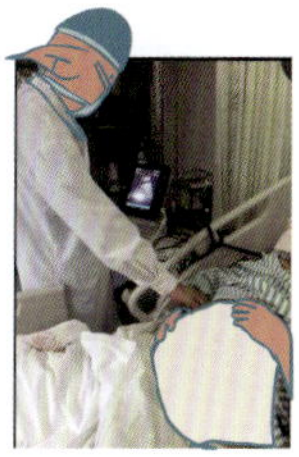

结果：

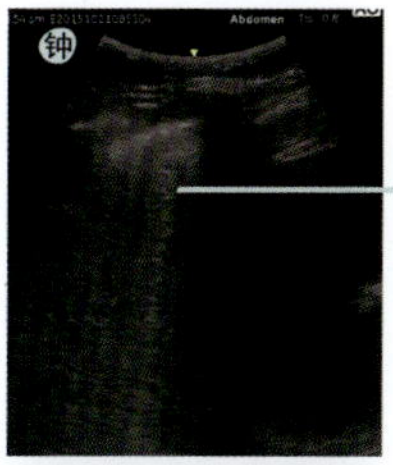
钟
Abdomen

B线

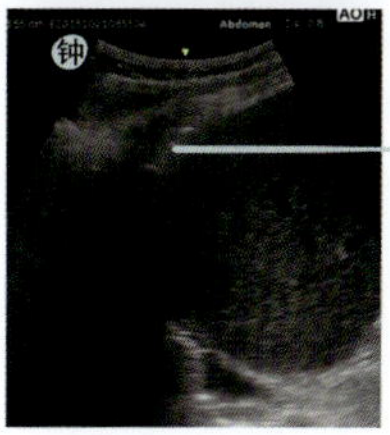
钟
Abdomen

少量
肺不张

3

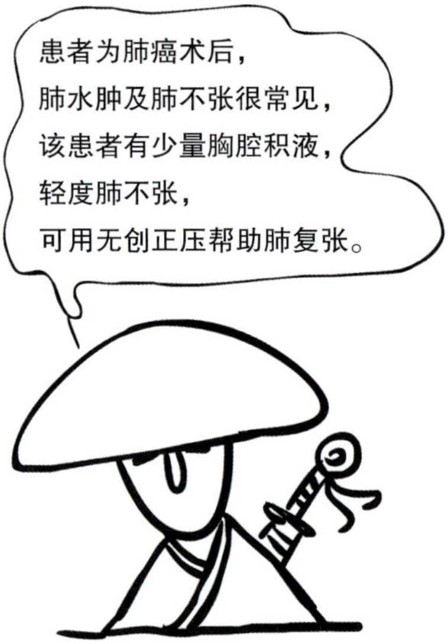
患者为肺癌术后，
肺水肿及肺不张很常见，
该患者有少量胸腔积液，
轻度肺不张，
可用无创正压帮助肺复张。

4

目前无创通气发展迅速，
加上高流量鼻导管吸氧，
较以前有了更多的选择，
头盔的好处是舒服，
比较适合他，
OK，
头盔戴起来。

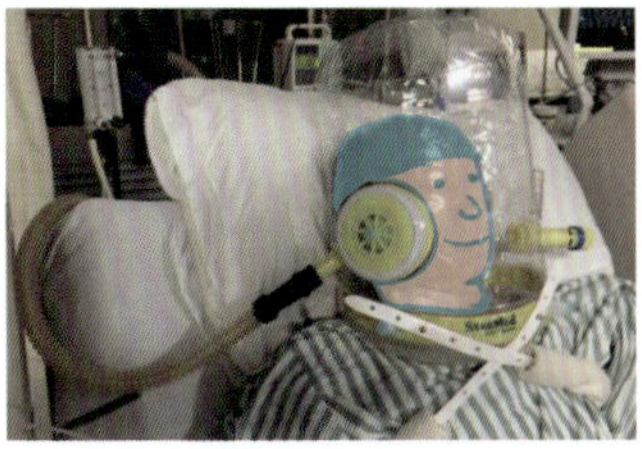

重症群侠传之超声外传

术后低氧血症

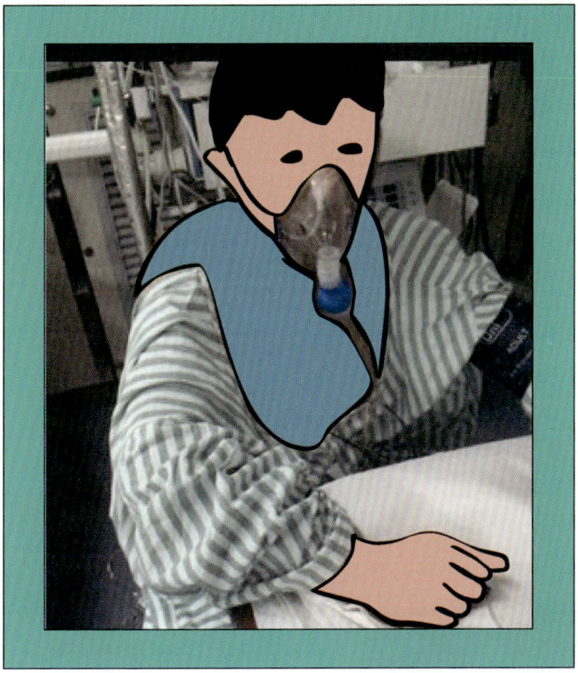

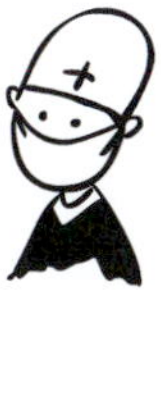

小大夫漫画

1

钟大侠查房：

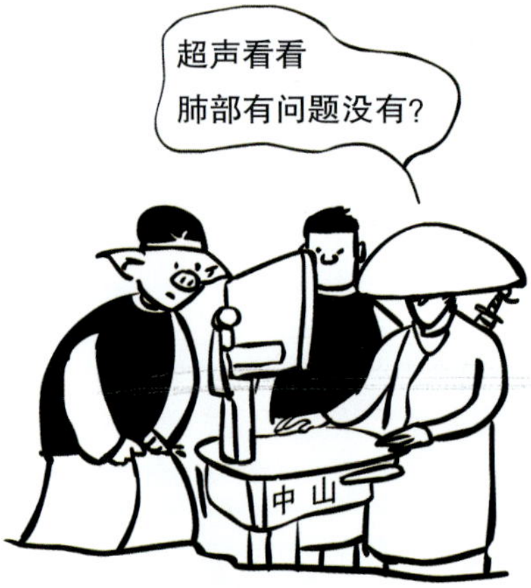
超声看看
肺部有问题没有?
中 山

2

患者为消化道穿孔术后低氧血症，
这种卧床患者多有肺水肿及肺不张。

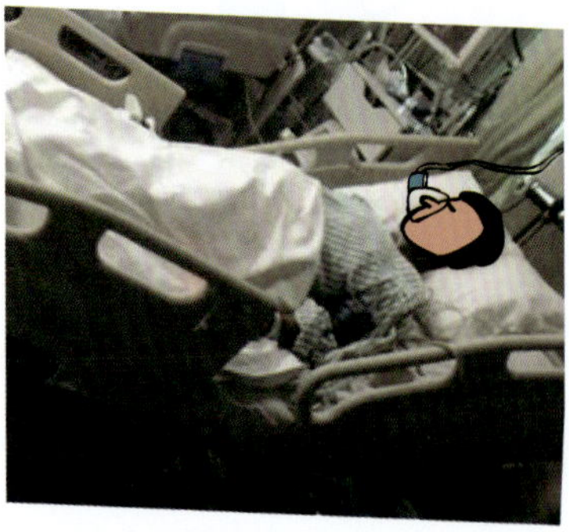

3

果然，
左侧下肺基本是B线，
且有肺不张。

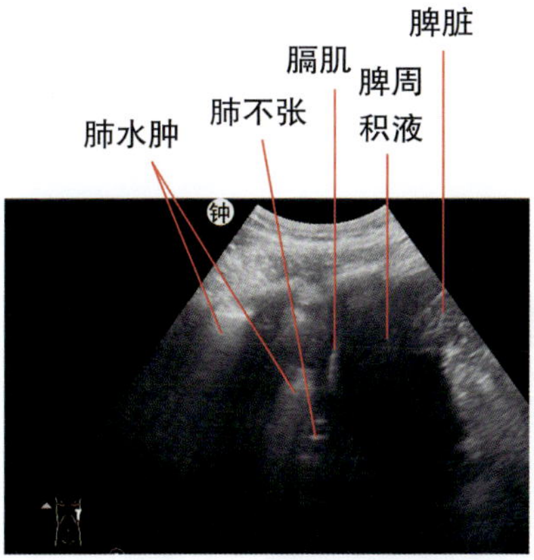
脾脏
膈肌
脾周
积液
肺不张
肺水肿
钟

4

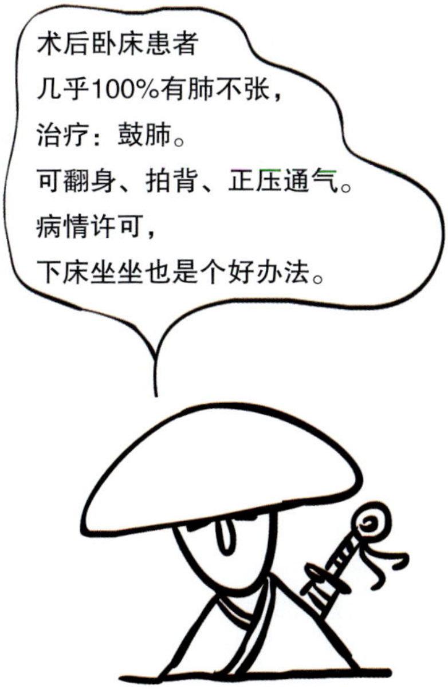
术后卧床患者
几乎100%有肺不张，
治疗：鼓肺。
可翻身、拍背、正压通气。
病情许可，
下床坐坐也是个好办法。

视神经鞘直径测量

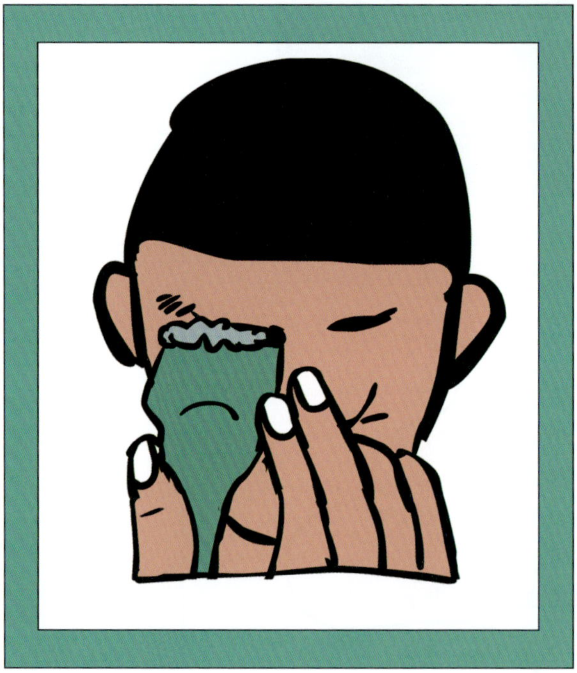

小大夫漫画

1

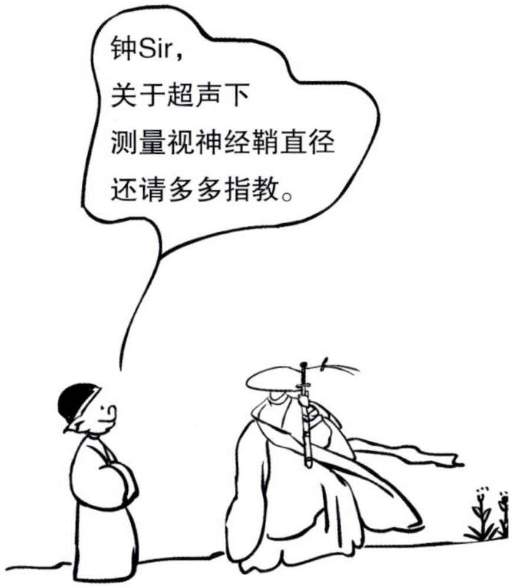
钟Sir，
关于超声下
测量视神经鞘直径
还请多多指教。

2

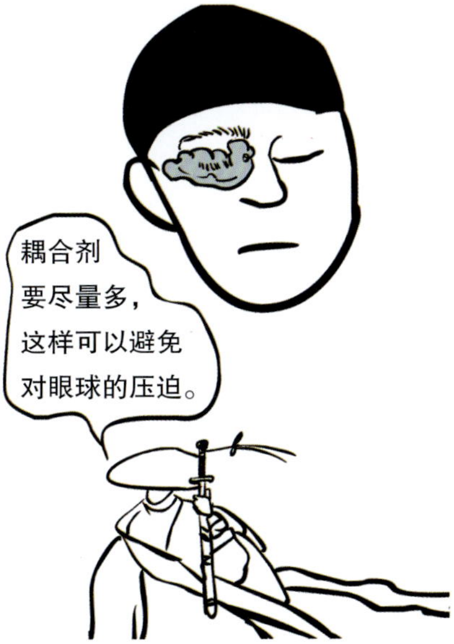
耦合剂
要尽量多，
这样可以避免
对眼球的压迫。

3

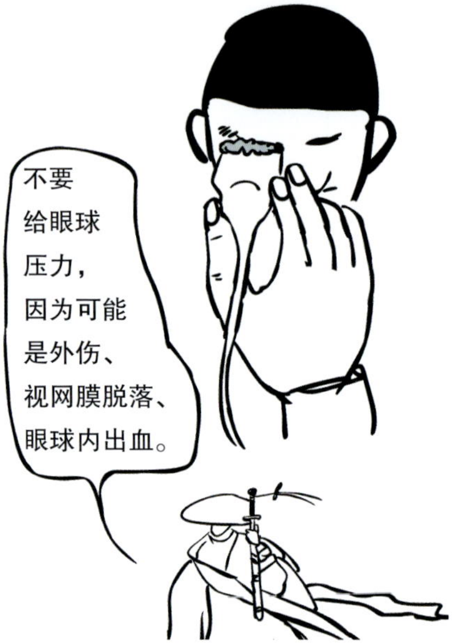
不要
给眼球
压力，
因为可能
是外伤、
视网膜脱落、
眼球内出血。

4

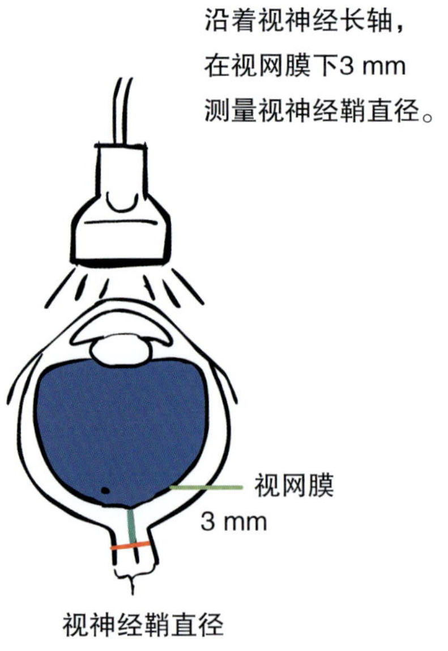
沿着视神经长轴，
在视网膜下3 mm
测量视神经鞘直径。
视网膜
3 mm
视神经鞘直径

5

有图有真相，
请看实际测量图：

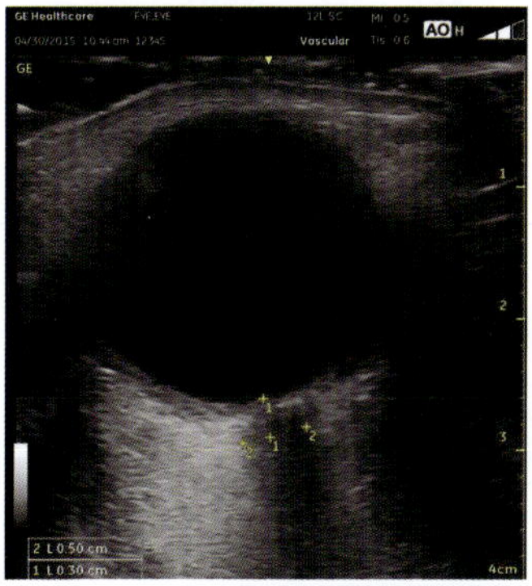
GE Healthcare
Vascular
AO
2 L 0.50 cm
1 L 0.30 cm
4cm

6

眼部超声是一种非侵入性检查，
视神经鞘直径与颅内压相关。
在脑内出血及创伤性脑损伤（traumatic brain injury，TBI）患者中，视神经鞘直径为5~6 mm可区分正常颅内压与升高的颅内压。
这个要好好掌握。

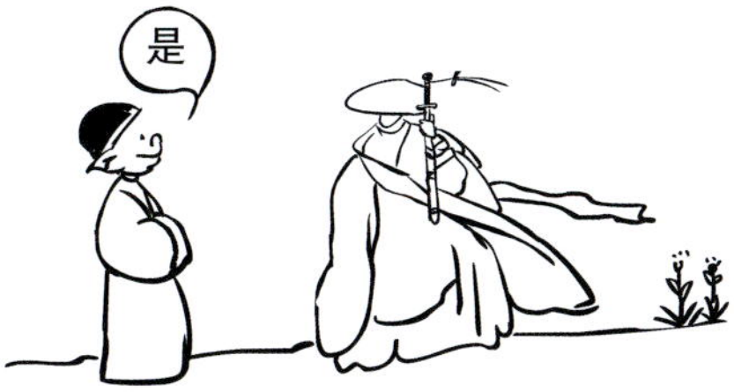
是

肾脏超声造影步骤

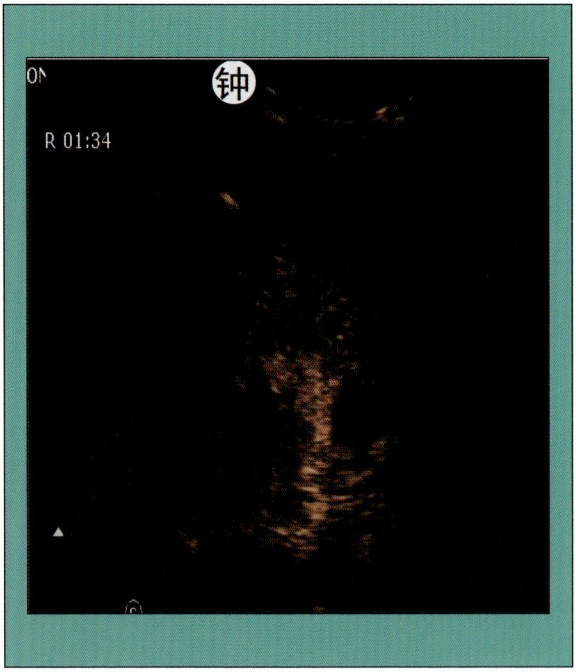
钟
R 01:34

小大夫漫画

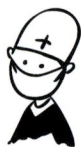

1

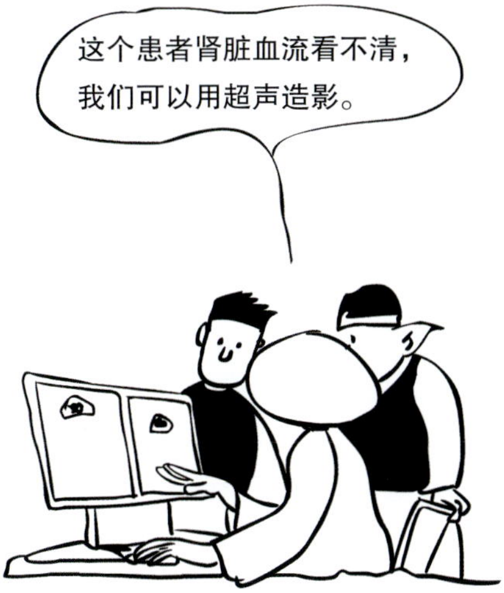
这个患者肾脏血流看不清，
我们可以用超声造影。

2

步骤如下：

选择腹部探头后，
单击Preset键。

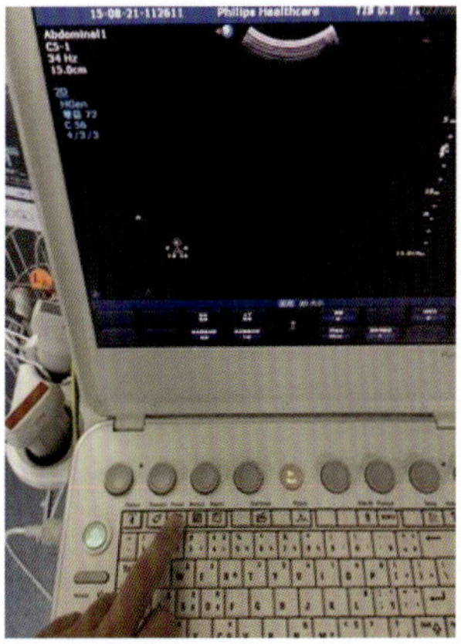

3

选择腹部。

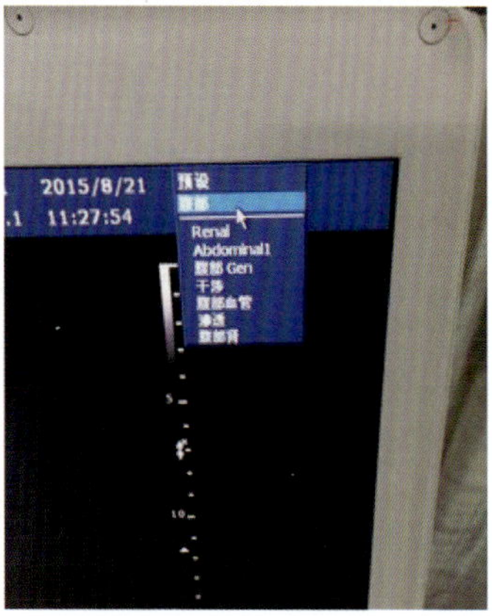
2015/8/21
11:27:54
预设
Renal
Abdominal1

4

单击：一般造影谐波。

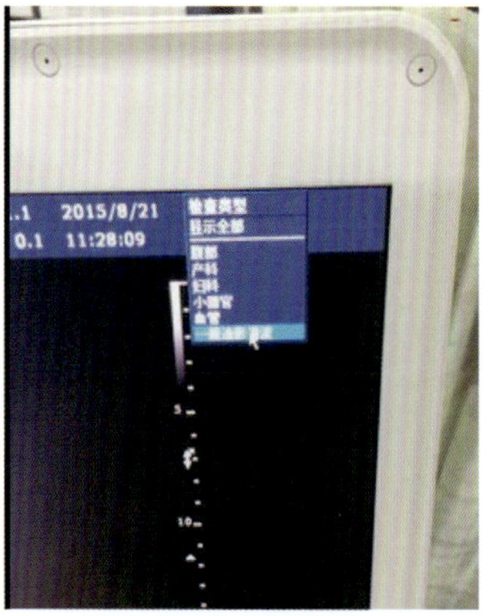
2015/8/21
11:28:09

5

在一般造影谐波下选择：
KIDNEY CONTRAST。

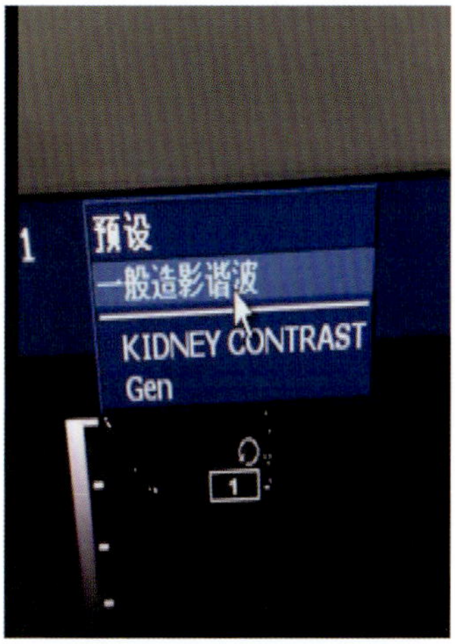
预设
一般造影谐波
KIDNEY CONTRAST
Gen
1

6

OK，可以测了。

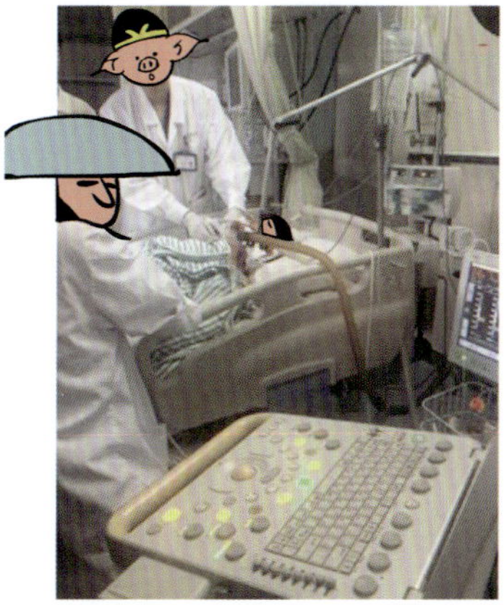

7

刚开始，
什么都看不清，
不要紧，
稍等片刻。

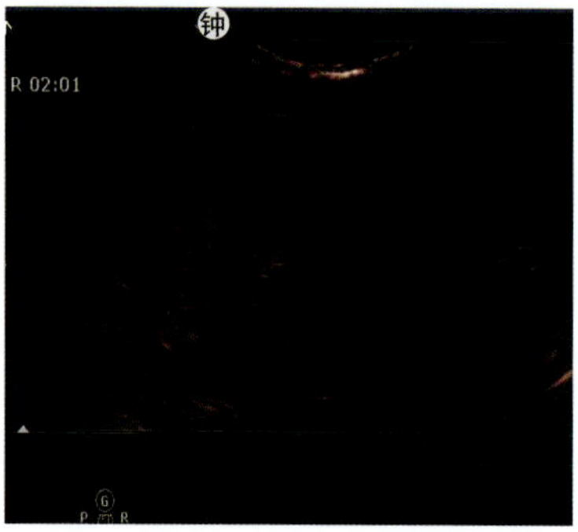
钟
R 02:01

8

气泡来了，
肾动脉显示得很清楚。

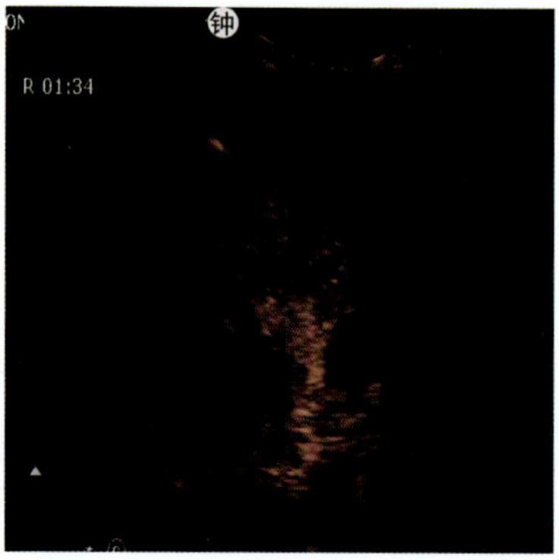
钟
R 01:34

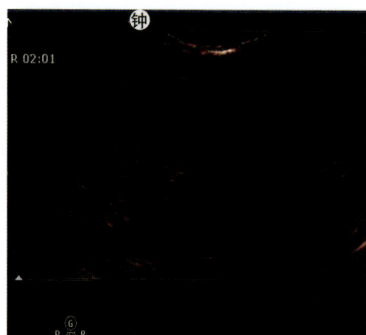

9

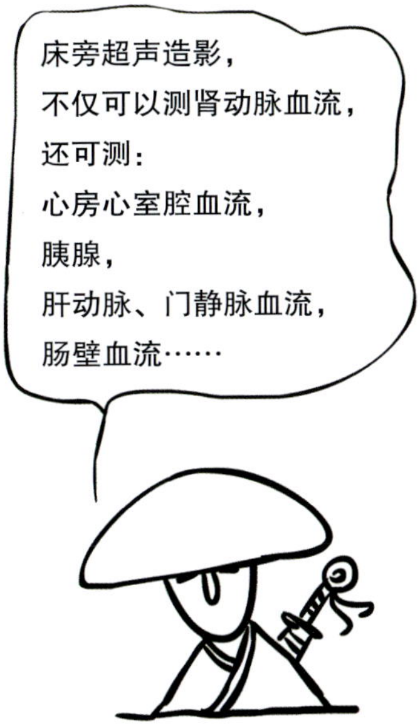
床旁超声造影，
不仅可以测肾动脉血流，
还可测：
心房心室腔血流，
胰腺，
肝动脉、门静脉血流，
肠壁血流……

超声下穿刺更快更安全

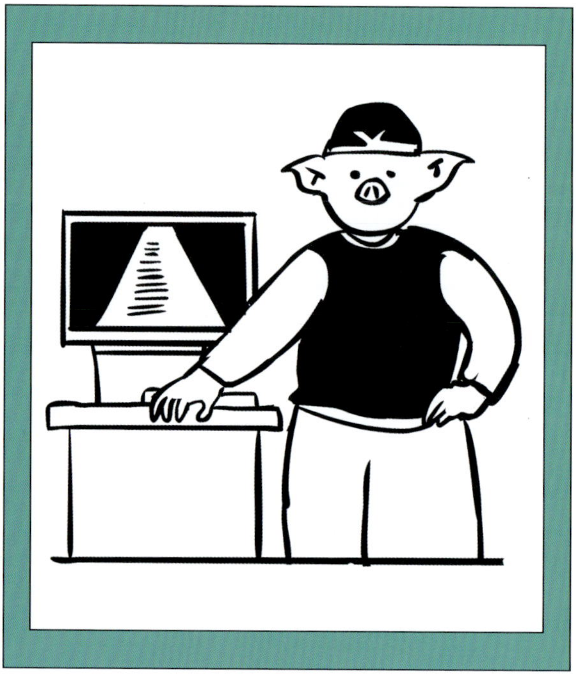

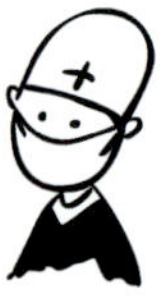

小大夫漫画

1

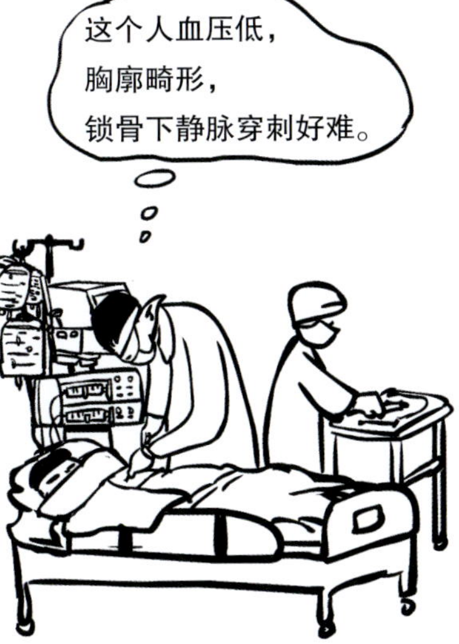
这个人血压低，
胸廓畸形，
锁骨下静脉穿刺好难。

2

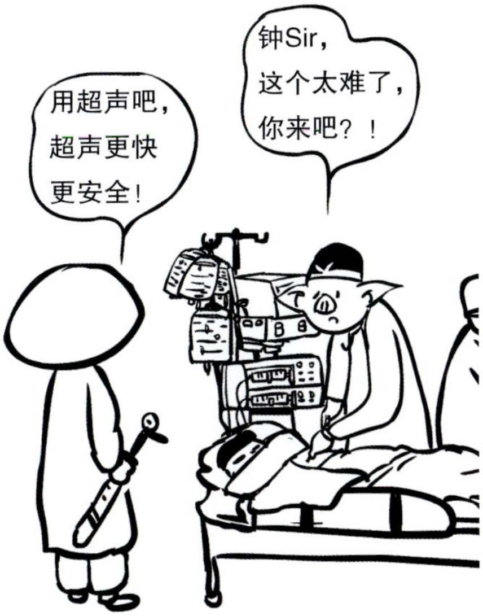
用超声吧，
超声更快
更安全！
钟Sir，
这个太难了，
你来吧？！

3

果然，
超声可以清晰地看到血管，
一针见血，
置管成功。

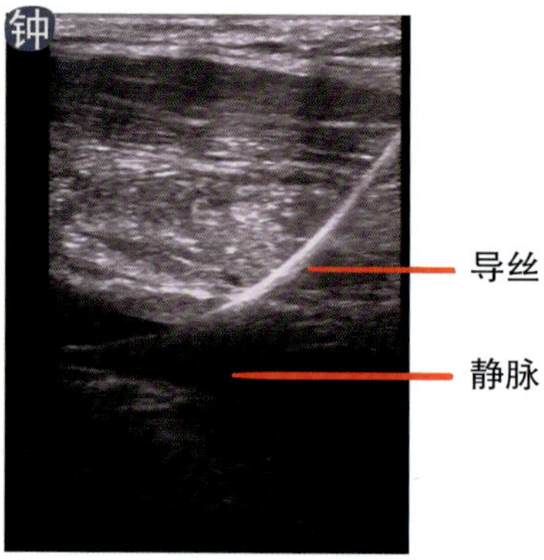
钟
导丝
静脉

4

超声已经成为医生之眼，
不但查房常规需要，
静脉穿刺置管也成为常规引导，
更快、更安全！

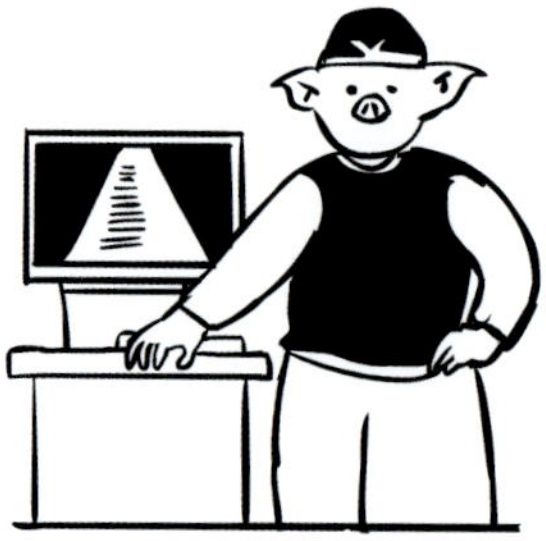

重症群侠传之超声外传

少量心包积液穿刺置管

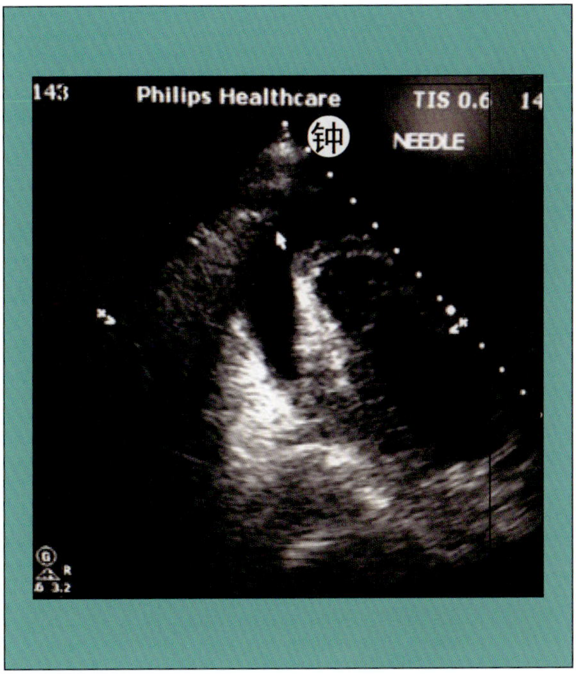

143
Philips Healthcare
TIS 0.6
钟
NEEDLE

小大夫漫画

1

最近江湖不太平，
各种血雨腥风。

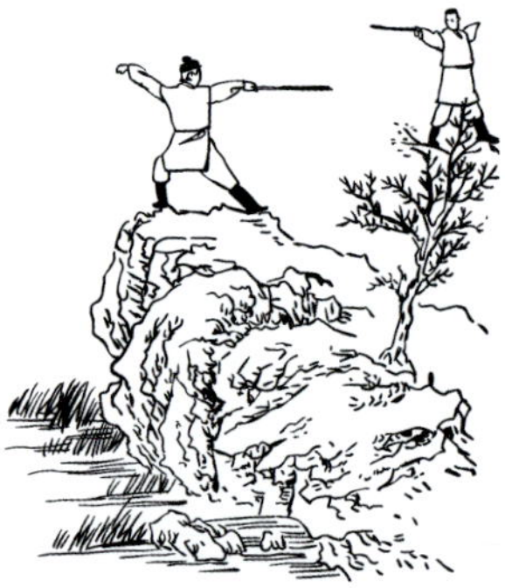

2

每隔一些日子，
钟Sir就会去一次边塞，
摆平几起争斗。

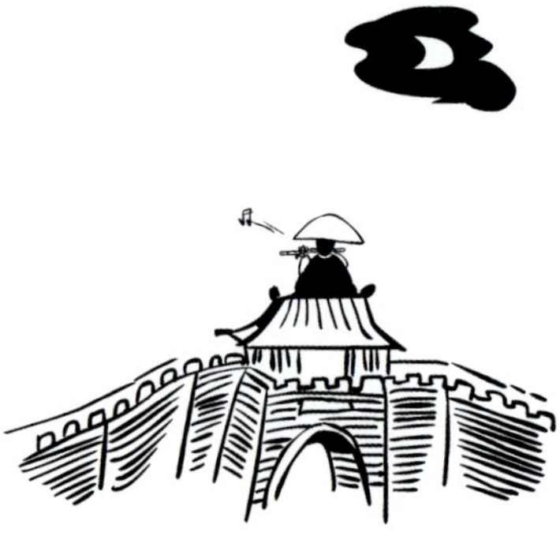

3

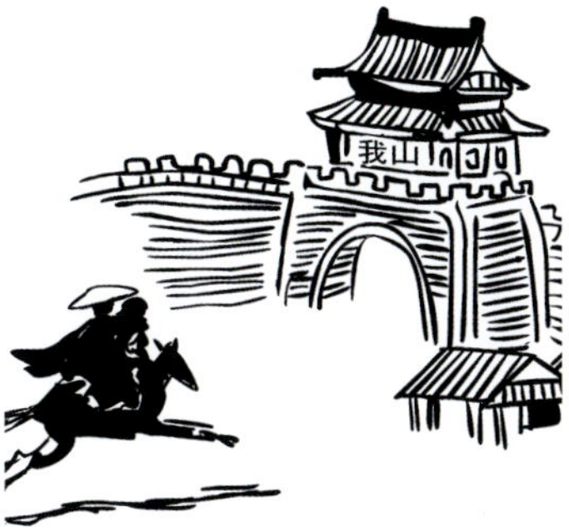
我山

这次他带回了一个心脏压塞的患者。

4

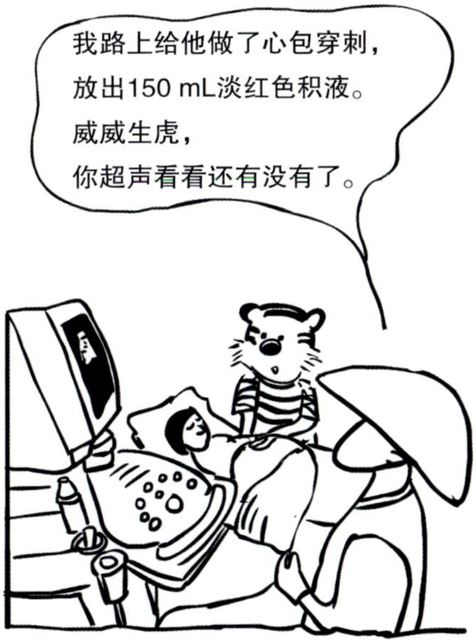
我路上给他做了心包穿刺，
放出150 mL淡红色积液。
威威生虎，
你超声看看还有没有了。

5

顺便介绍一下，
和钟Sir一起做超声的
小鲜肉威威生虎，
是我山一位年轻侠客。

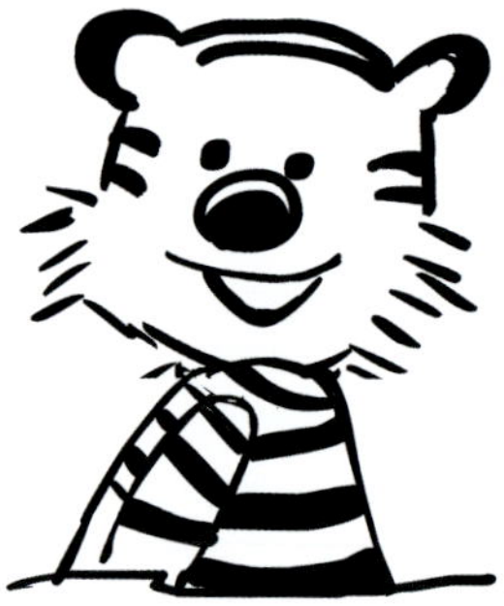

6

威威生虎一看便发现还有心包积液，
不过量不多，
大约1 cm深度。

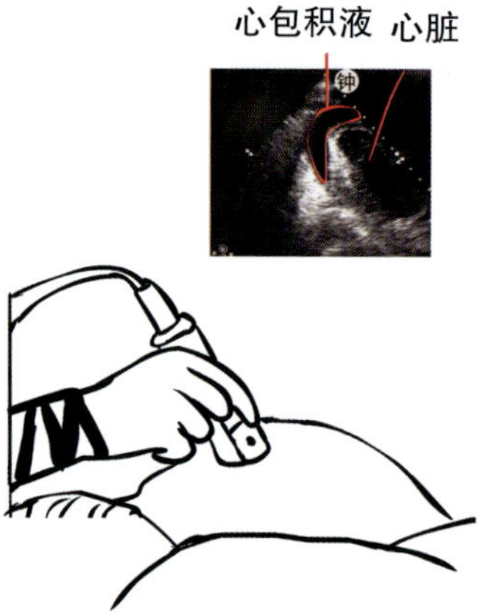
心包积液
心脏
钟

7

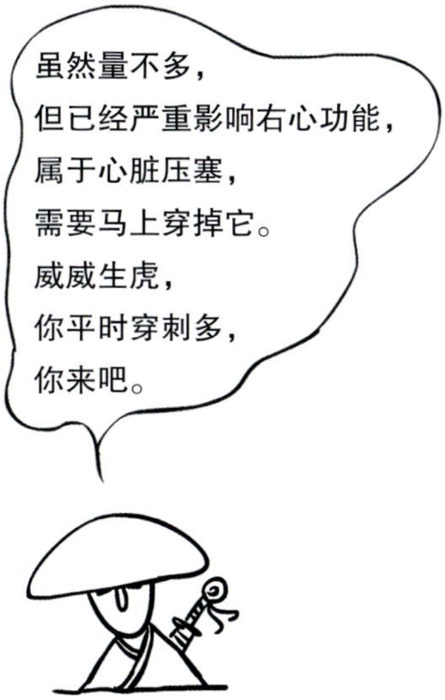
虽然量不多，
但已经严重影响右心功能，
属于心脏压塞，
需要马上穿掉它。
威威生虎，
你平时穿刺多，
你来吧。

8

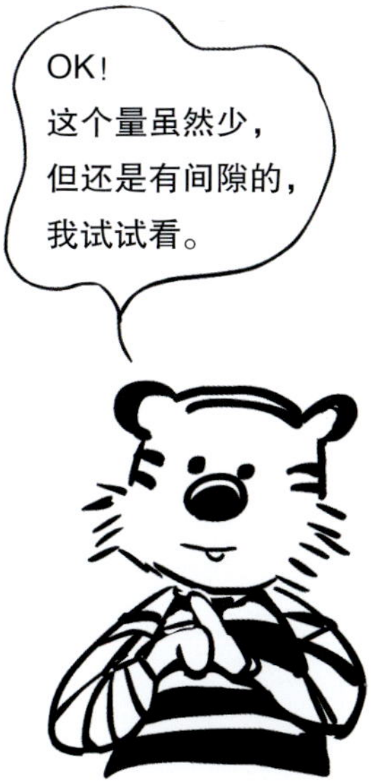
OK！
这个量虽然少，
但还是有间隙的，
我试试看。

9

虽然有肋骨挡着，
但还算顺利，
超声下见针进入积液。

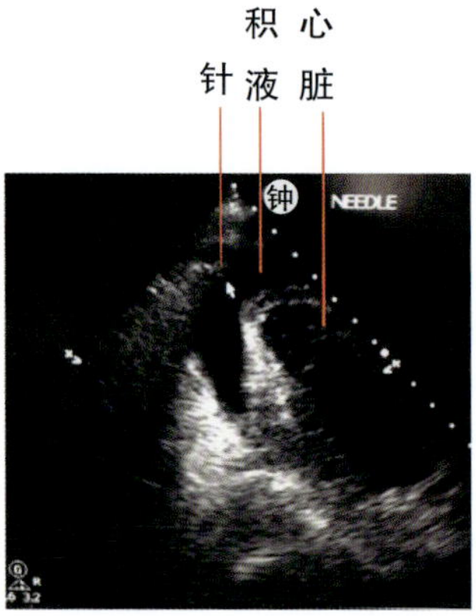
针
积液
心脏
钟
NEEDLE

10

顺利抽出淡红色液体，
Seldinger术依次置管。

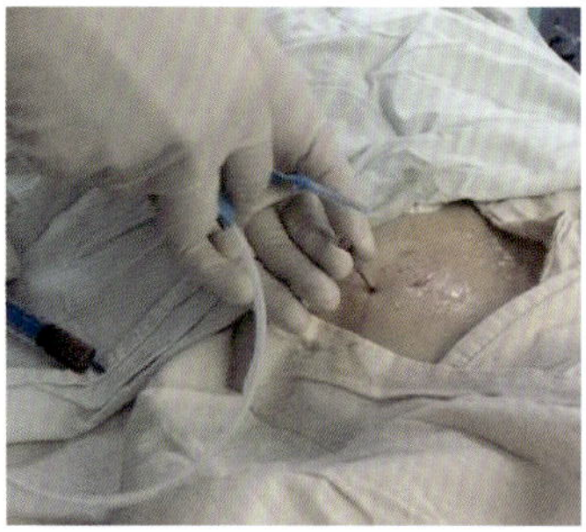

11

先抽出约30 mL积液，
症状减轻。

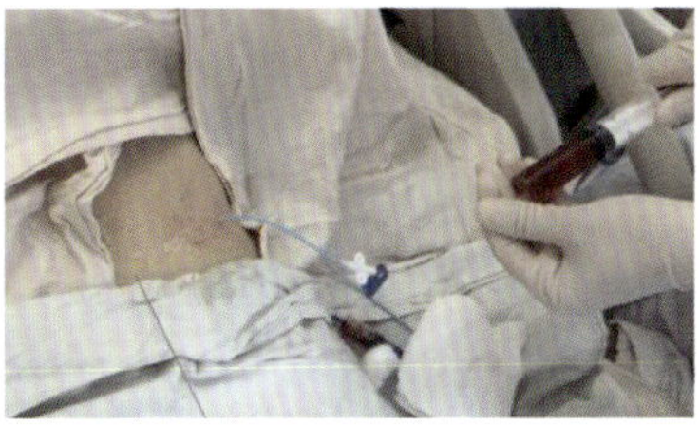

12

超声再次检查，
发现积液明显减少。

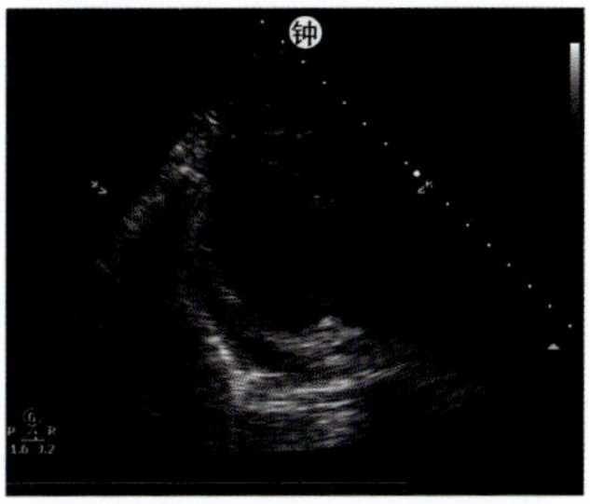
钟

13

置管固定，
完美收工。

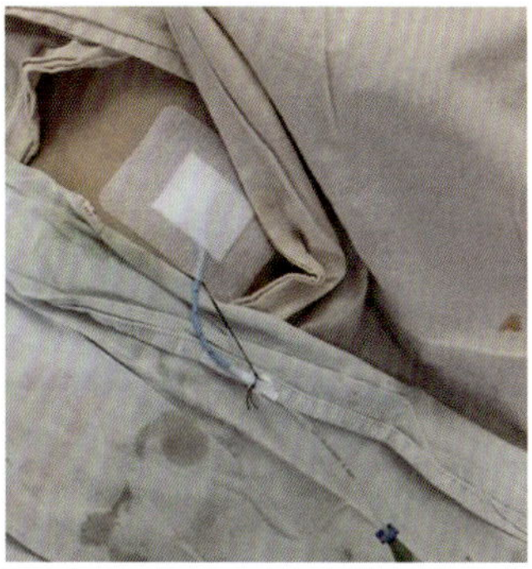

重症群侠传之超声外传

三维超声心动图

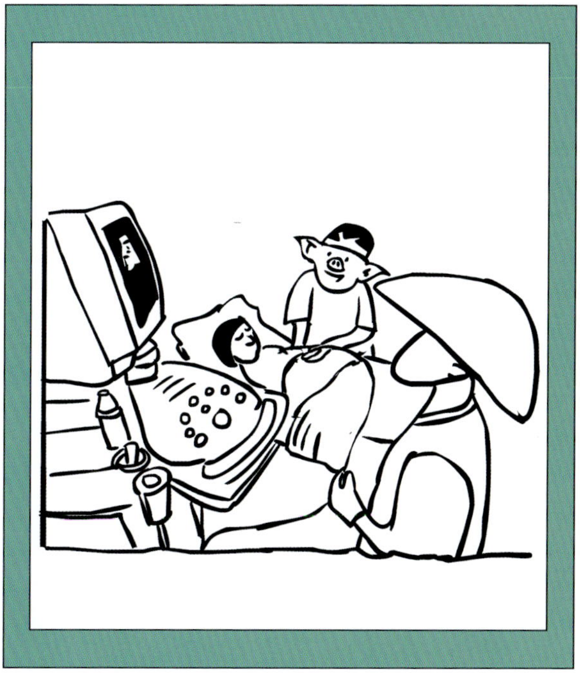

小大夫漫画

1

钟Sir从大漠回到我山，
带回了一个新式武器：
可做三维超声心动图的超声机。

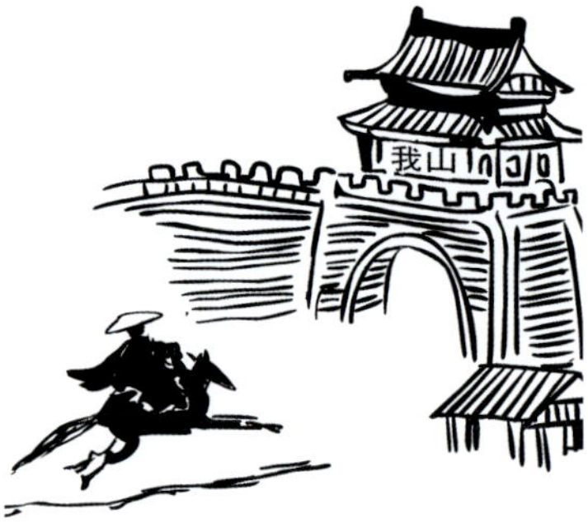
我山

2

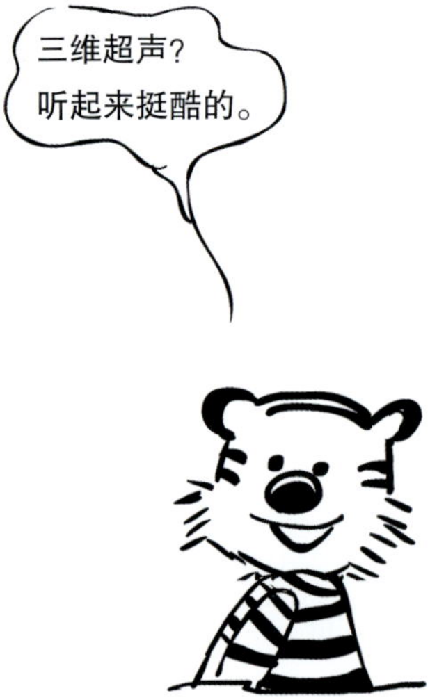
三维超声？
听起来挺酷的。

3

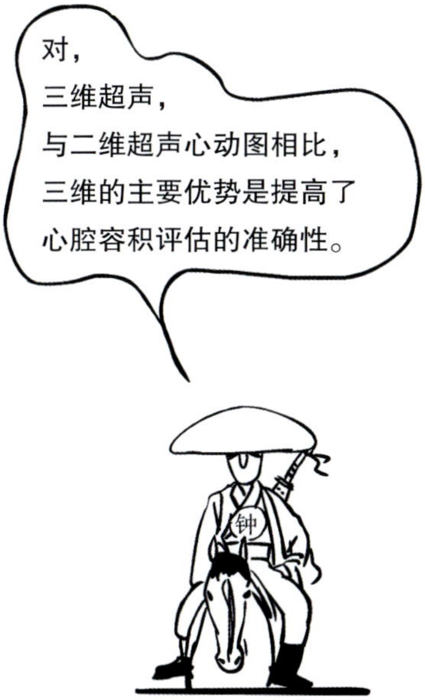
对，
三维超声，
与二维超声心动图相比，
三维的主要优势是提高了
心腔容积评估的准确性。
钟

4

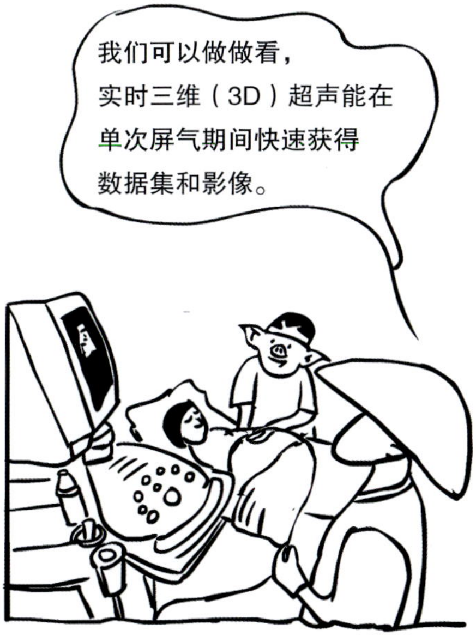
我们可以做做看，
实时三维（3D）超声能在
单次屏气期间快速获得
数据集和影像。

5

这是二维的，
需要找好切面，
有的患者切面还不好找。

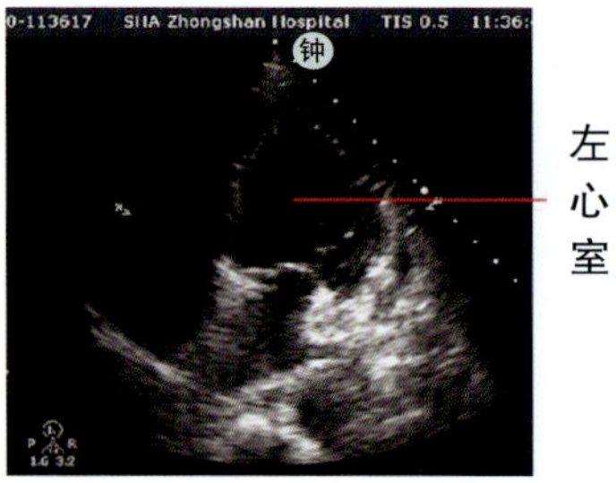
0-113617 SHA Zhongshan Hospital TIS 0.5 11:36
钟
左心室

6

然后根据切面数据，
建模型，
根据公式算出体积。
这期间会有失真。

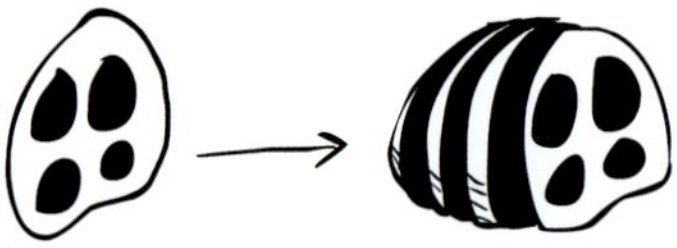

由一个切面算出心脏的体积

7

这是三维的，
探头一放即可，
准确性大大提高。

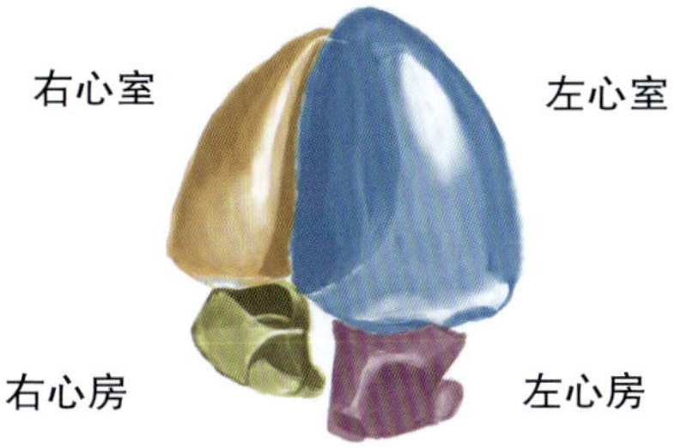
右心室
左心室
右心房
左心房

8

我们看这个患者：

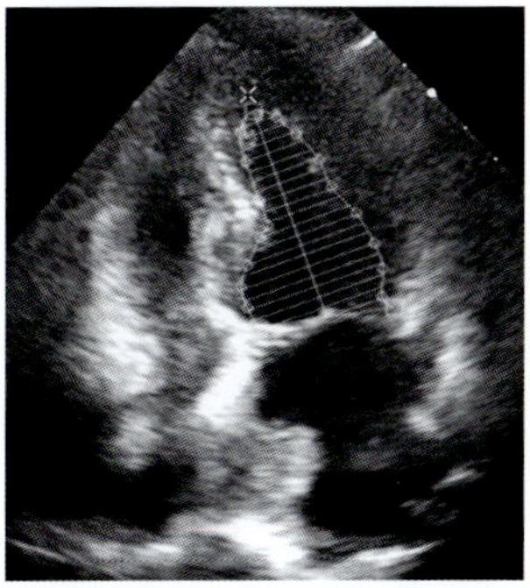

2D的还行，过得去。

9

再看看三维的：

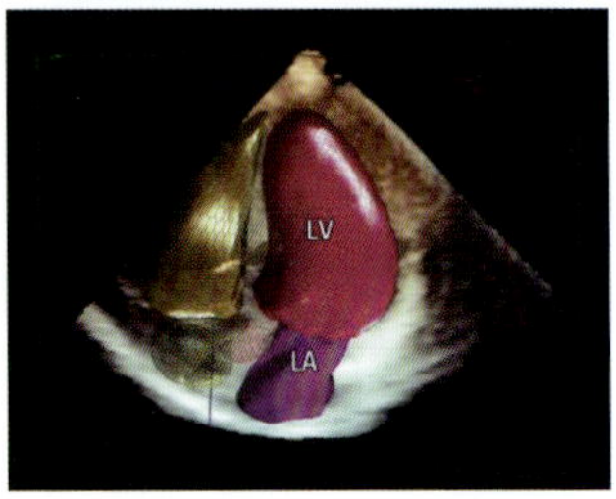
LV
LA

想起一句话：

不怕不识货，

就怕货比货。

10

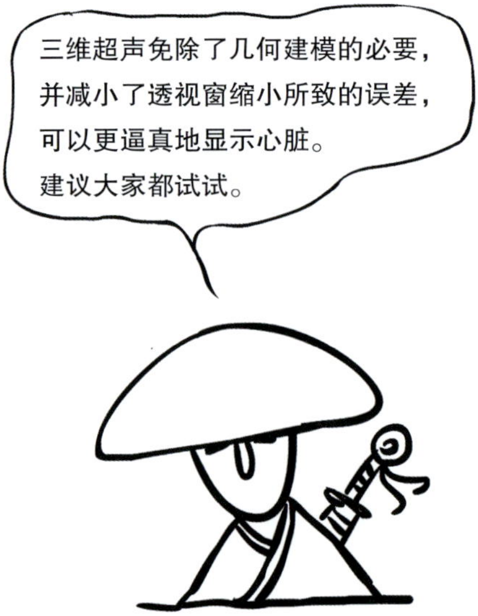
三维超声免除了几何建模的必要，
并减小了透视窗缩小所致的误差，
可以更逼真地显示心脏。
建议大家都试试。

心脏超声的5个标准声窗

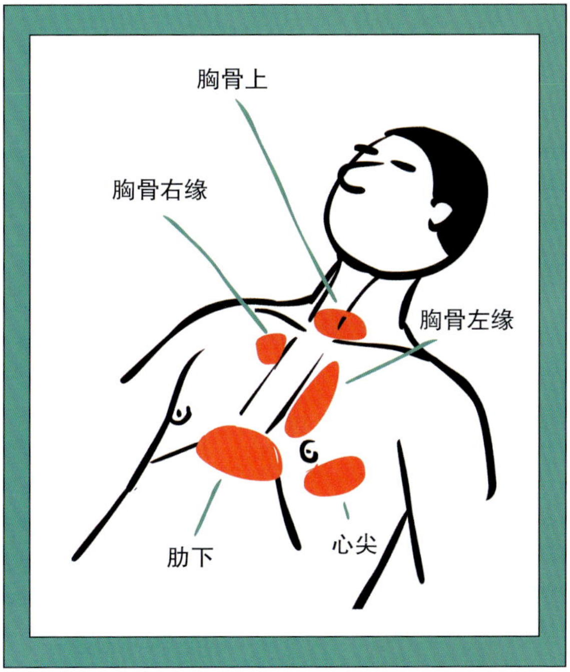
胸骨上
胸骨右缘
胸骨左缘
肋下
心尖

小大夫漫画

1

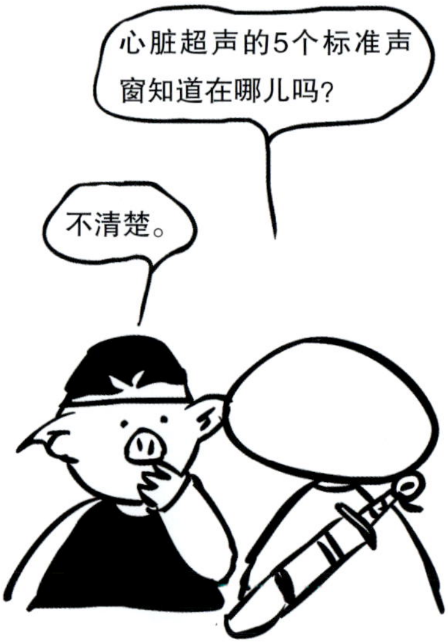
心脏超声的5个标准声窗知道在哪儿吗？
不清楚。

2

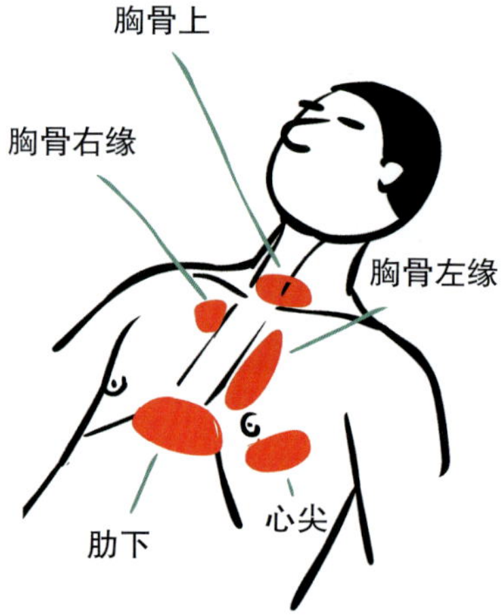
胸骨上
胸骨右缘
胸骨左缘
肋下
心尖

这是示意图

3

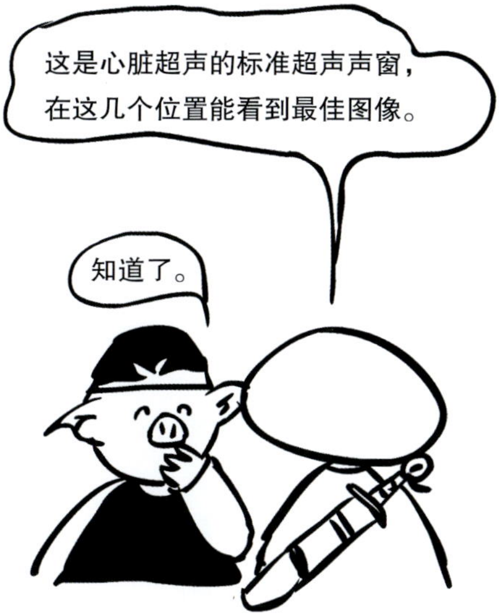
这是心脏超声的标准超声声窗，
在这几个位置能看到最佳图像。
知道了。

如何看到四腔心？

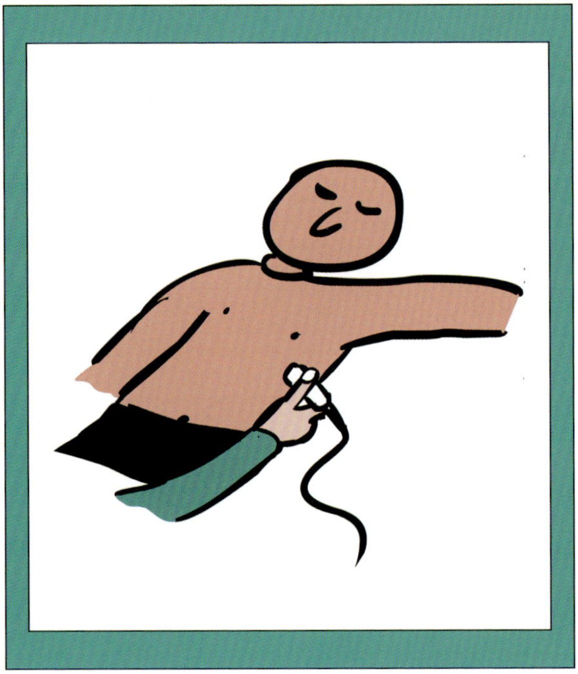

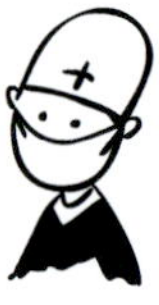

小大夫漫画

1

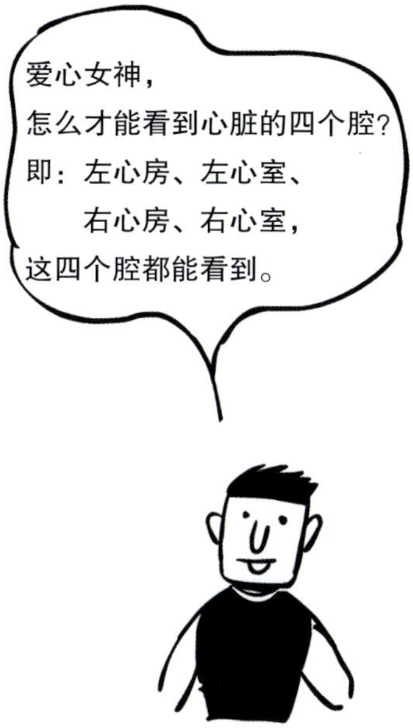
爱心女神，
怎么才能看到心脏的四个腔?
即：左心房、左心室、
右心房、右心室，
这四个腔都能看到。

2

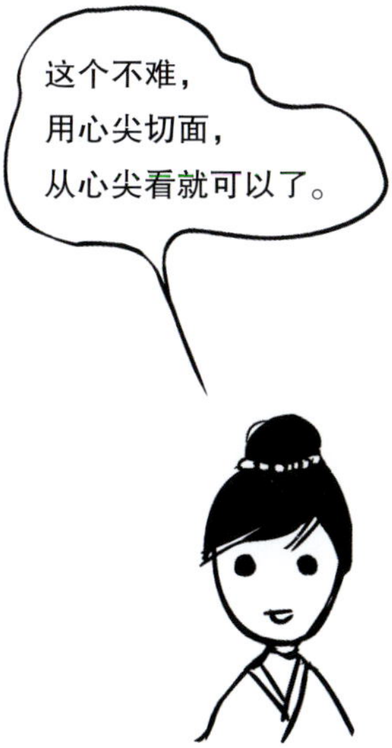
这个不难，
用心尖切面，
从心尖看就可以了。

3

从心尖观察心脏，
探头放在左心室心尖附近，
探头标志指向患者左边，
最佳位置要调整几下就可找到。

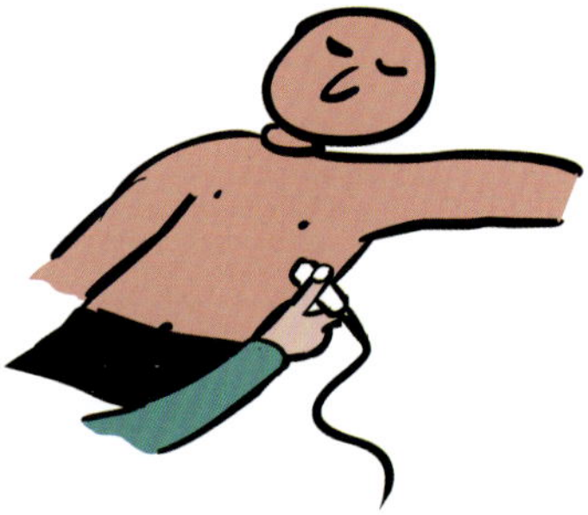

4

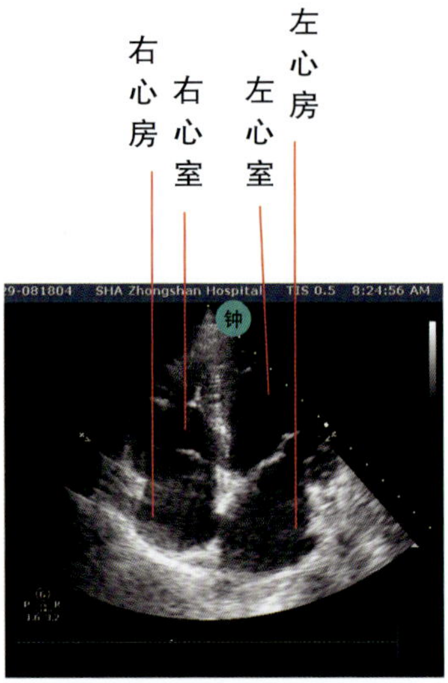
右心房
右心室
左心室
左心房
SHA Zhongshan Hospital
TIS 0.5
8:24:56 AM
钟

5

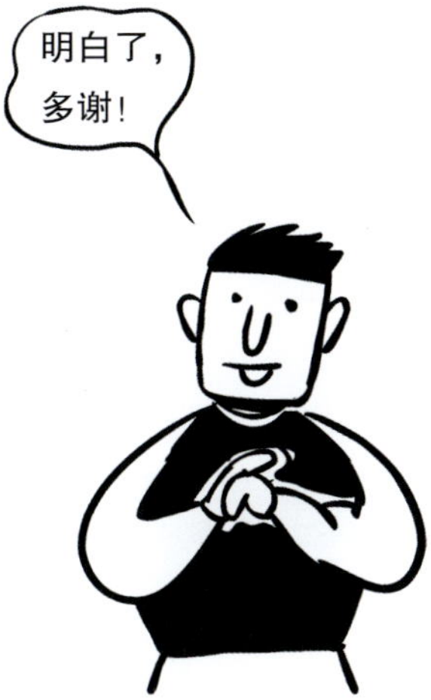
明白了，
多谢！

重症群侠传之超声外传

如何测量EF值？

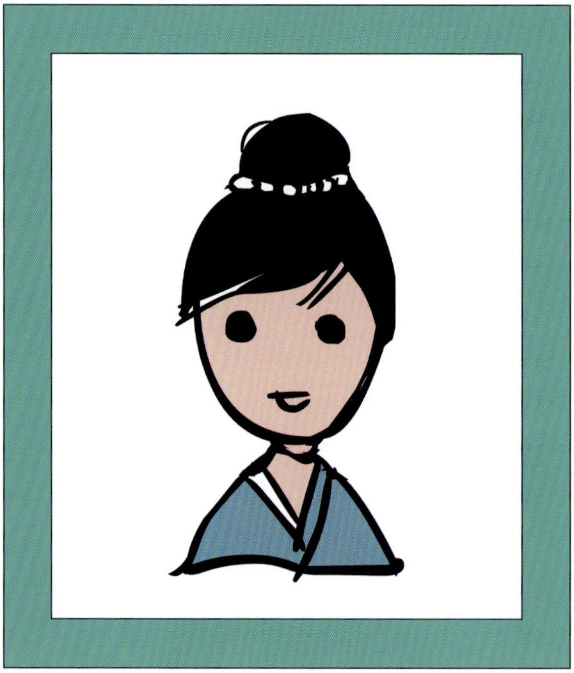

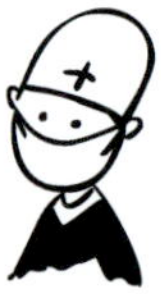

小大夫漫画

1

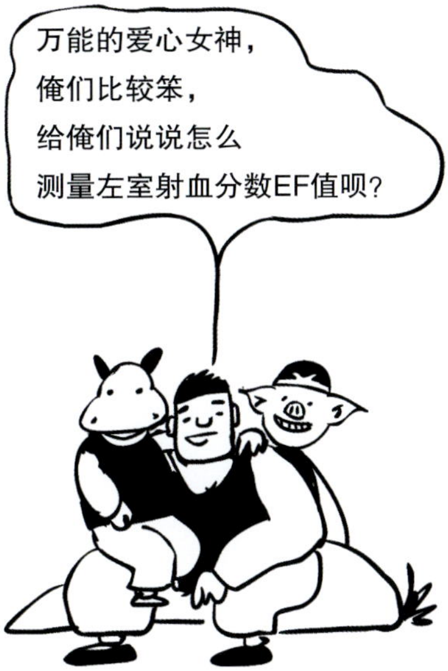
万能的爱心女神，
俺们比较笨，
给俺们说说怎么
测量左室射血分数EF值呗?

2

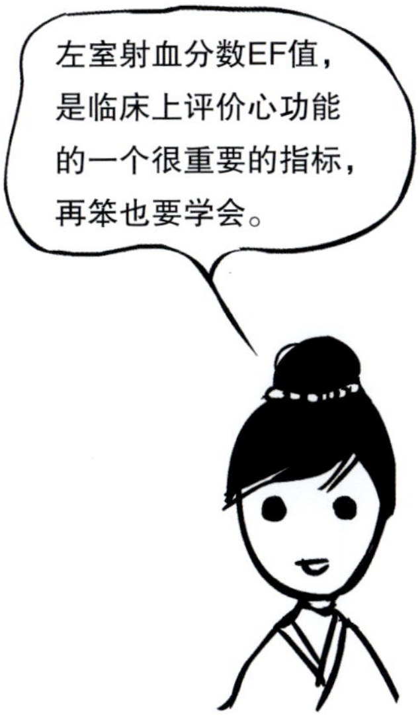
左室射血分数EF值，
是临床上评价心功能
的一个很重要的指标，
再笨也要学会。

3

其实，
操作并不难。
先找出心脏四个腔，
按FREEZE键，
找到左室最大的图。

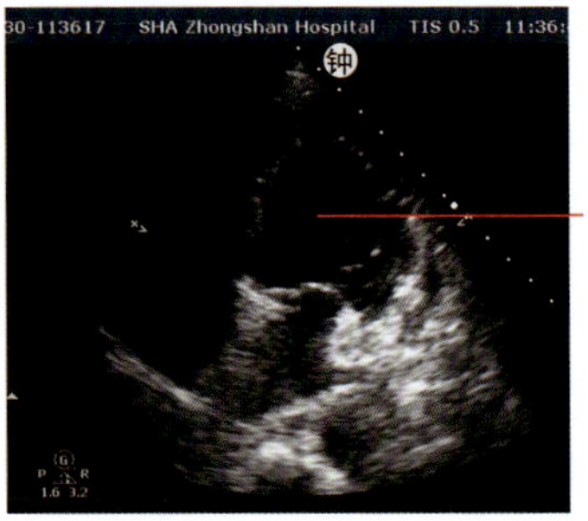
30-113617 SHA Zhongshan Hospital TIS 0.5 11:36:
左
心
室

4

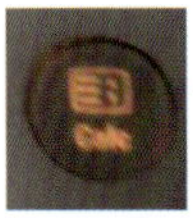
按Calc键

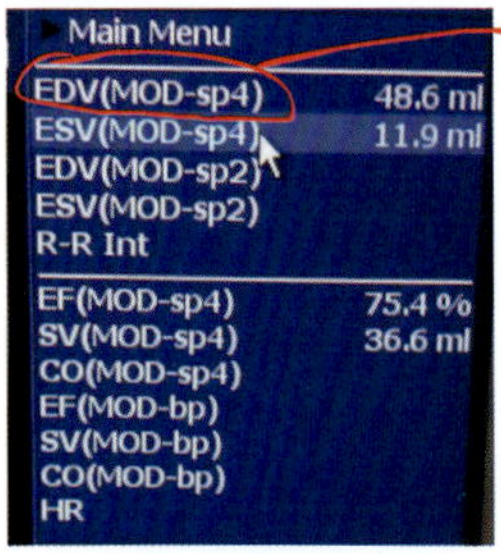
Main Menu
EDV(MOD-sp4) 48.6 ml
ESV(MOD-sp4) 11.9 ml
EDV(MOD-sp2)
ESV(MOD-sp2)
R-R Int
EF(MOD-sp4) 75.4 %
SV(MOD-sp4) 36.6 ml
CO(MOD-sp4)
EF(MOD-bp)
SV(MOD-bp)
CO(MOD-bp)
HR
心脏四个
腔在舒张
末期时的
容积

单击Main Menu
选择EDV（MOD–sp4）

5

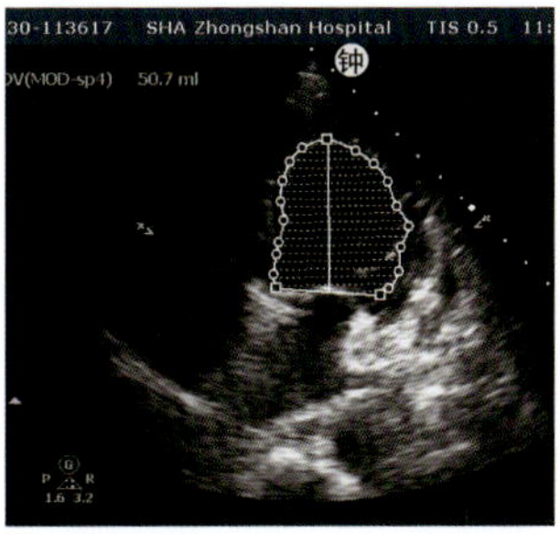
30-113617 SHA Zhongshan Hospital TIS 0.5 11:
钟

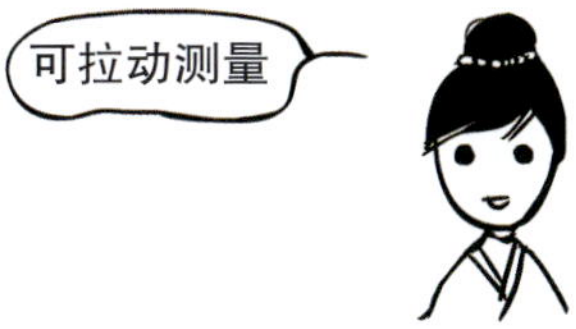
可拉动测量

6

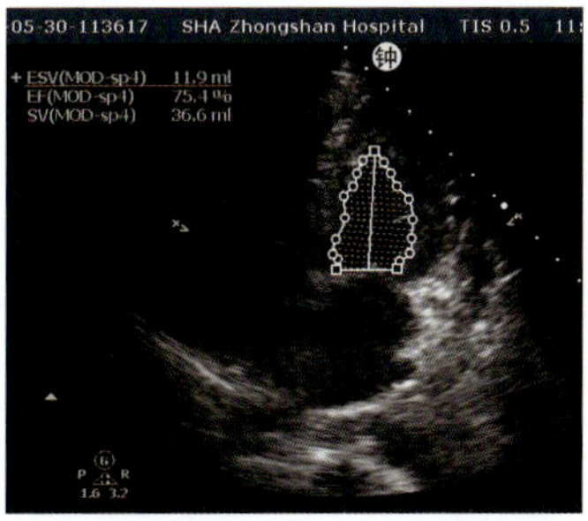
05-30-113617 SHA Zhongshan Hospital TIS 0.5 11:
钟

按Eraser键，
把这次测的删除。

7

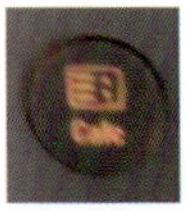

按Calc键

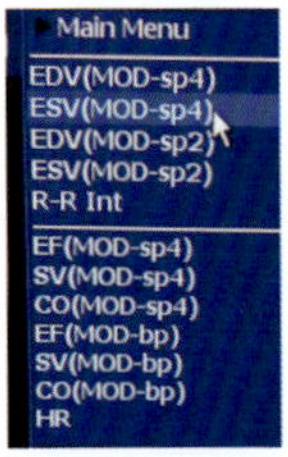
Main Menu
EDV(MOD-sp4)
ESV(MOD-sp4)
EDV(MOD-sp2)
ESV(MOD-sp2)
R-R Int
EF(MOD-sp4)
SV(MOD-sp4)
CO(MOD-sp4)
EF(MOD-bp)
SV(MOD-bp)
CO(MOD-bp)
HR

把这些菜单
关掉

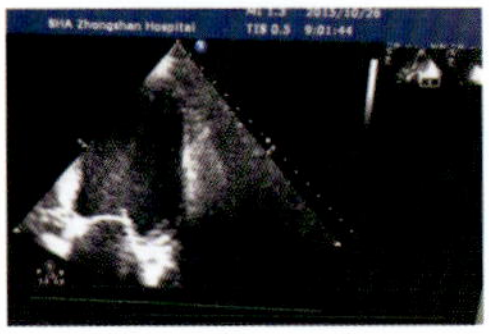

界面上
干净了，
即可拔动球

8

拔动球，
在一个心动周期内，
找到收缩期的图。

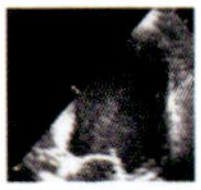

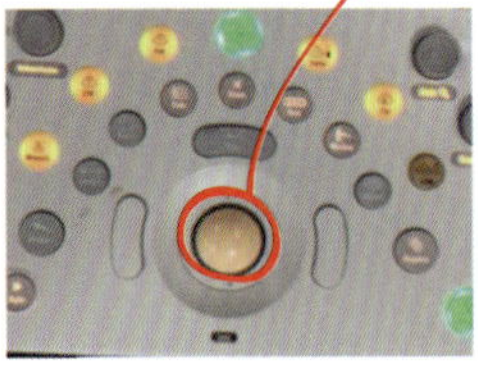

9

再按Calc键

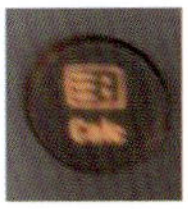

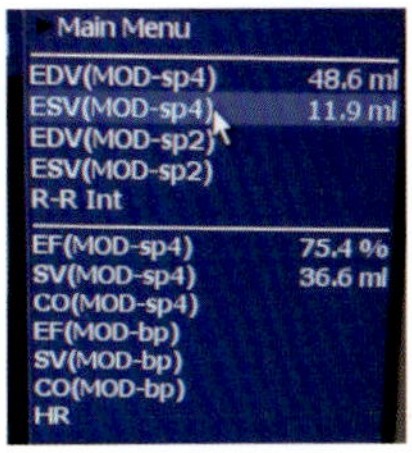
Main Menu
EDV(MOD-sp4) 48.6 ml
ESV(MOD-sp4) 11.9 ml
EDV(MOD-sp2)
ESV(MOD-sp2)
R-R Int
EF(MOD-sp4) 75.4 %
SV(MOD-sp4) 36.6 ml
CO(MOD-sp4)
EF(MOD-bp)
SV(MOD-bp)
CO(MOD-bp)
HR

单击

Main Menu

选择

ESV（MOD–sp4）

测量收缩期容积。

10

按回车键

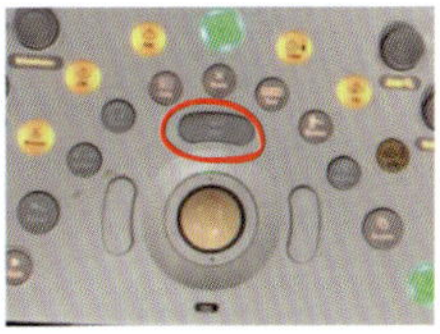

即可显示EF值

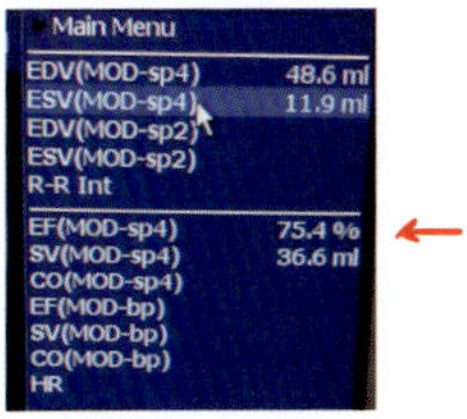
Main Menu
EDV(MOD-sp4) 48.6 ml
ESV(MOD-sp4) 11.9 ml
EDV(MOD-sp2)
ESV(MOD-sp2)
R-R Int
EF(MOD-sp4) 75.4 %
SV(MOD-sp4) 36.6 ml
CO(MOD-sp4)
EF(MOD-bp)
SV(MOD-bp)
CO(MOD-bp)
HR

11

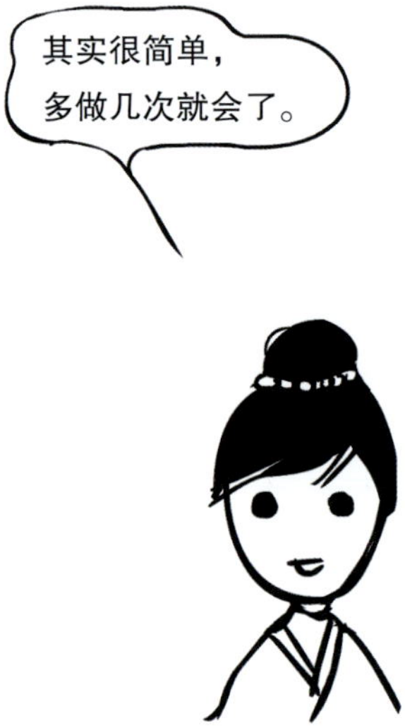
其实很简单，
多做几次就会了。

12

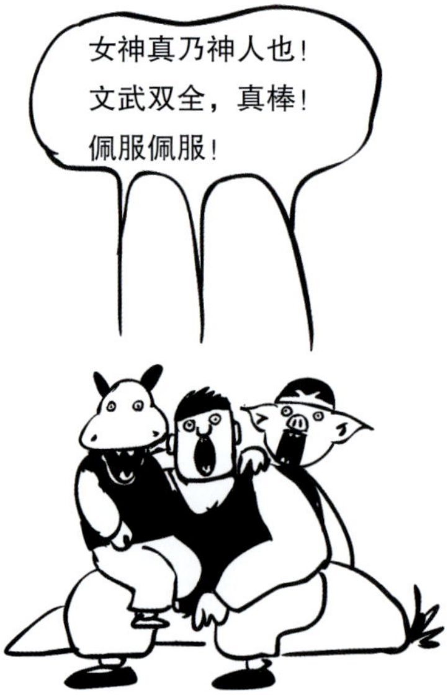
女神真乃神人也！
文武双全，真棒！
佩服佩服！

不要忘了剑突下

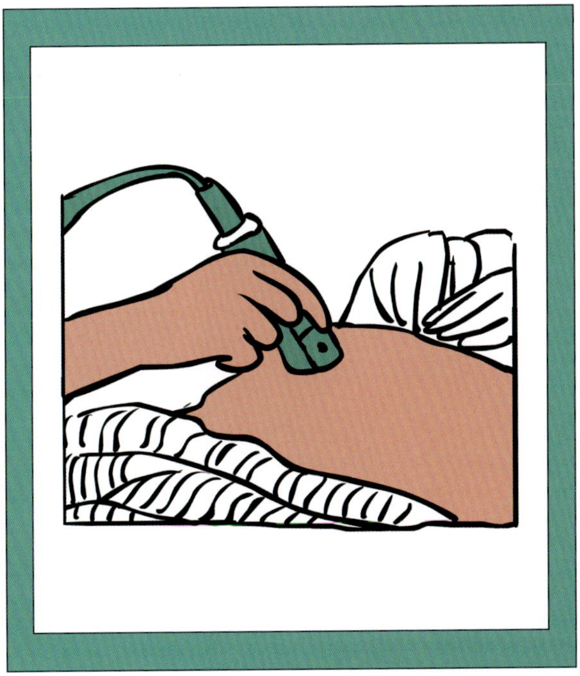

小大夫漫画

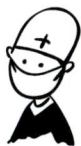

1

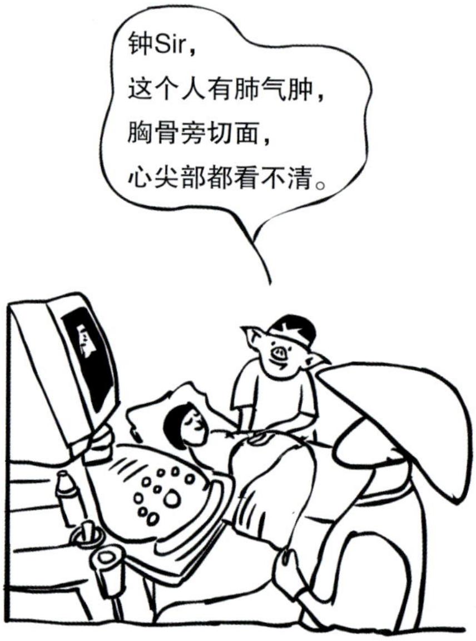
钟Sir，
这个人有肺气肿，
胸骨旁切面，
心尖部都看不清。

2

看，
模模糊糊的，
只看到右心室。

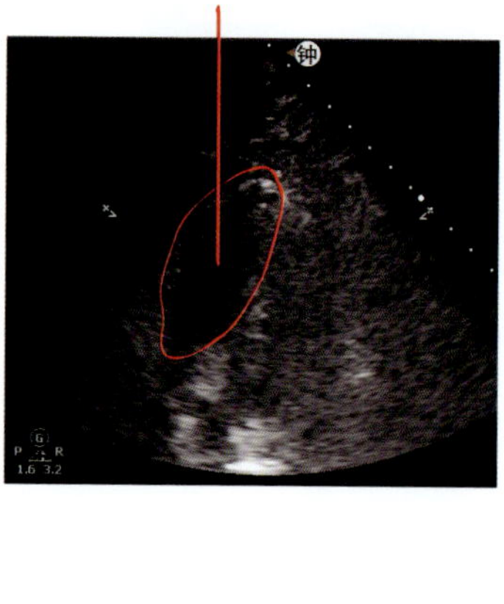
右心室
钟

3

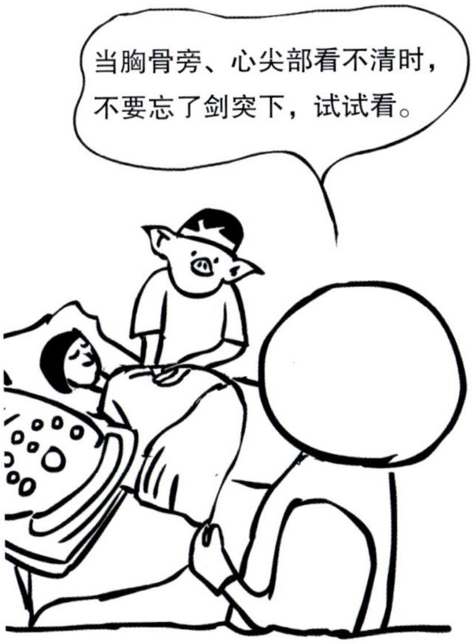
当胸骨旁、心尖部看不清时，
不要忘了剑突下，试试看。

4

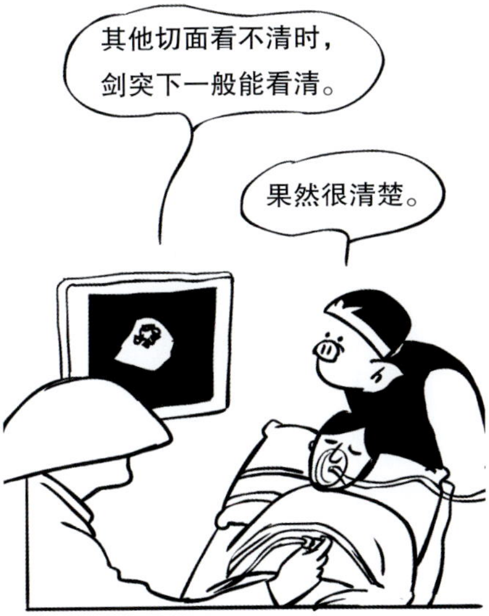
其他切面看不清时，
剑突下一般能看清。
果然很清楚。

5

比其他切面清楚多了：

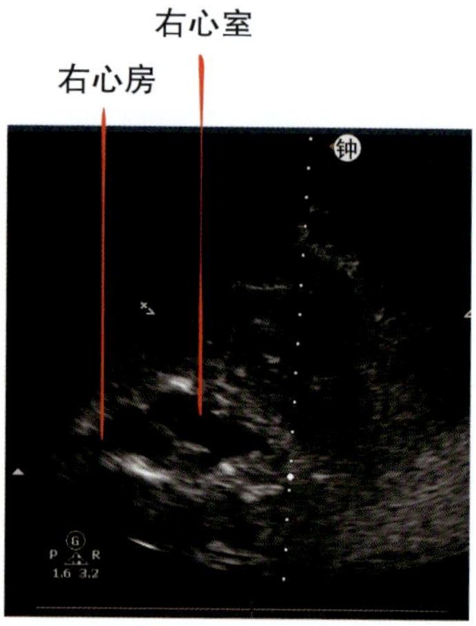
右心室
右心房
钟

6

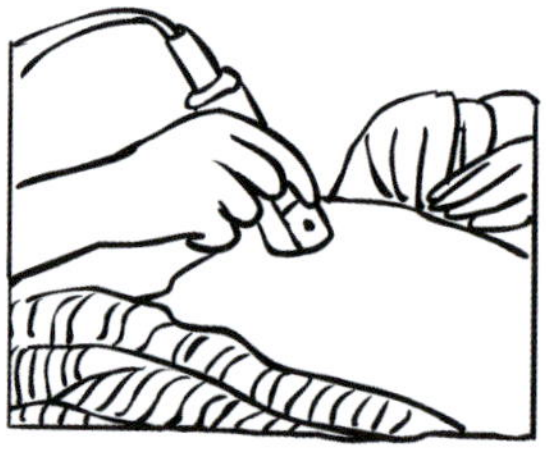

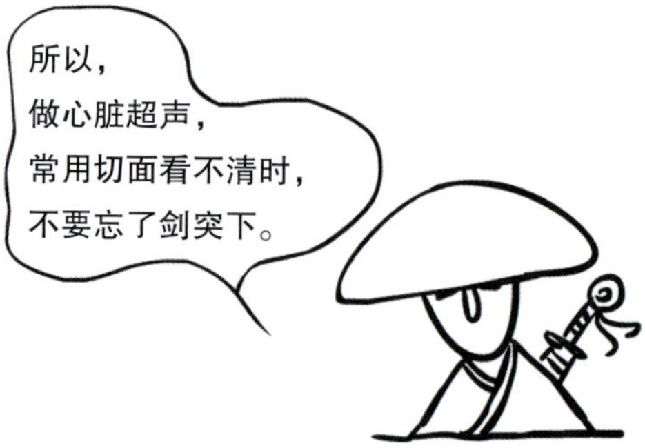
所以，
做心脏超声，
常用切面看不清时，
不要忘了剑突下。

重症群侠传之超声外传

左心室和右心室的变化

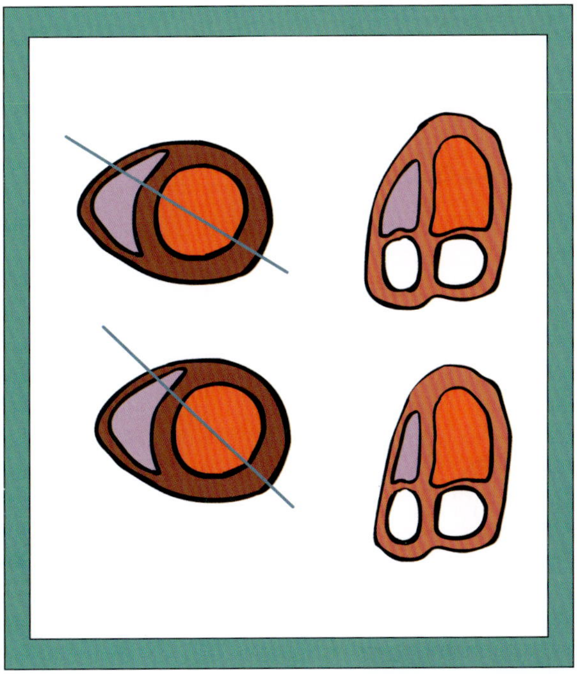

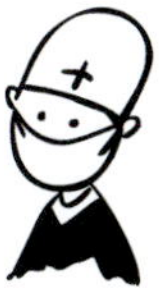

小大夫漫画

1

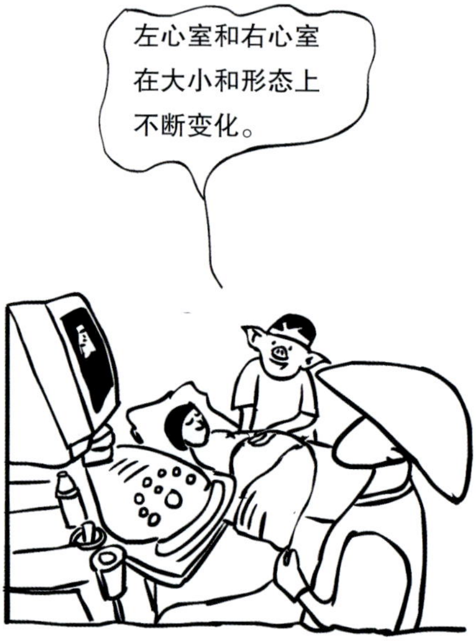
左心室和右心室
在大小和形态上
不断变化。

2

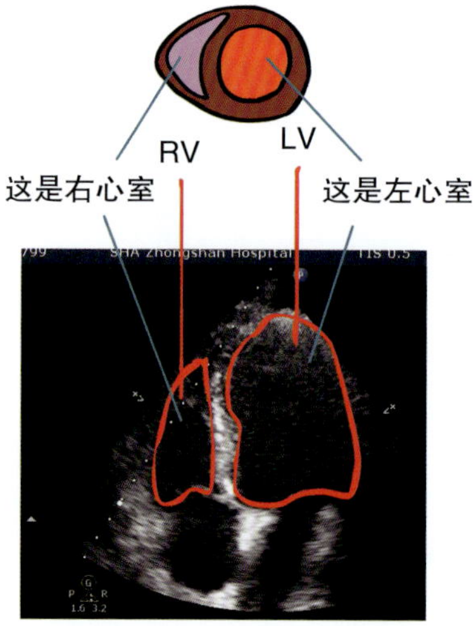
RV
LV
这是右心室
这是左心室
SHA Zhongshan Hospital

3

不同切面，心室形态不同

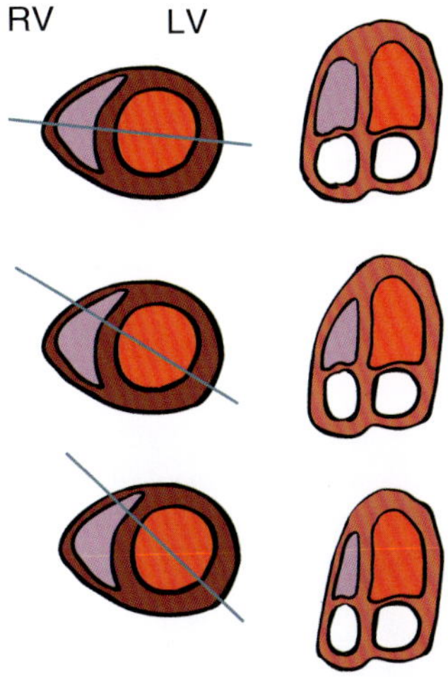
RV
LV

4

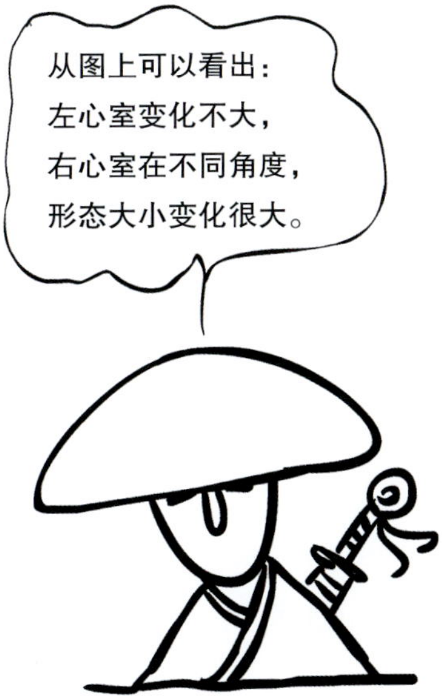
从图上可以看出：
左心室变化不大，
右心室在不同角度，
形态大小变化很大。

重症群侠传之超声外传

经食管超声心动图

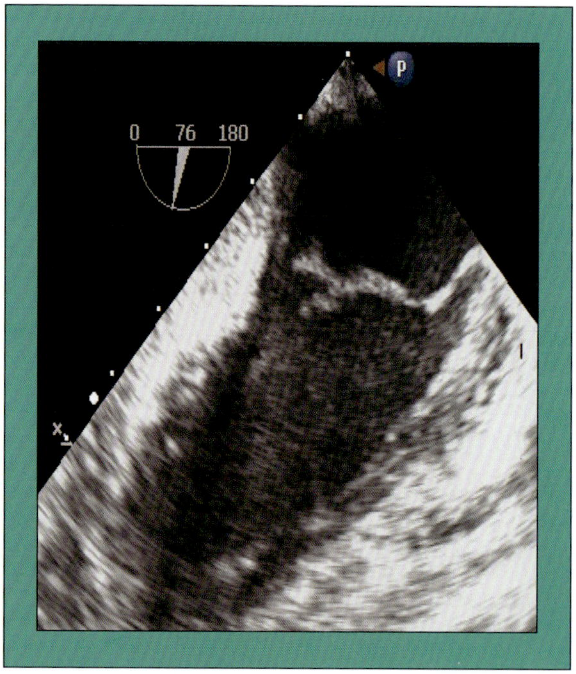
0 76 180
P

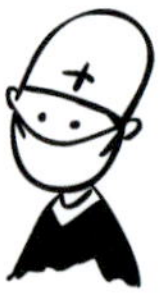

小大夫漫画

1

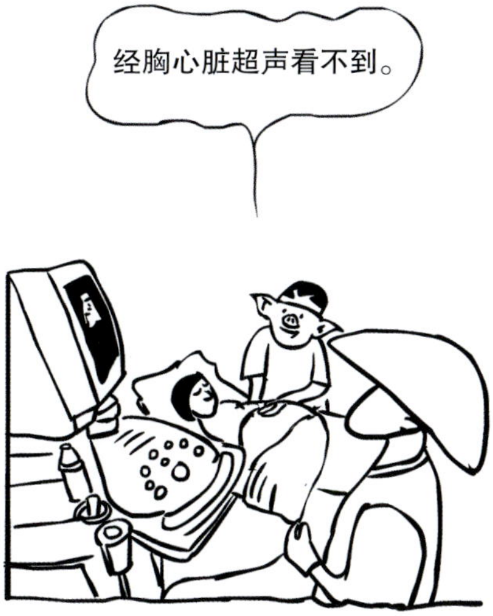
经胸心脏超声看不到。

2

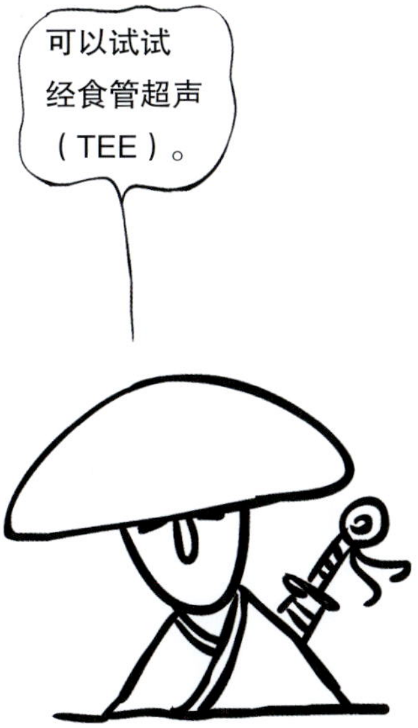
可以试试
经食管超声
（TEE）。

3

这是TEE的探头：

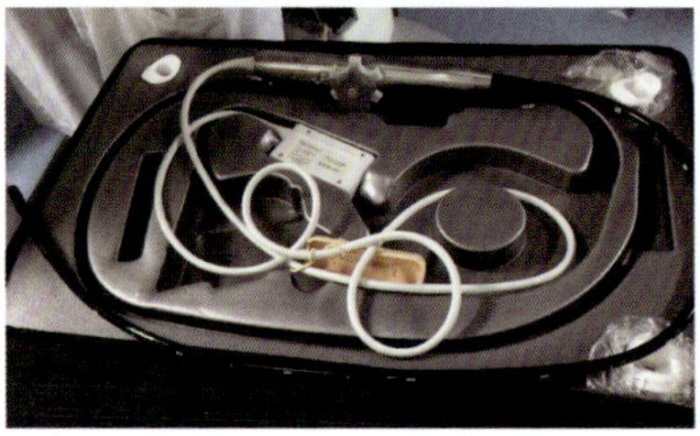

4

有时候
经食管超声比经胸超声
显示得更清楚。

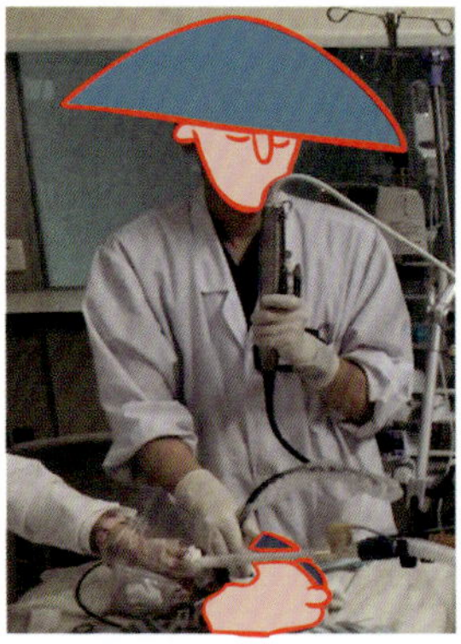

5

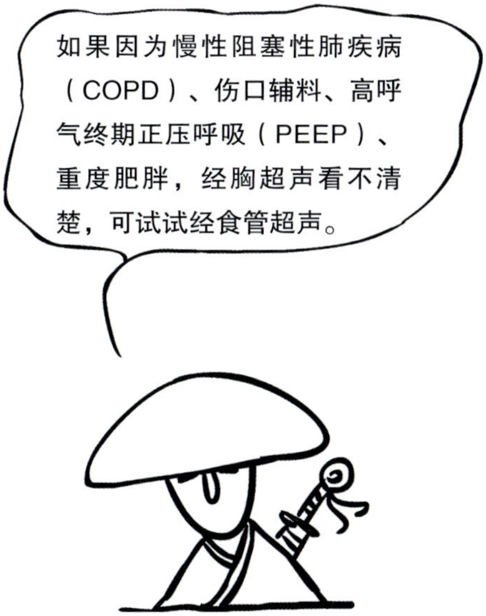
如果因为慢性阻塞性肺疾病（COPD）、伤口辅料、高呼气终期正压呼吸（PEEP）、重度肥胖，经胸超声看不清楚，可试试经食管超声。

6

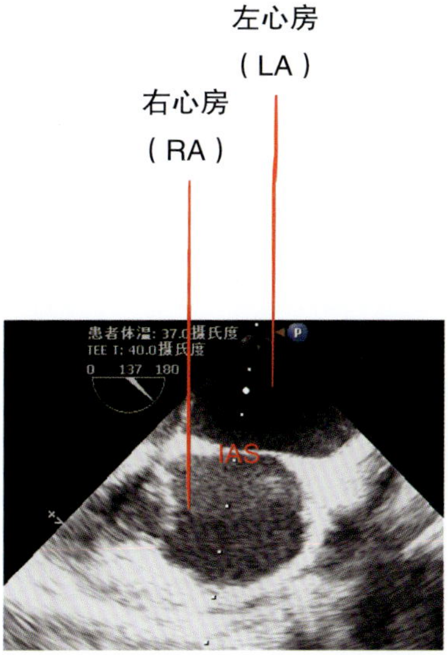
左心房
（LA）
右心房
（RA）
患者体温: 37.0摄氏度
TEE T: 40.0摄氏度
0 137 180
IAS

7

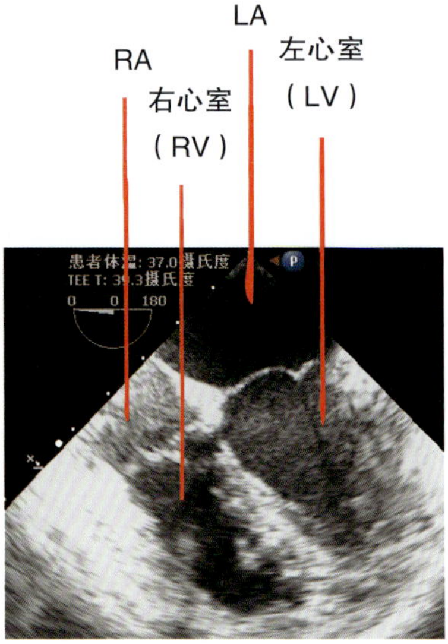
LA
RA
右心室
（RV）
左心室
（LV）

8

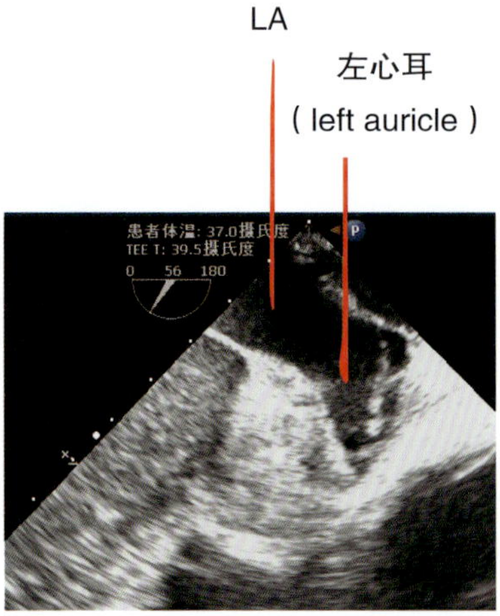
LA
左心耳
（left auricle）
患者体温: 37.0摄氏度
TEE T: 39.5摄氏度
0 56 180

9

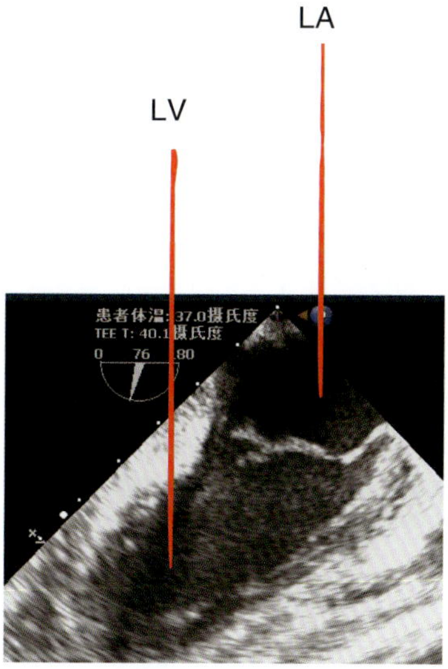
LA
LV
患者体温:37.0摄氏度
TEE T: 40.1摄氏度
0 76 180

超声造影剂

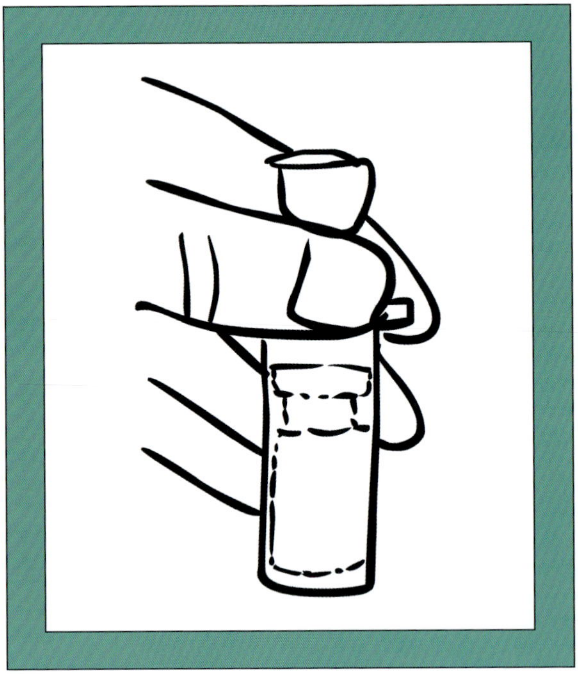

小大夫漫画

1

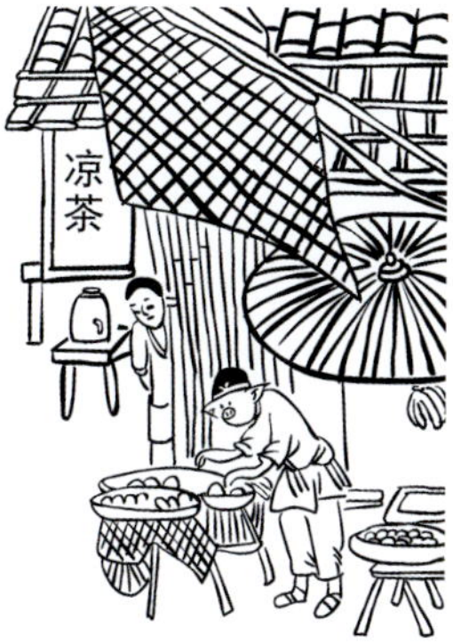
凉茶

热，
很热，
很燥热。
虽然已经立冬，
但广州的街头却燥热难耐。
之所以燥热，
是因为武林大会。
有武林大会的地方，
就不会太凉。

2

钟Sir酷爱武功，
所以他也很热。

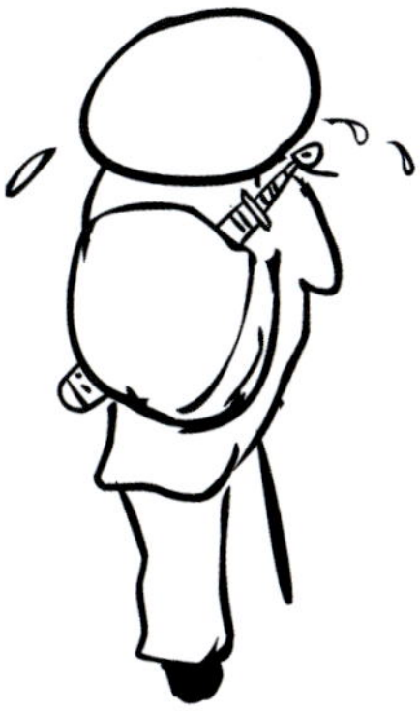

3

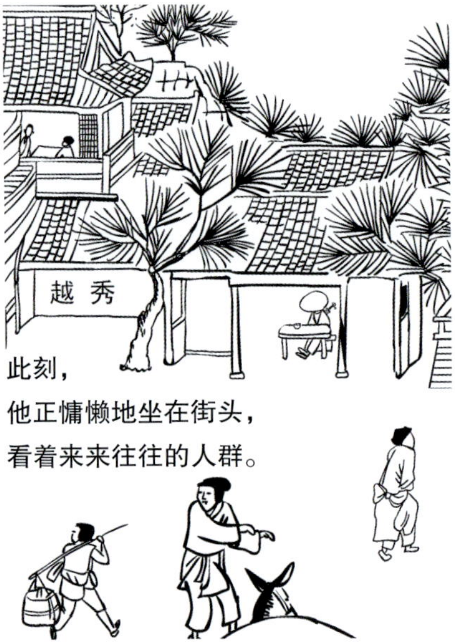
越 秀

此刻，
他正慵懒地坐在街头，
看着来来往往的人群。

4

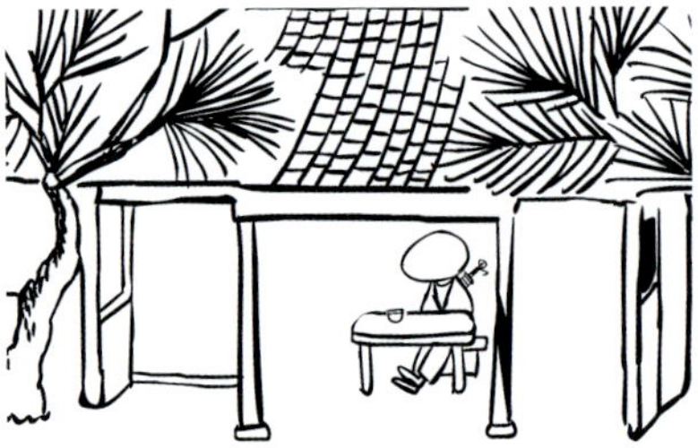

没有人知道他的来历，
也没有人知道他的武功有多高。

5

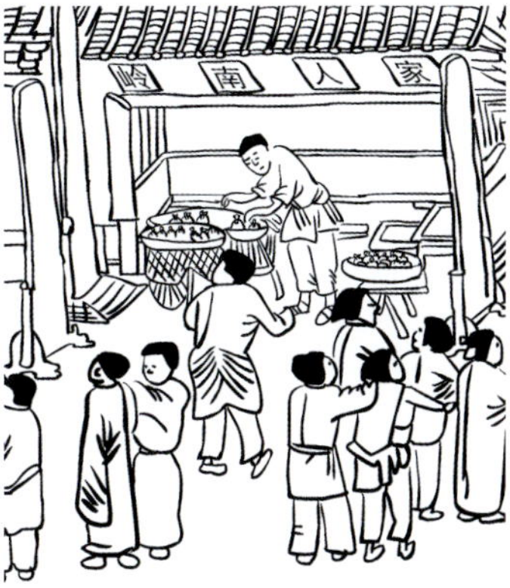
岭南人家

街上飘着蒸肠粉的香味，
参加武林大会的人群川流不息。

6

“唰……”
一人飘身而至。

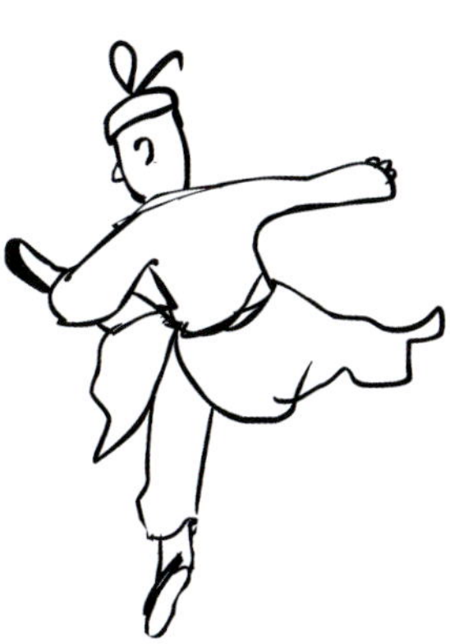

7

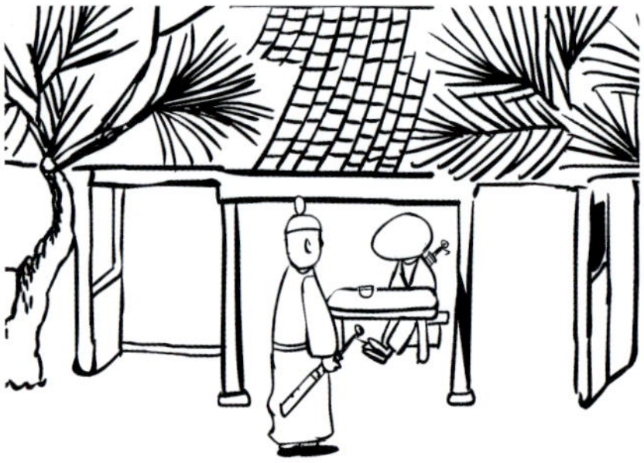

“你来了？”
“我来了。”

8

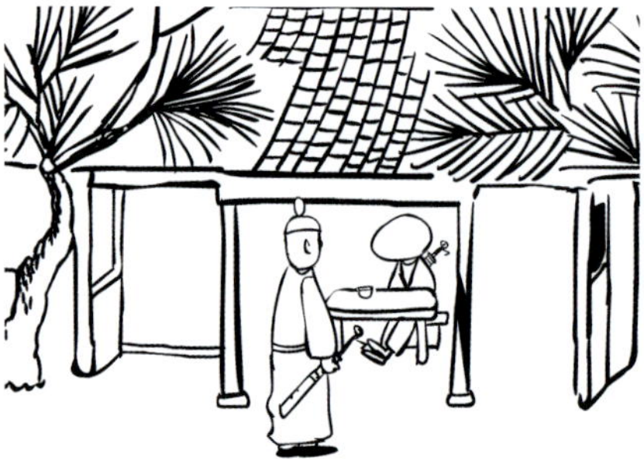

“你好像在等我？”
“我是在等你。”

9

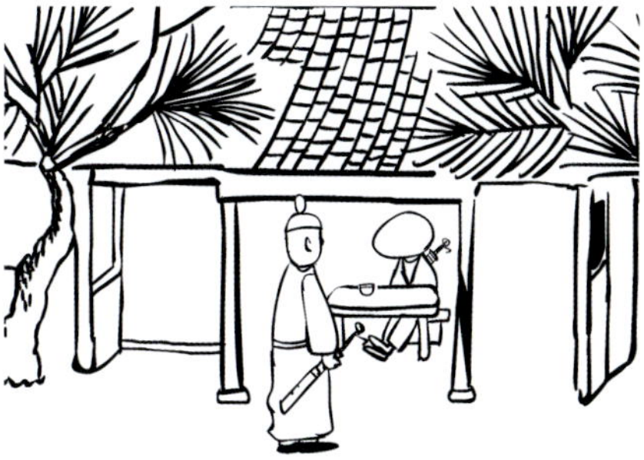

“你知道我会来？”
“我知道你非来不可。”

10

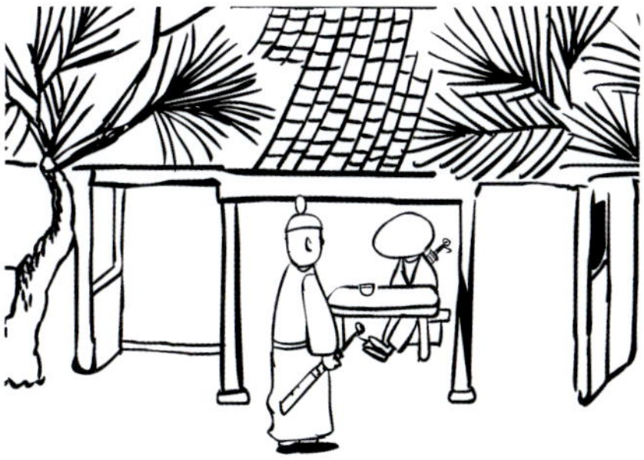

“现在一年已过去。”
“整整一年。”

11

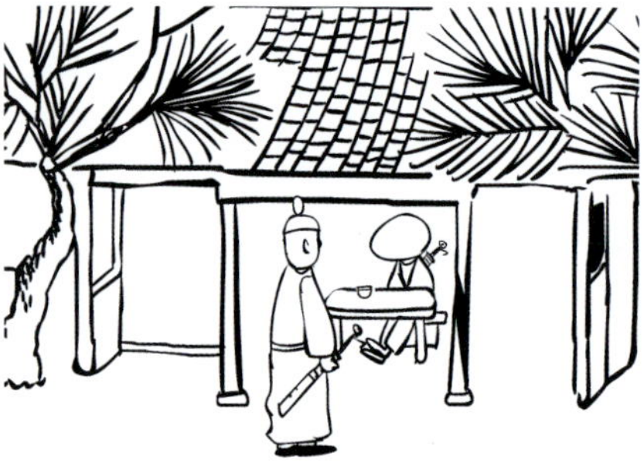

“好长的一年。”
“好短的一年。”

12

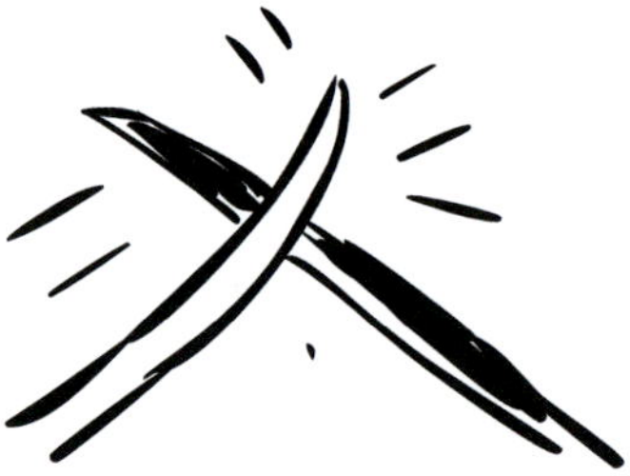

沉默，
可怕的沉默。
但是杀气，
冲天的杀气，
却在交锋着……

13

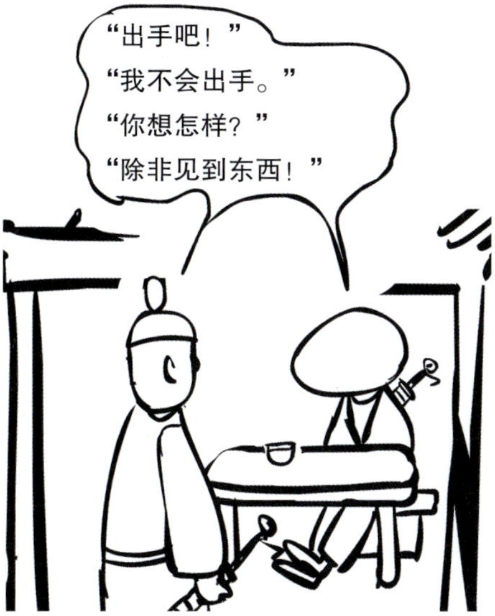
“出手吧！”
“我不会出手。”
“你想怎样？”
“除非见到东西！”

14

钟Sir想要的东西是什么呢？
那就是：

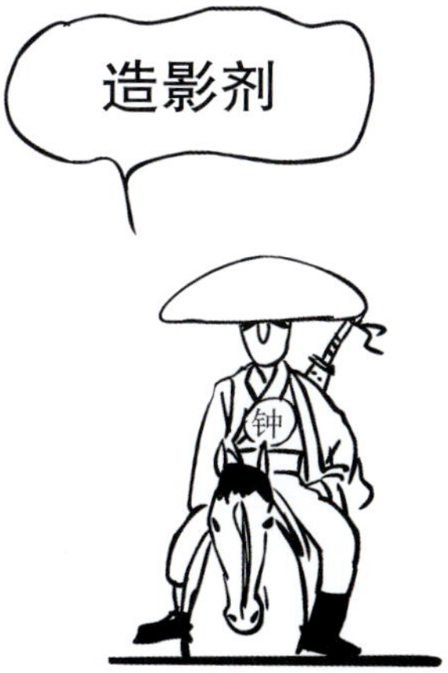
造影剂
钟

15

超声造影剂，
江湖上一直有它的传说，
钟Sir一直想拿到它。

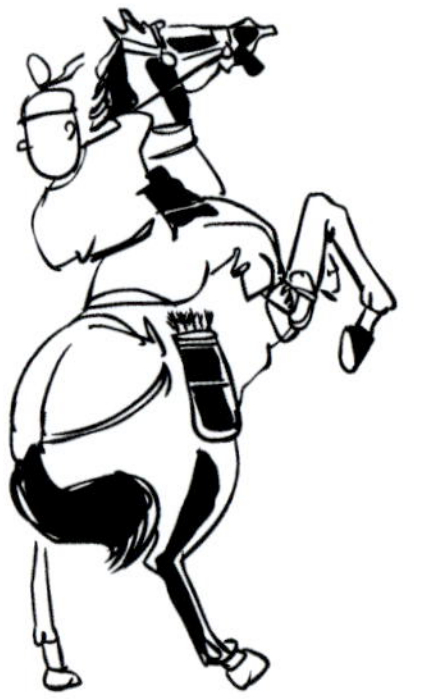

16

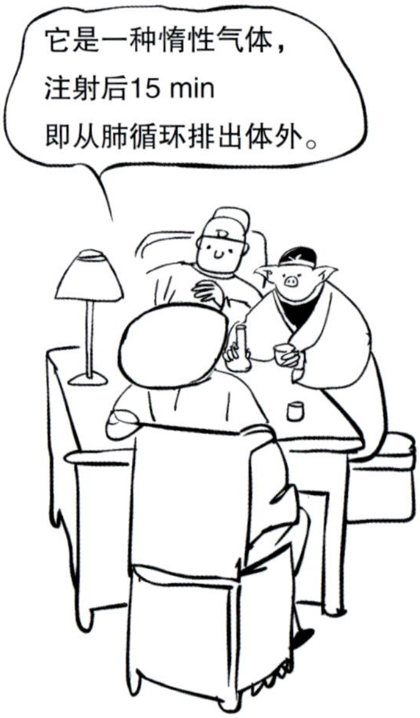
它是一种惰性气体，
注射后15 min
即从肺循环排出体外。

17

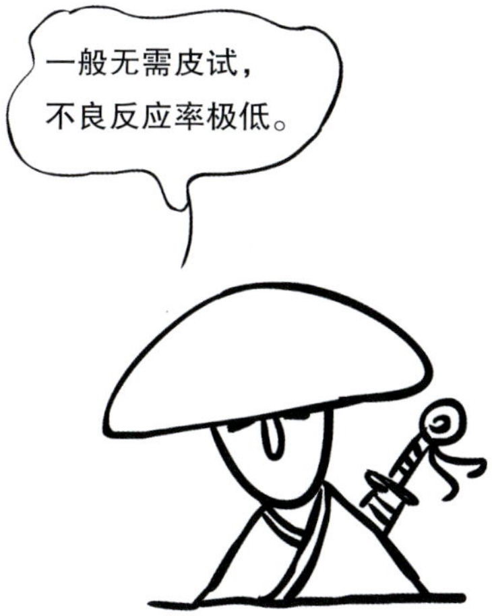
一般无需皮试，
不良反应率极低。

18

使用方便，
把上面的部分卡到瓶子上，
注入5 mL生理盐水，
晃一晃，
把白色粉末溶一下，
即可使用。

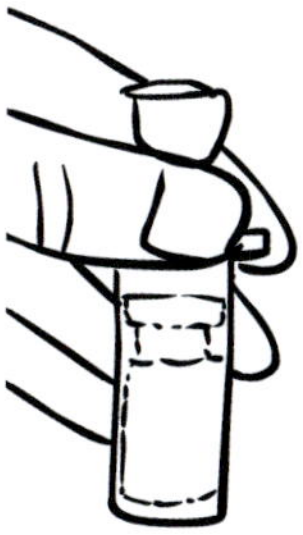

19

使用的时候，
用注射器抽出所需剂量，
静脉注射即可，
方便快捷。

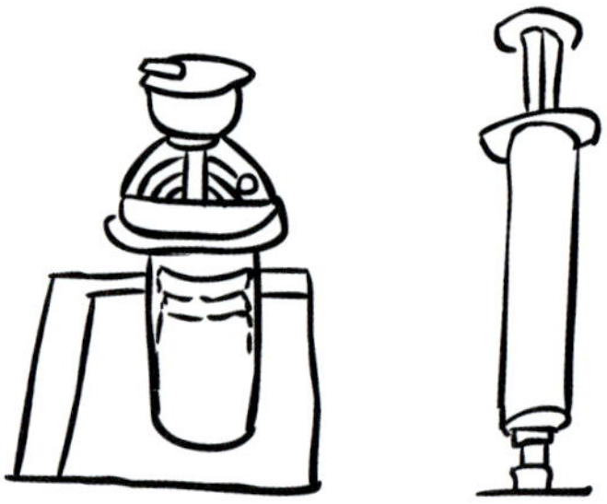

20

钟Sir赢了那场比武，
拿到了造影剂。
钟Sir说：
超声造影日益成为热点，
我们一定要用好它。

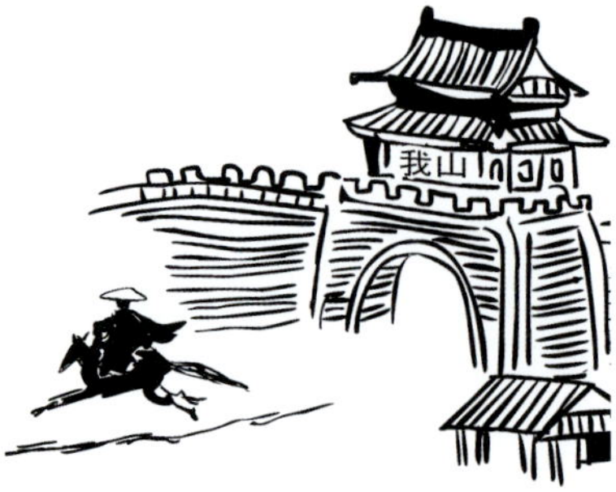
我山

重症群侠传之超声外传

超声造影后心室更清楚

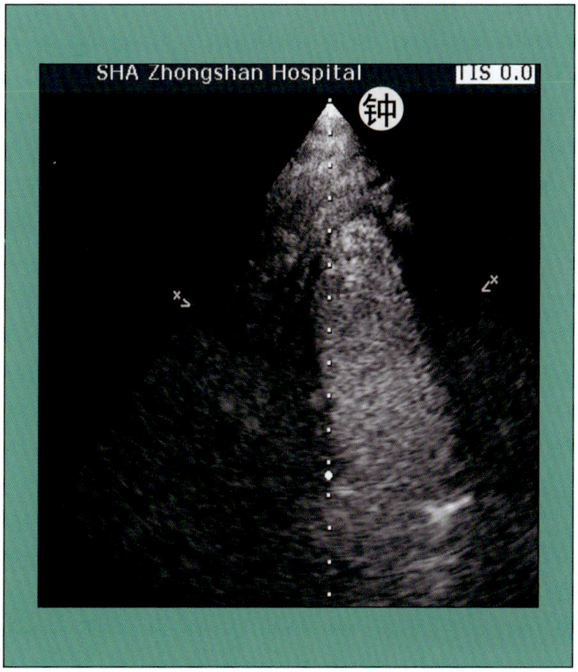
SHA Zhongshan Hospital
TIS 0.0
钟

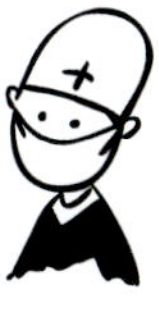

小大夫漫画

1

钟Sir查房：

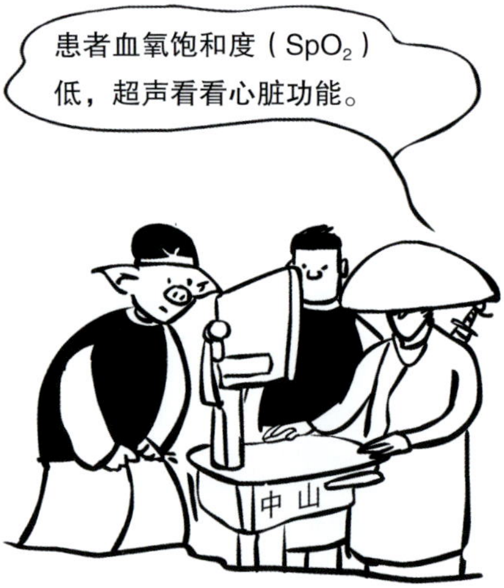
患者血氧饱和度（SpO_2）
低，超声看看心脏功能。
中 山

2

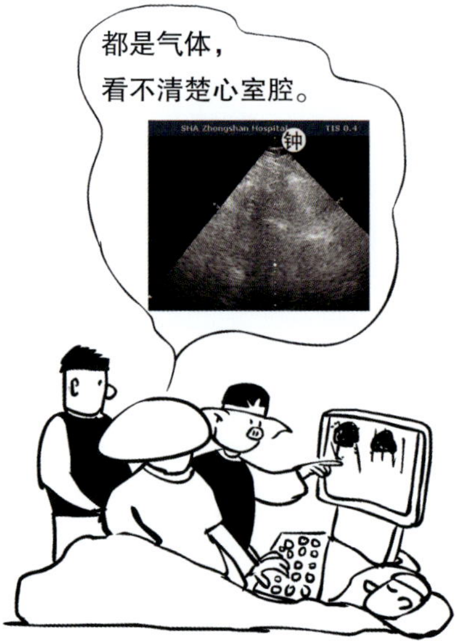
都是气体，
看不清楚心室腔。
SHA Zhongshan Hospital
钟
TIS 0.4

3

没关系，
钟Sir有办法，
打点造影剂看看。

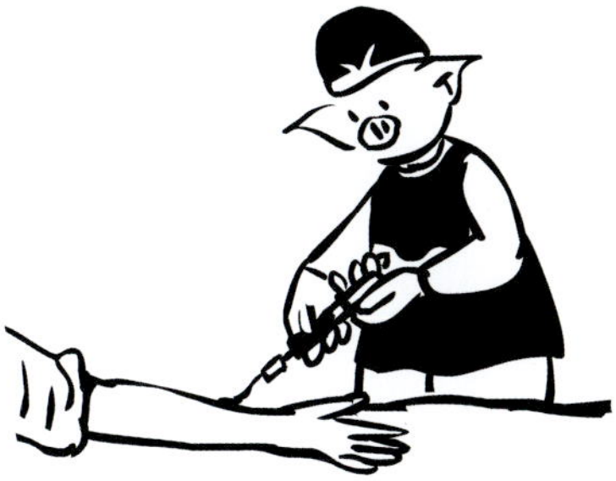

4

好啦，看到啦！

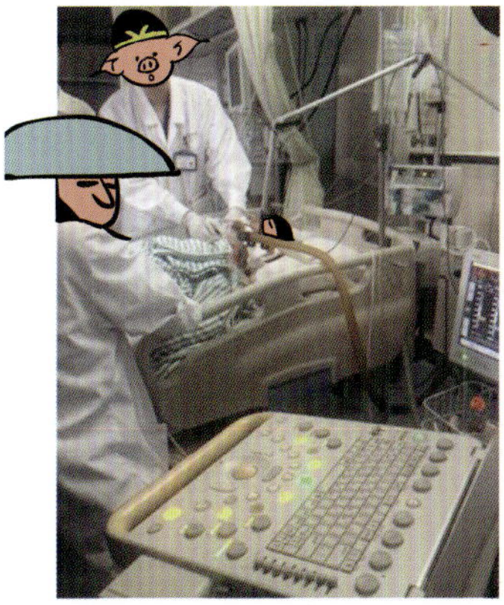

5

看，
边界很清楚，
测EF值很方便。

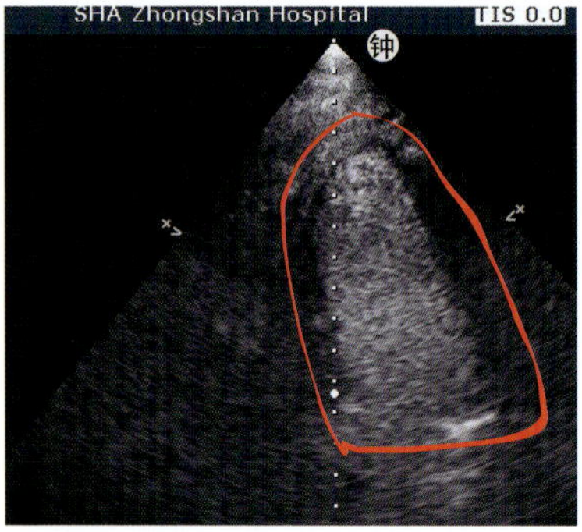
SHA Zhongshan Hospital
TIS 0.0
钟

6

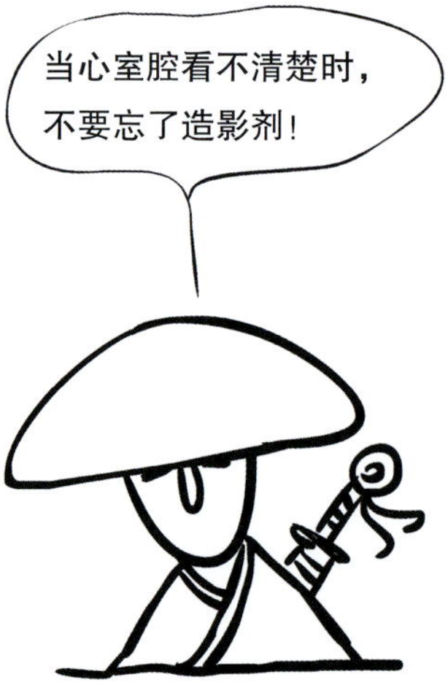
当心室腔看不清楚时，
不要忘了造影剂！

7

心腔造影（left ventricular opacification，LVO）
可以改善心超成像，
美国超声心动图学会推荐，
标准心尖四腔心切面6个节段中，
有2个或2个以上不能清楚显示者，
建议进行心腔造影。

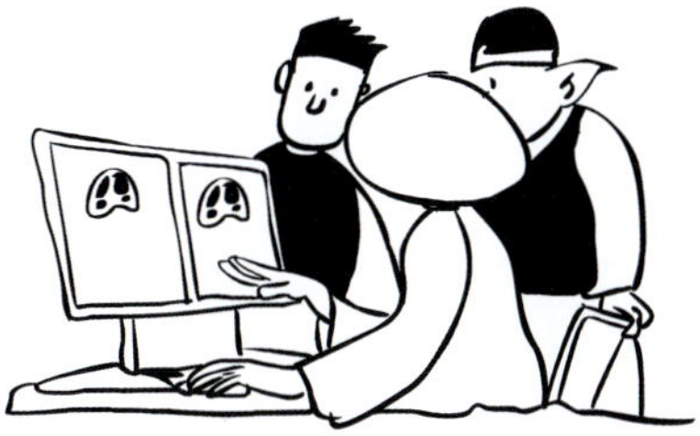

带呼吸机下床活动

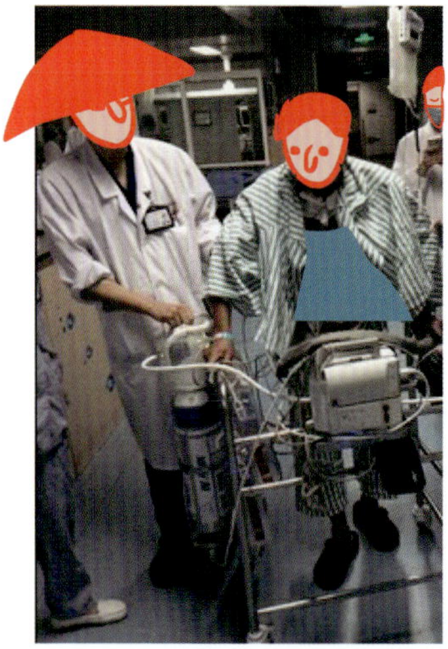

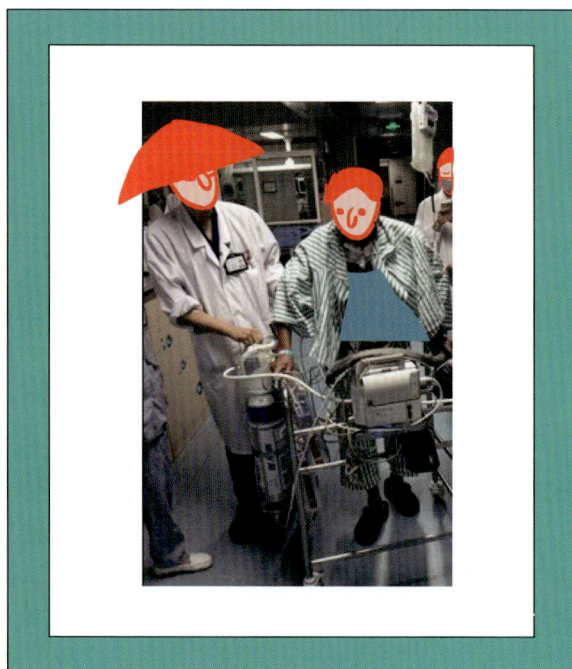

小大夫漫画

1

钟Sir查房：

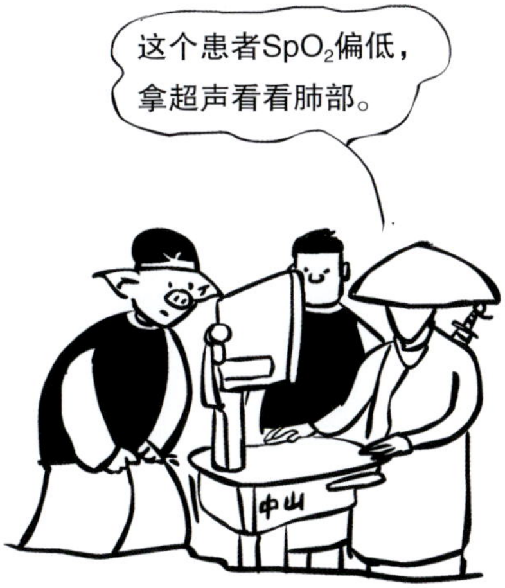
这个患者SpO_2偏低，
拿超声看看肺部。
中山

2

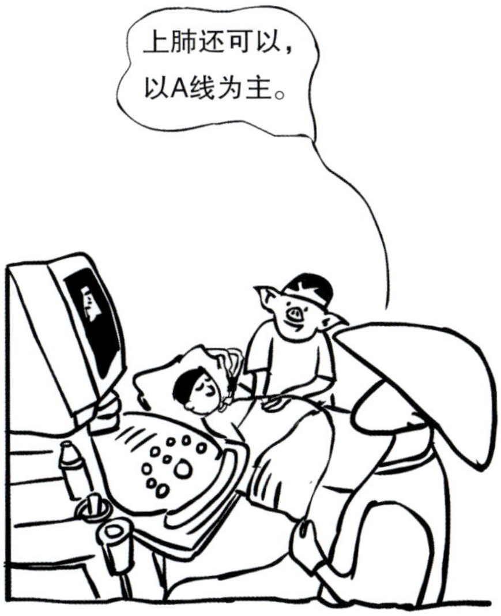
上肺还可以，
以A线为主。

3

下肺液体比较多，
以融合的B线为主。

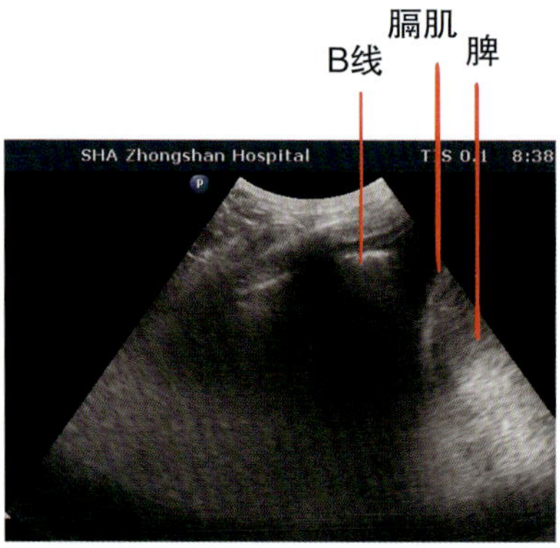
膈肌
B线
脾
SHA Zhongshan Hospital

4

还有肺不张、胸腔积液。

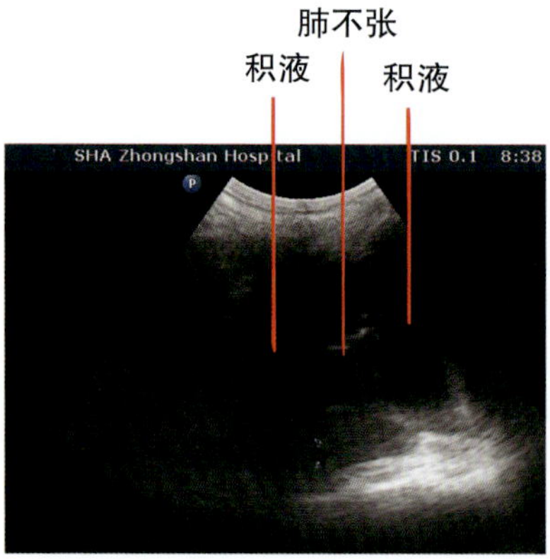
肺不张
积液
积液
SHA Zhongshan Hospital
TIS 0.1
8:38

5

怎么办?
不要紧，
钟Sir有办法:

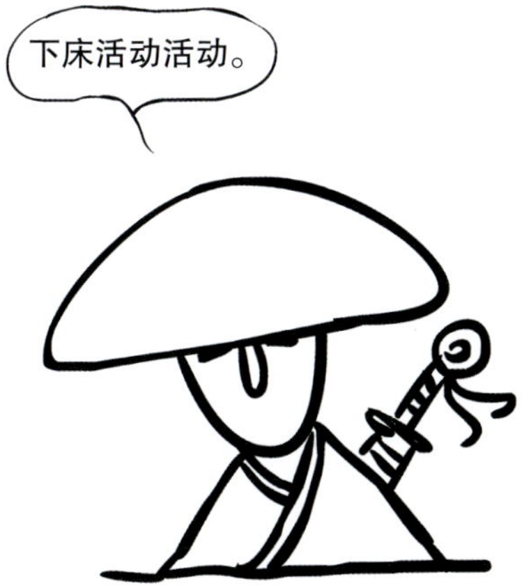
下床活动活动。

6

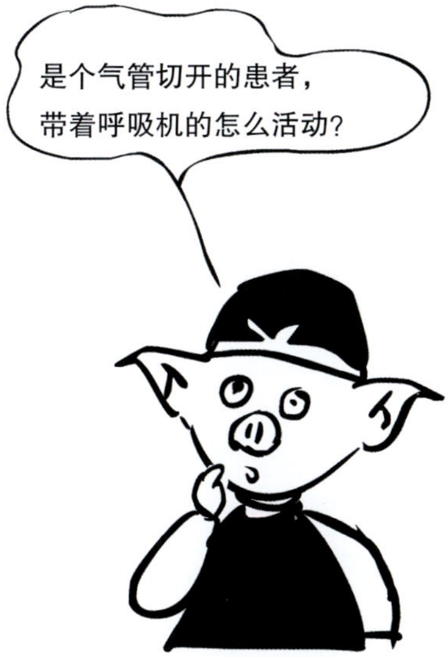
是个气管切开的患者，
带着呼吸机的怎么活动?

7

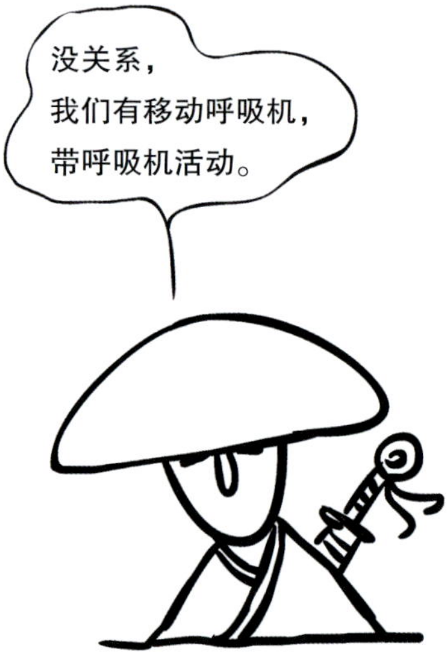
没关系，
我们有移动呼吸机，
带呼吸机活动。

8

说干咱就干，
移动呼吸机准备起来。

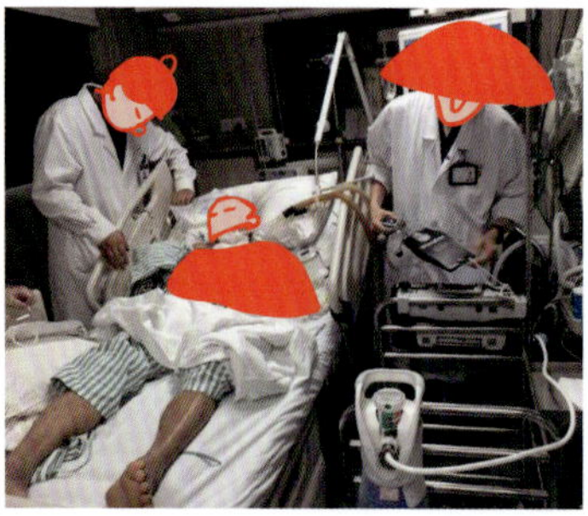

9

还是钟Sir有办法，
很好，
走两步。

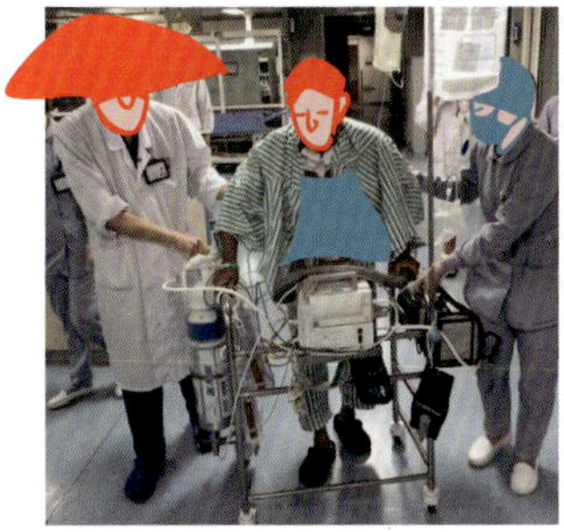

10

心率也不快，
SpO_2 98%，
在移动医疗时代，
患者也应移动起来，
不能老躺着。

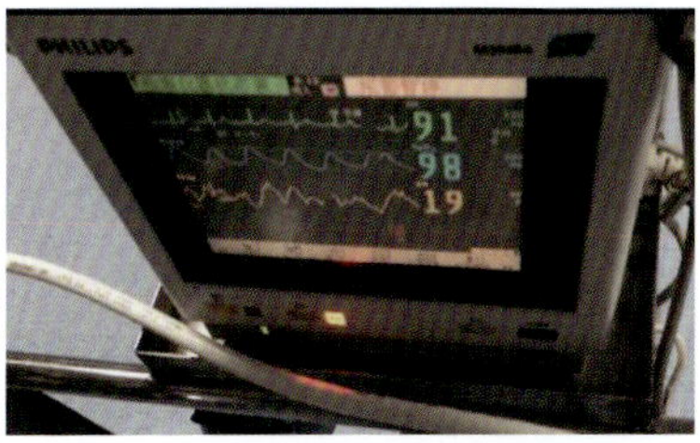
91
98
19

11

OK,
不错，
继续，
再走两步......

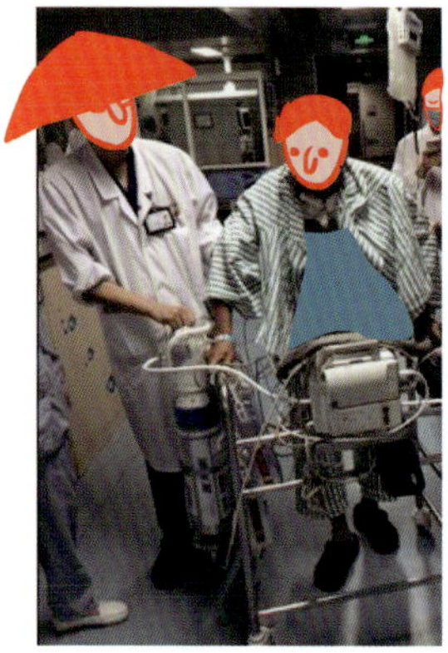

12

江湖险恶，
大家行走江湖时多留心。

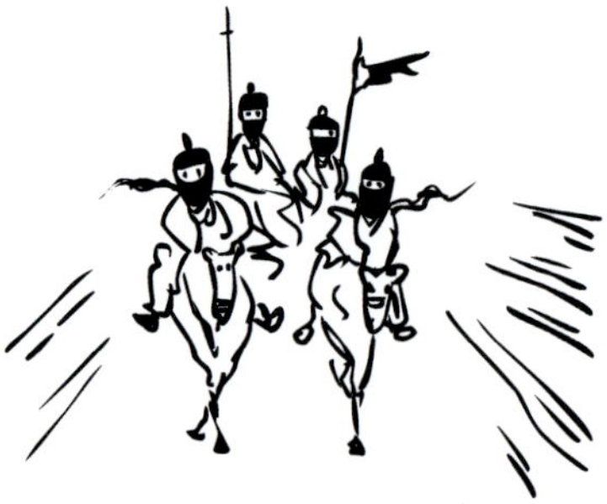

13

需多准备几个秘密武器，
才能应对强敌。

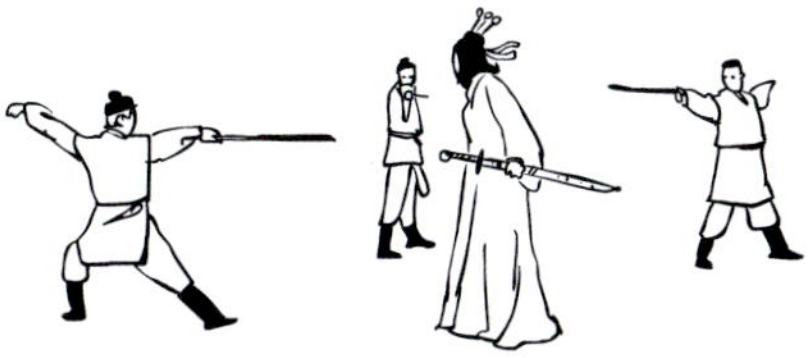

14

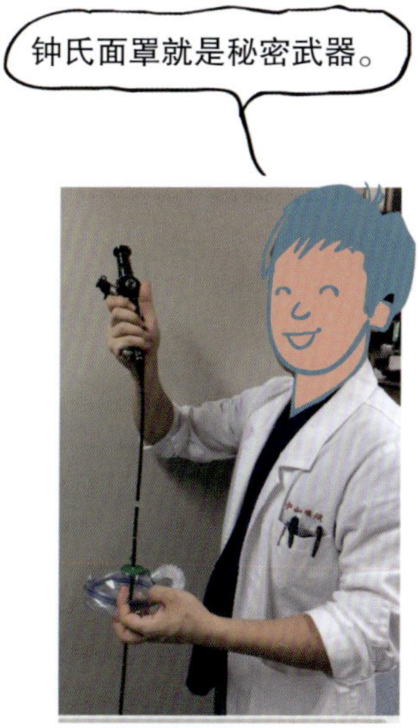
钟氏面罩就是秘密武器。

15

钟氏面罩获有专利权

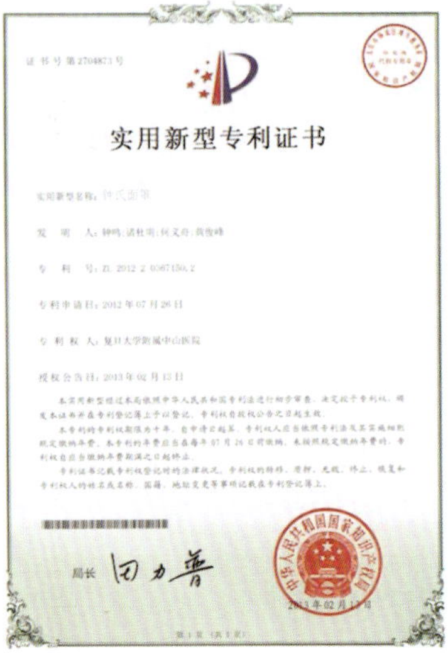
证书号第2704873号

实用新型专利证书

实用新型名称：钟氏面罩

发　明　人：钟鸣;诸杜明;何义舟;黄俊峰

专　利　号：ZL 2012 2 0367150.2

专利申请日：2012年07月26日

专 利 权 人：复旦大学附属中山医院

授权公告日：2013年02月13日

本实用新型经过本局依照中华人民共和国专利法进行初步审查，决定授予专利权，颁发本证书并在专利登记簿上予以登记。专利权自授权公告之日起生效。

本专利的专利权期限为十年，自申请日起算。专利权人应当依照专利法及其实施细则规定缴纳年费。本专利的年费应当在每年07月26日前缴纳。未按照规定缴纳年费的，专利权自应当缴纳年费期满之日起终止。

专利证书记载专利权登记时的法律状况。专利权的转移、质押、无效、终止、恢复和专利权人的姓名或名称、国籍、地址变更等事项记载在专利登记簿上。

局长 田力普

中华人民共和国国家知识产权局

2013年02月13日

16

平时备在旁边，
抢救时顺手就可以拿到。

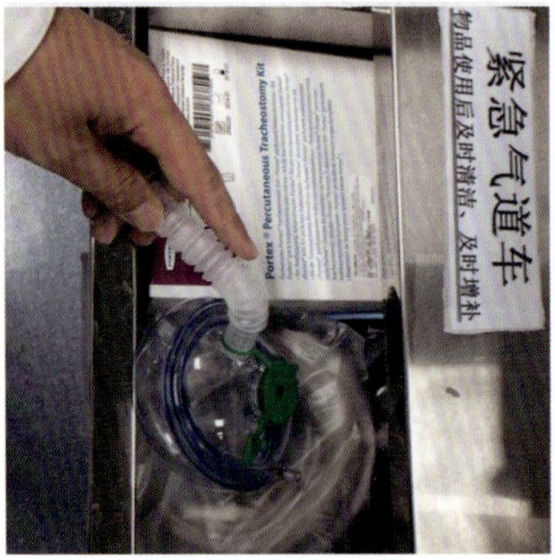
紧急气道车
物品使用后及时清洁、及时增补
Portex ® Percutaneous Tracheostomy Kit

17

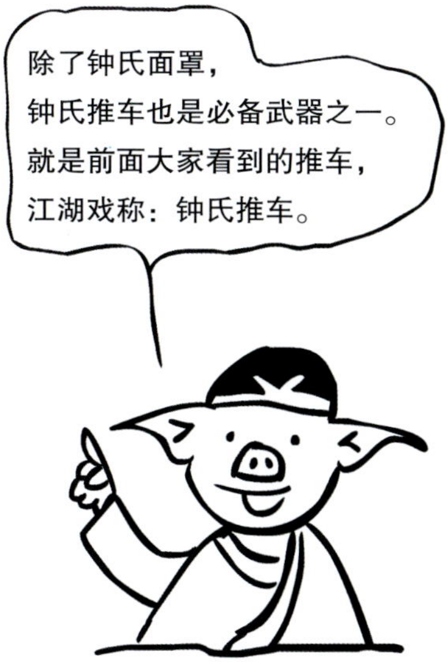
除了钟氏面罩，
钟氏推车也是必备武器之一。
就是前面大家看到的推车，
江湖戏称：钟氏推车。

18

钟氏推车

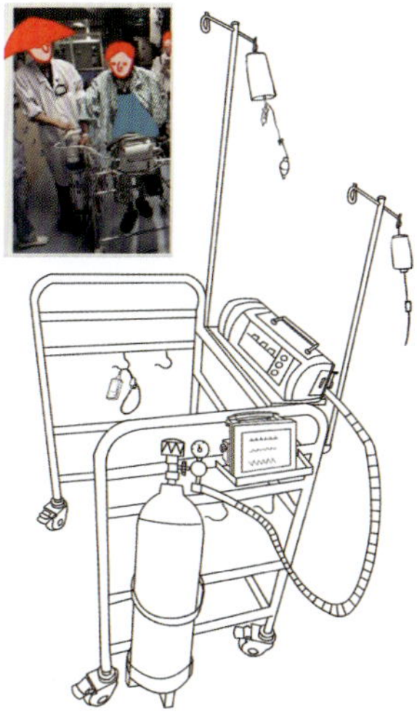

19

钟氏推车获有专利权

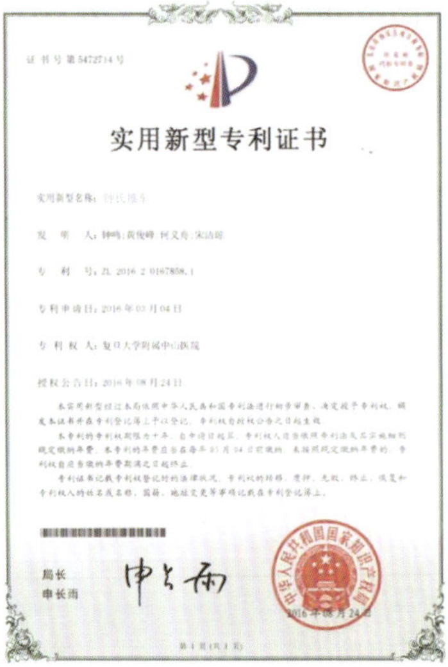
证书号第5472714号

实用新型专利证书

实用新型名称：钟氏推车

发　明　人：钟鸣;黄俊峰;何义舟;宋洁琼

专　利　号：ZL 2016 2 0167858.1

专利申请日：2016年03月04日

专　利　权　人：复旦大学附属中山医院

授权公告日：2016年08月24日

局长
申长雨

中华人民共和国国家知识产权局

2016年08月24日

20

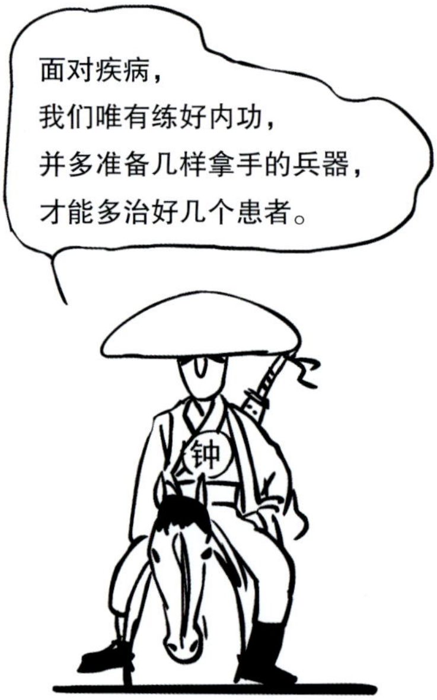
面对疾病，
我们唯有练好内功，
并多准备几样拿手的兵器，
才能多治好几个患者。
钟

21

钟氏推车，
康复神器，
你值得拥有。

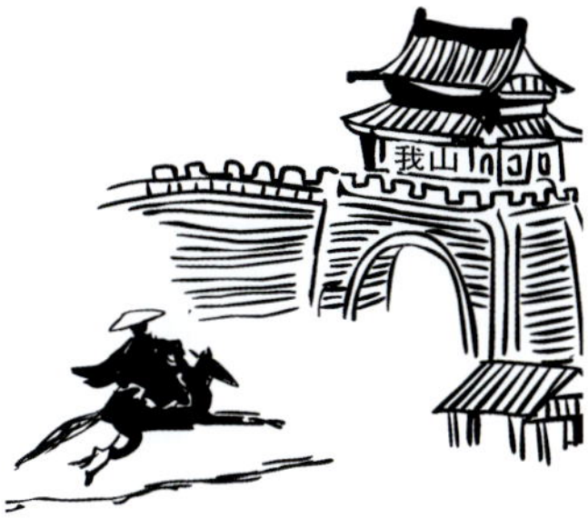
我山

重症群侠传之超声外传

心力衰竭治疗金三角

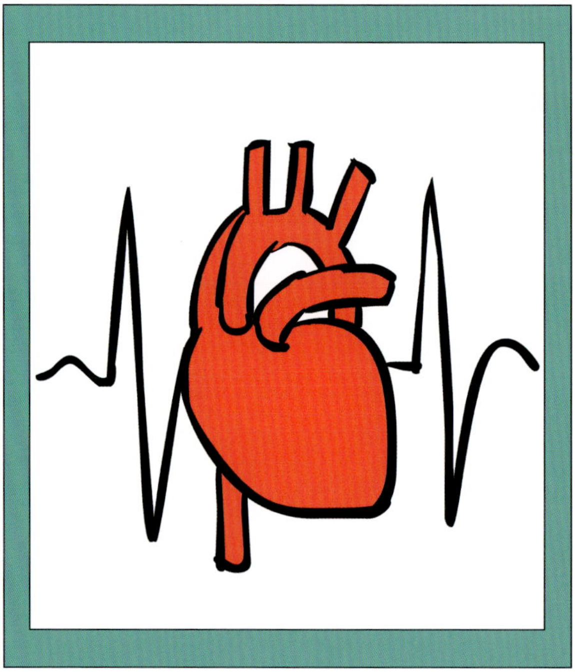

小大夫漫画

1

嵩少、二师兄跟着钟Sir查房：

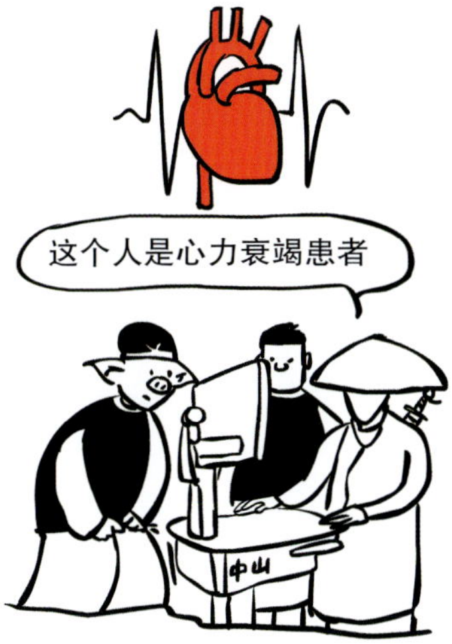
这个人是心力衰竭患者
中山

2

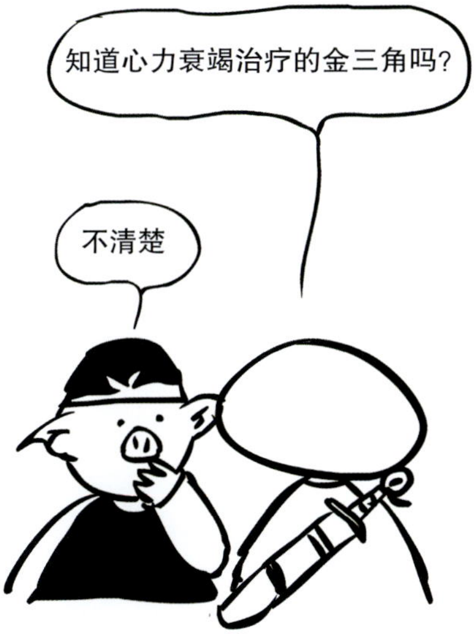
知道心力衰竭治疗的金三角吗？
不清楚

3

心力衰竭治疗旧的观念就是强心。

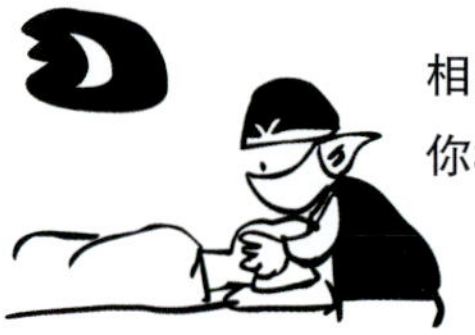

相当于
你3天一个夜班

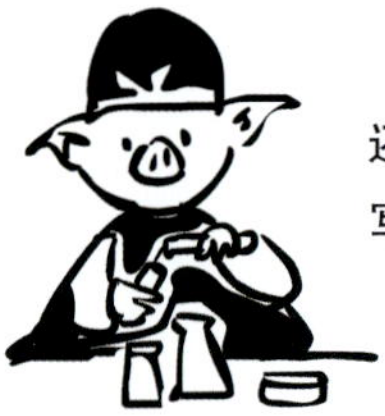

还要搞科研，
写文章……

4

强心药就是Boss。

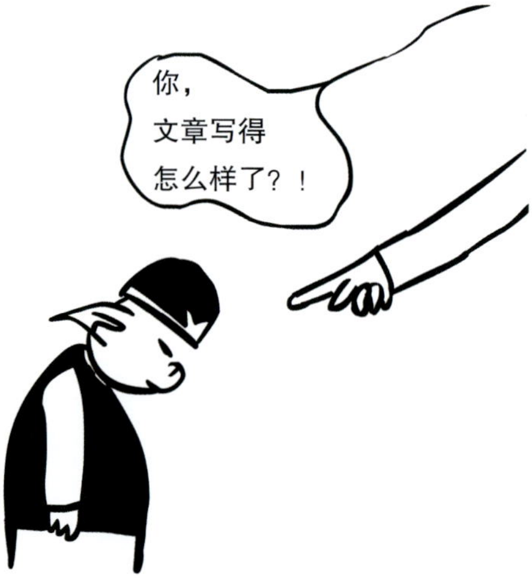
你，
文章写得
怎么样了？！

5

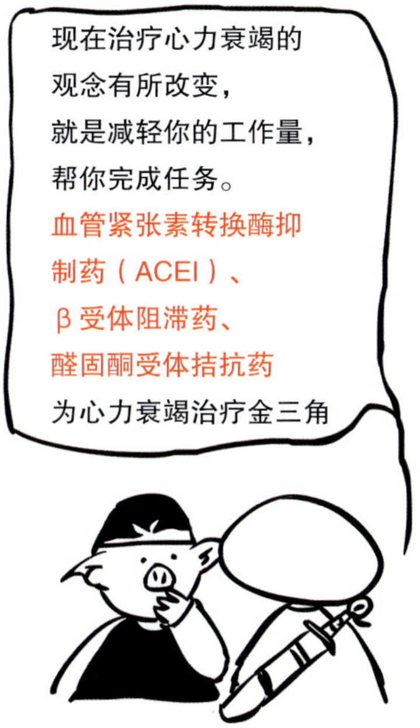
现在治疗心力衰竭的
观念有所改变，
就是减轻你的工作量，
帮你完成任务。
血管紧张素转换酶抑
制药（ACEI）、
β受体阻滞药、
醛固酮受体拮抗药
为心力衰竭治疗金三角

6

你3天一个夜班改为7天一个，
你忙不完，
就找几个人帮你完成。
嵩少帮你做PPT，
HEMA医生帮你写文章。

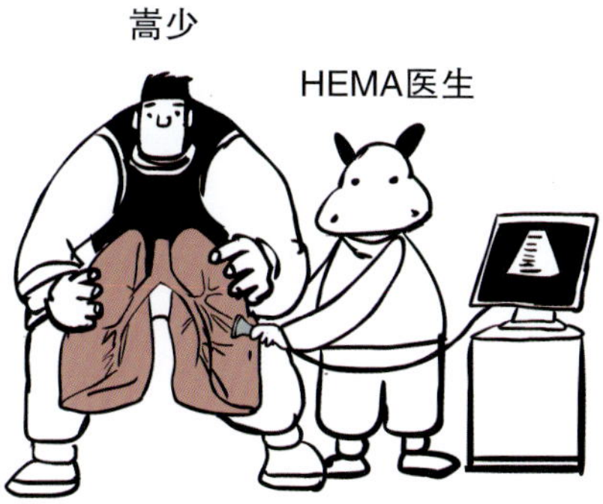
嵩少
HEMA医生

7

这样，
你就解放了，
心功能慢慢恢复了。

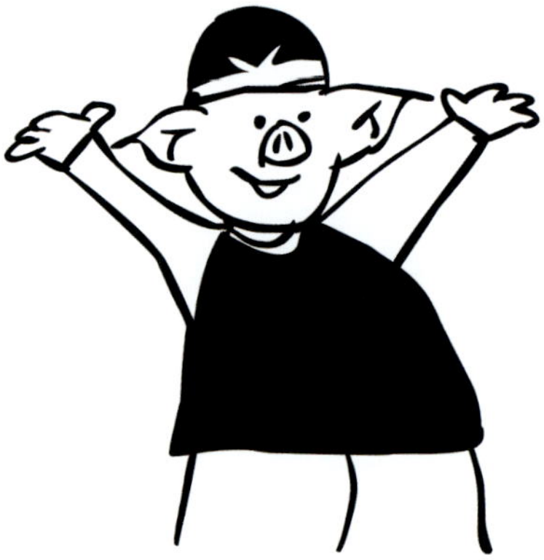

8

反而能完成更多的工作，
简单的比喻就是这样。

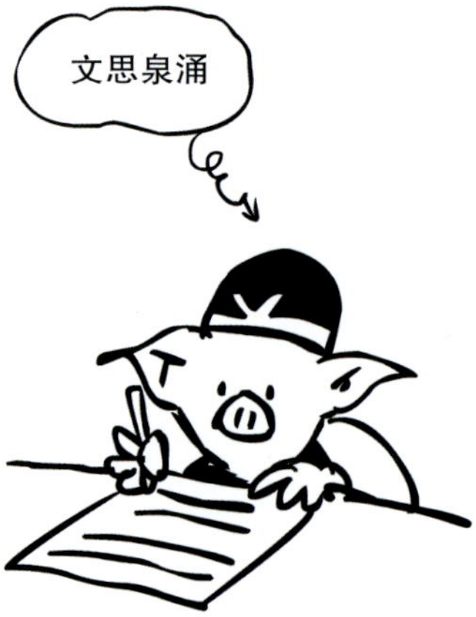
文思泉涌

9

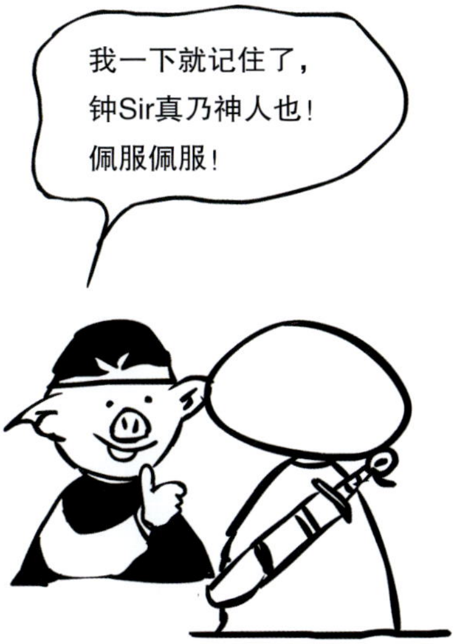
我一下就记住了，
钟Sir真乃神人也！
佩服佩服！

重症群侠传之超声外传

武林秘笈

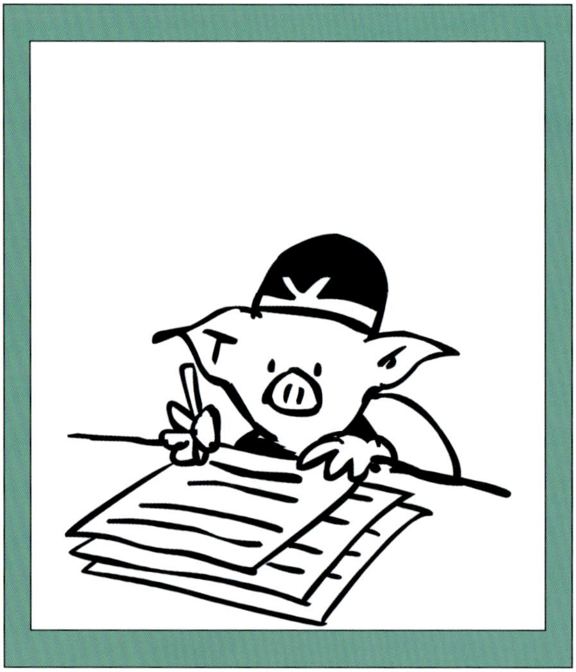

小大夫漫画

1

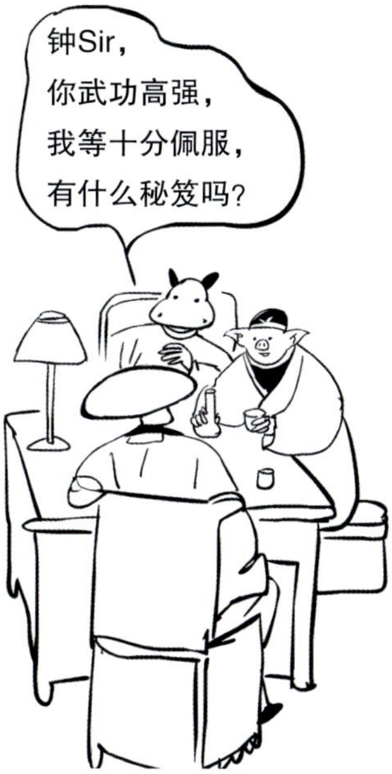
钟Sir，
你武功高强，
我等十分佩服，
有什么秘笈吗？

2

秘笈就是：

多看患者。

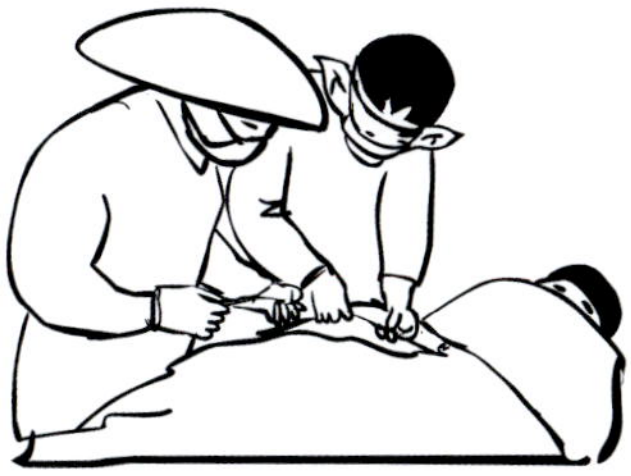

3

遇到不懂的问题，
检索PubMed，
多看文献。

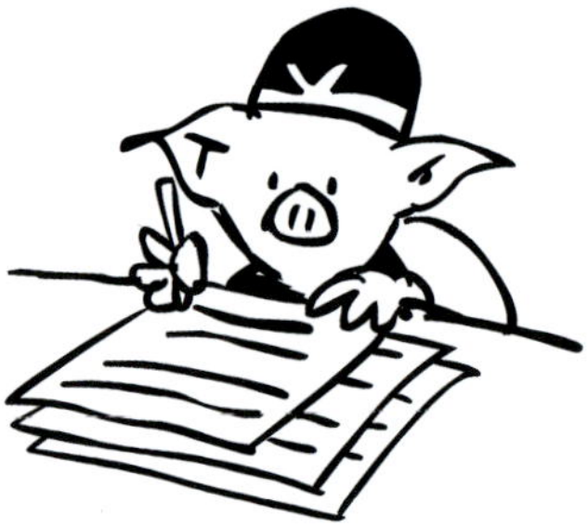

4

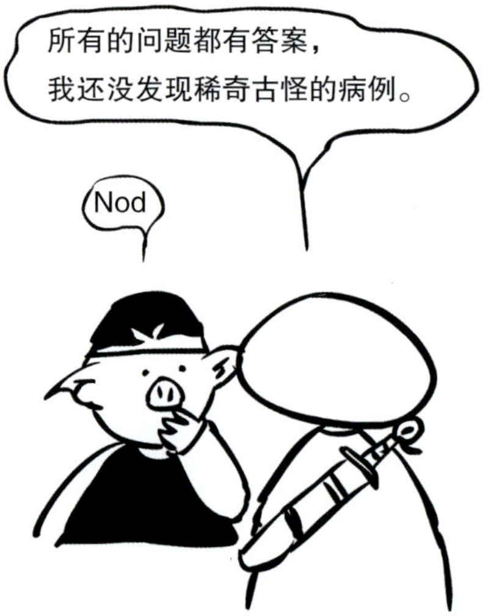
所有的问题都有答案，
我还没发现稀奇古怪的病例。
Nod

5

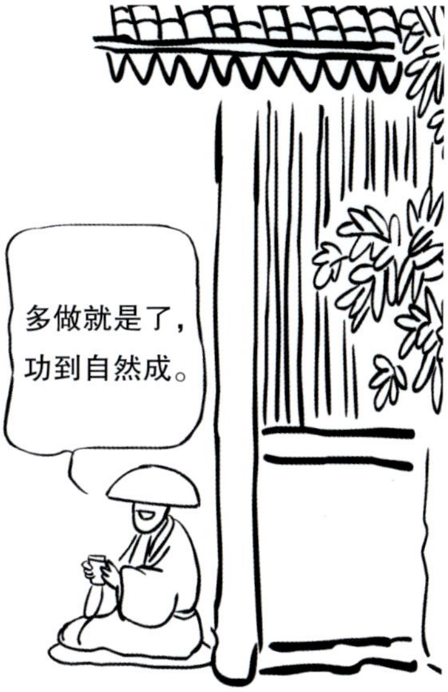
多做就是了，
功到自然成。

重症群侠传之超声外传

手术中ECMO

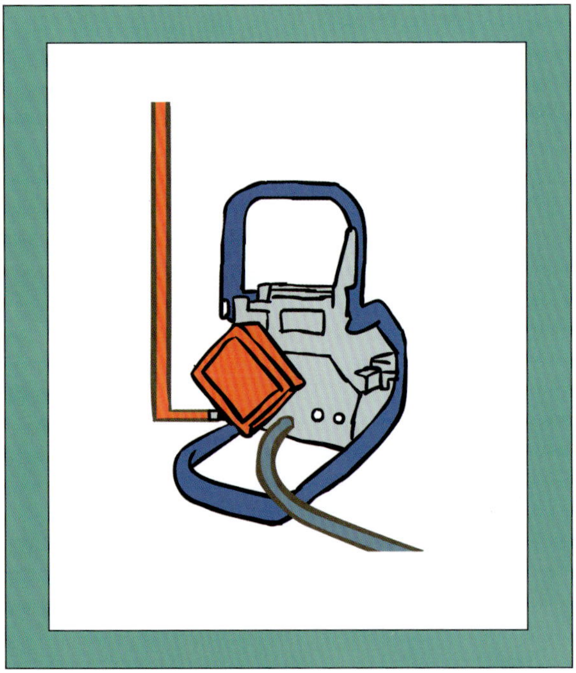

小大夫漫画

1

最近江湖不太平，
充满血雨腥风。

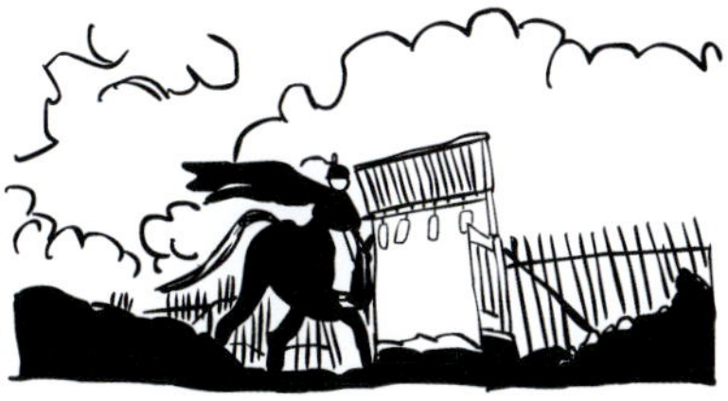

2

夜深了，
钟Sir依然在精读武林秘笈，
以备不时之需。

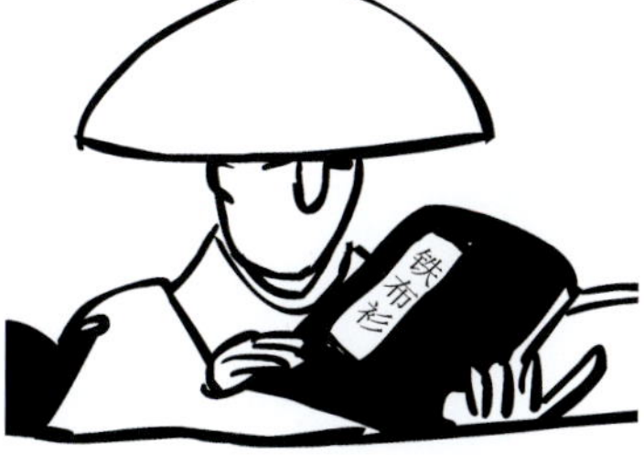
铁布衫

3

突然，
二师兄来访。

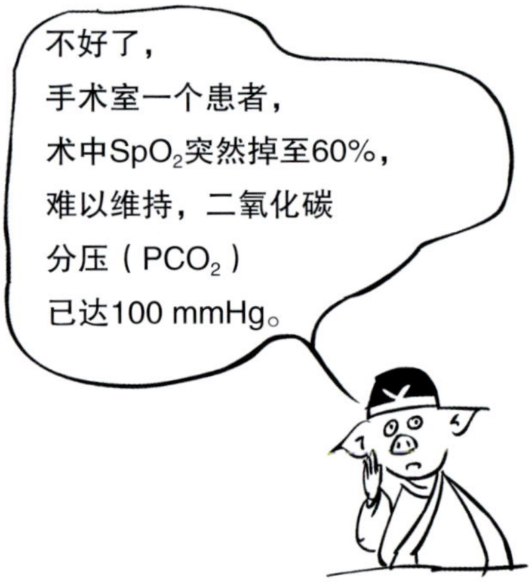
不好了，
手术室一个患者，
术中SpO_2突然掉至60%，
难以维持，二氧化碳
分压（PCO_2）
已达100 mmHg。

4

二话不说，
钟大侠立即赶回我山。

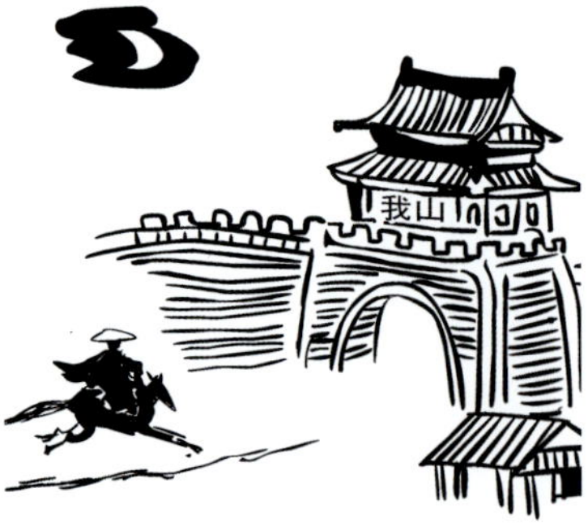
我山

5

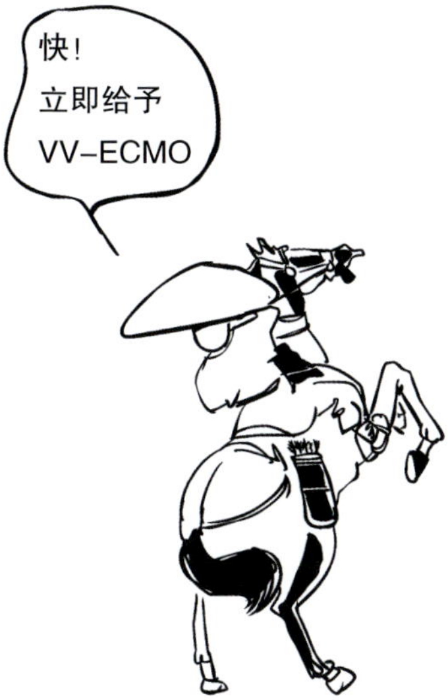
快！
立即给予
VV-ECMO

6

各种工作紧张有序地进行

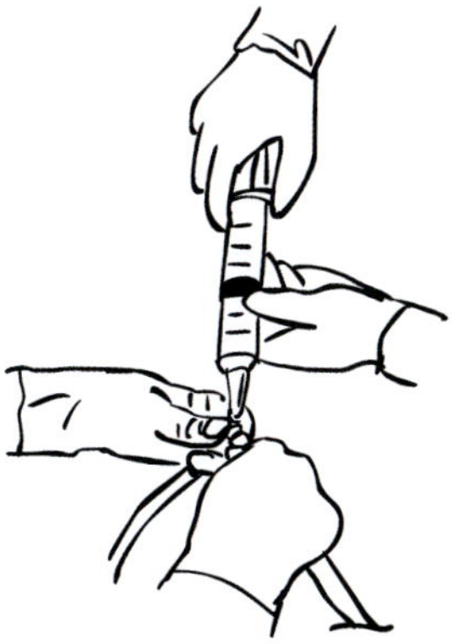

7

开始转机，
一切运转正常。

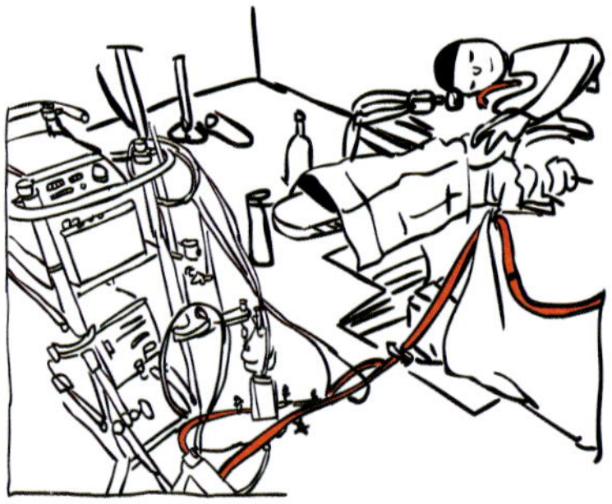

8

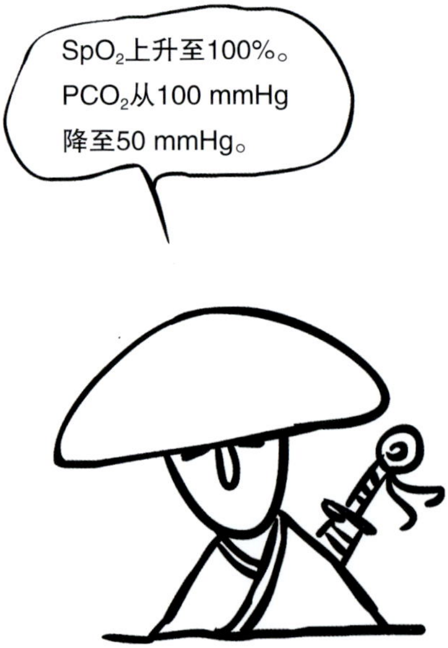
SpO_2上升至100%。
PCO_2从100 mmHg
降至50 mmHg。

9

患者生命体征平稳，
手术继续进行。

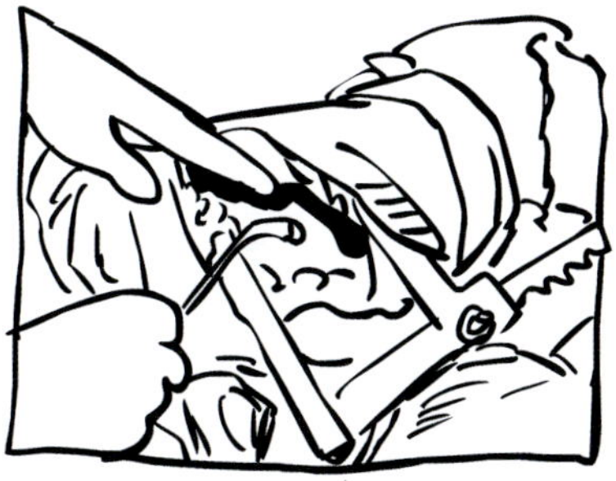

10

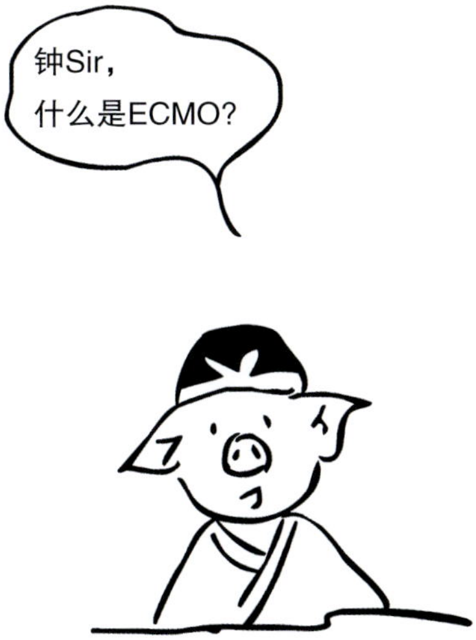
钟Sir，
什么是ECMO?

11

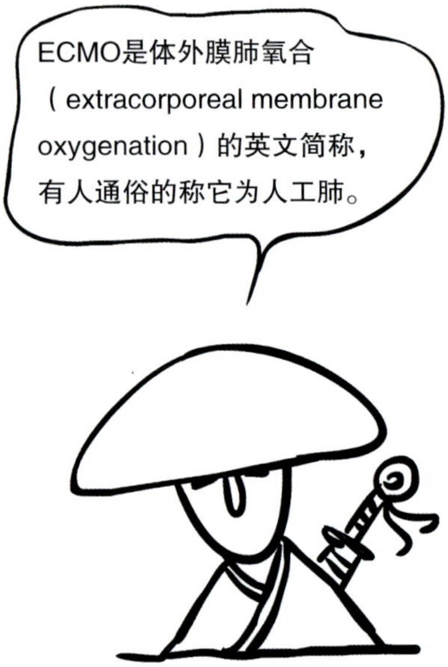
ECMO是体外膜肺氧合（extracorporeal membrane oxygenation）的英文简称，有人通俗的称它为人工肺。

12

这是VV-ECMO
的工作原理图

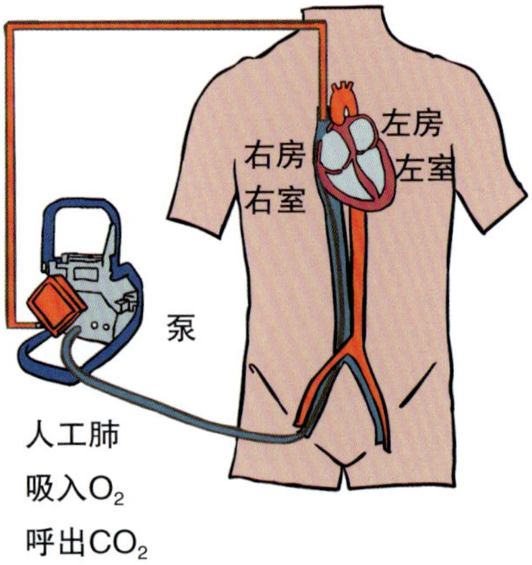
右房
右室
左房
左室
泵
人工肺
吸入O_2
呼出CO_2

13

这是VA-ECMO
的工作原理图

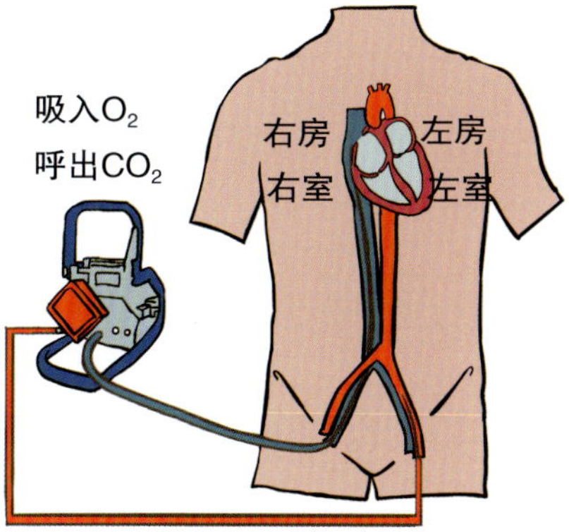
吸入O_2
呼出CO_2
右房
右室
左房
左室

14

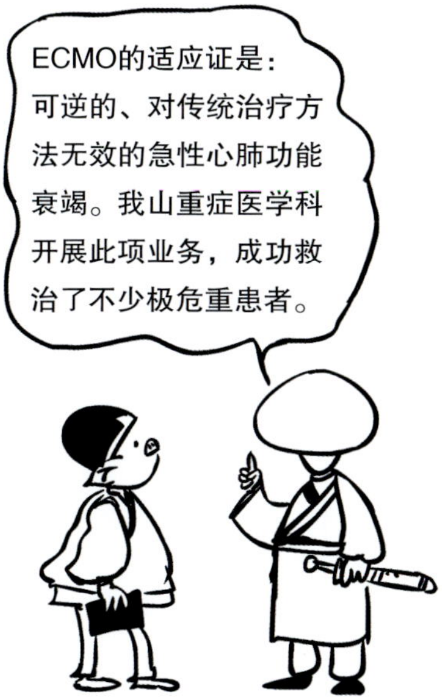
ECMO的适应证是：可逆的、对传统治疗方法无效的急性心肺功能衰竭。我山重症医学科开展此项业务，成功救治了不少极危重患者。

15

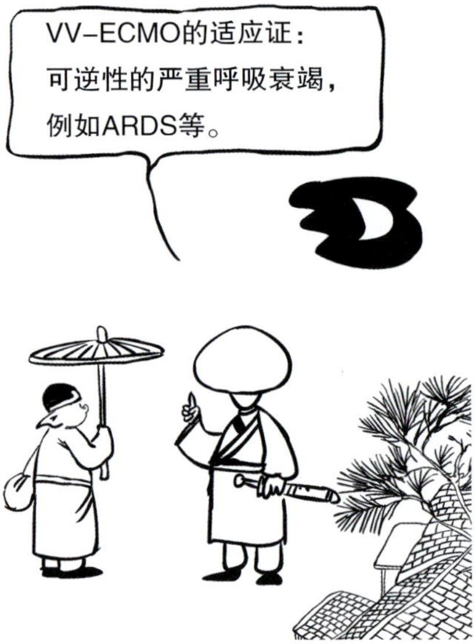
VV-ECMO的适应证：
可逆性的严重呼吸衰竭，
例如ARDS等。

16

这个患者低氧血症，
只有ECMO能救他。

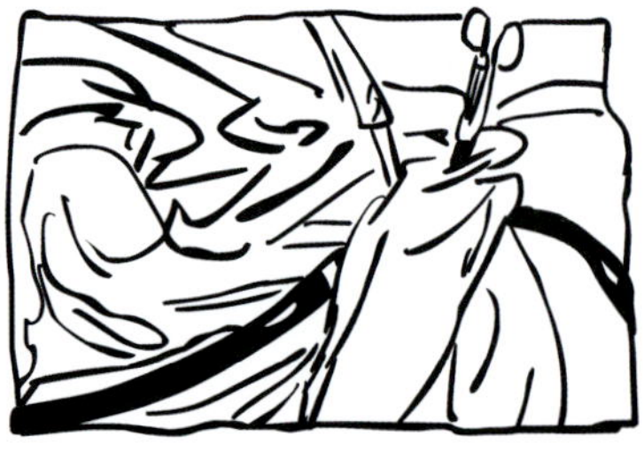

17

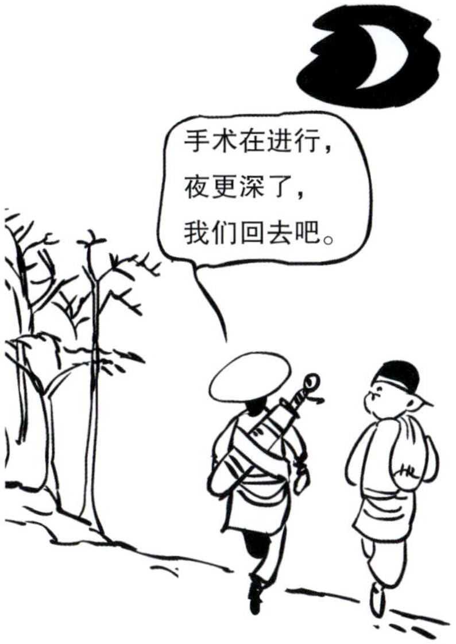
手术在进行，
夜更深了，
我们回去吧。

18

最后再送给大家一张原理图：

VV-ECMO 武林秘笈

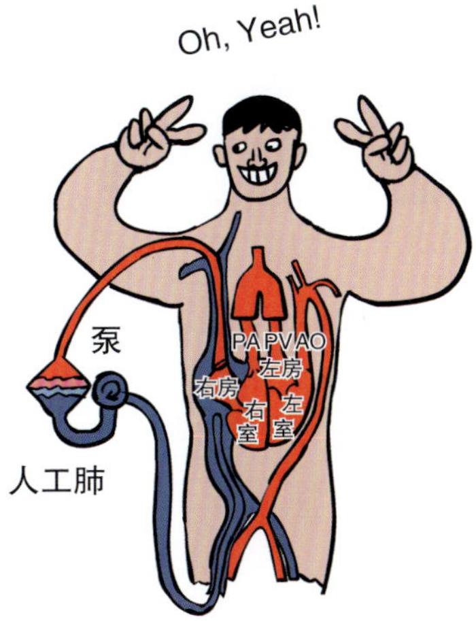
Oh, Yeah!
泵
人工肺
PA PV AO
左房
右房
右室
左室

重症群侠传之超声外传

肋间动脉是个坑

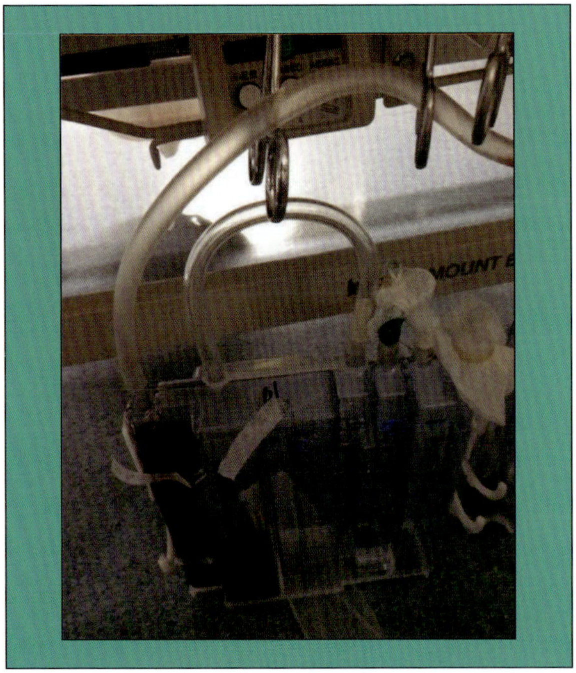

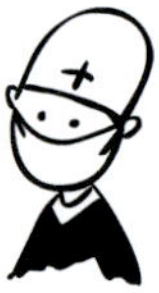

小大夫漫画

1

今天查房查到5床，
5床是一个20岁的小伙子，
持续发热。

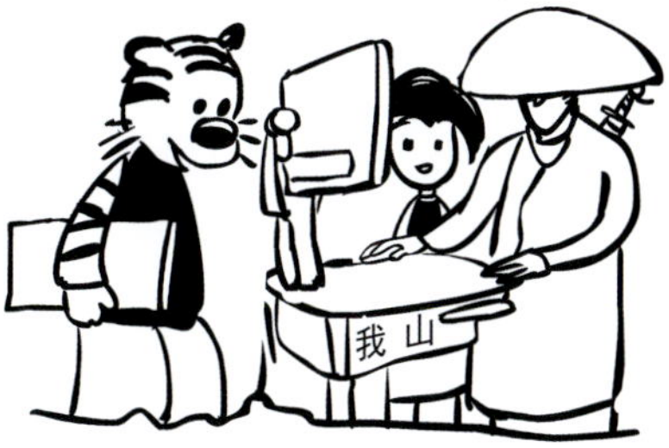
我 山

2

给予床旁超声，
发现右侧胸腔积液。

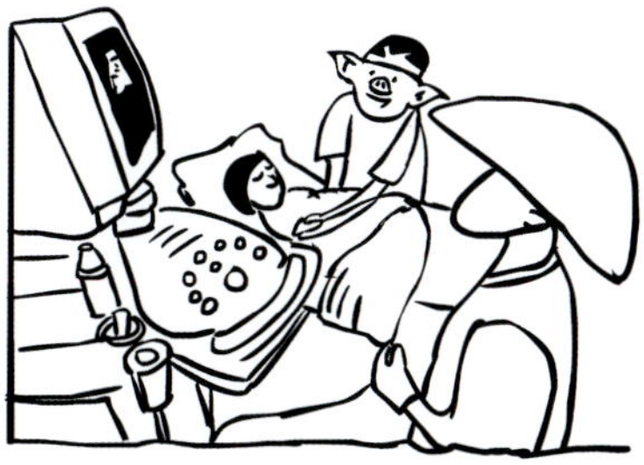

3

在超声引导下，
利多卡因麻醉，
5 mL空针给予穿刺，
抽出稍混黄色液体，
果然是胸腔积液。

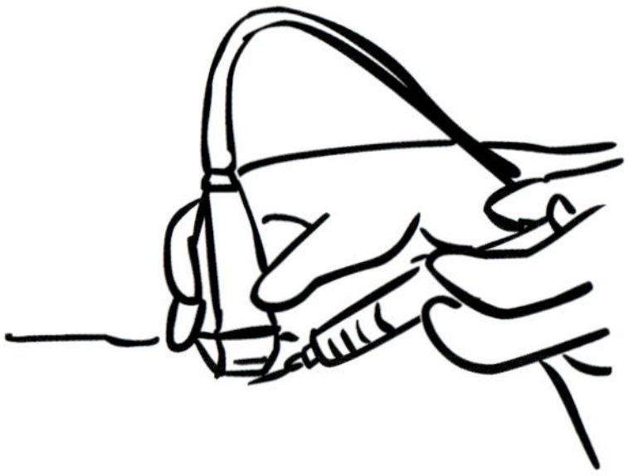

4

然后给予粗针胸腔穿刺，
共抽出约700 mL液体。

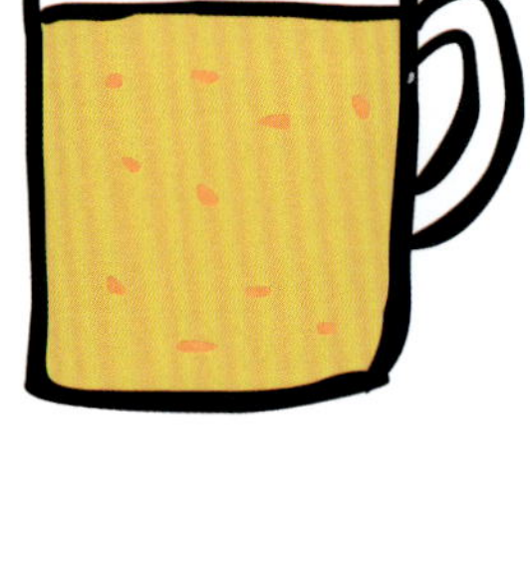

5

一个小时后，
傻呆呆发现：

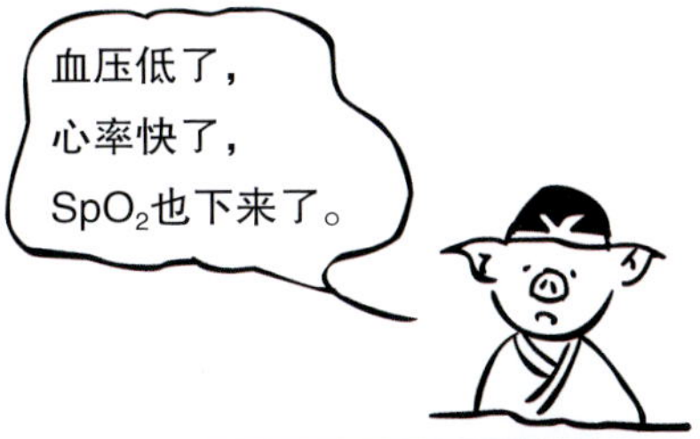
血压低了，
心率快了，
SpO_2也下来了。

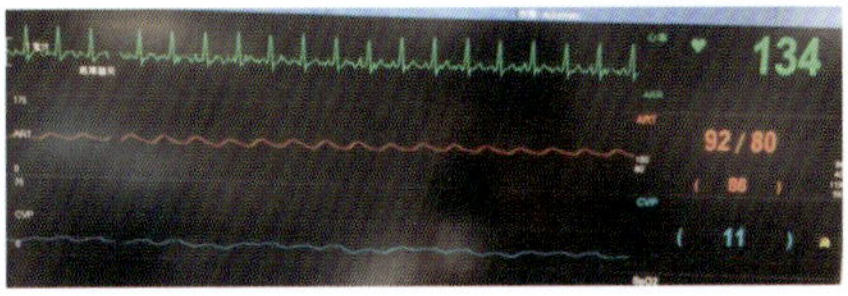
134
92 / 80
11

6

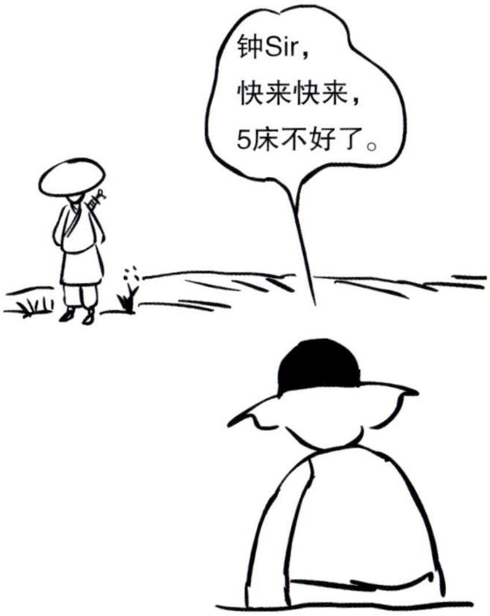
钟Sir，
快来快来，
5床不好了。

7

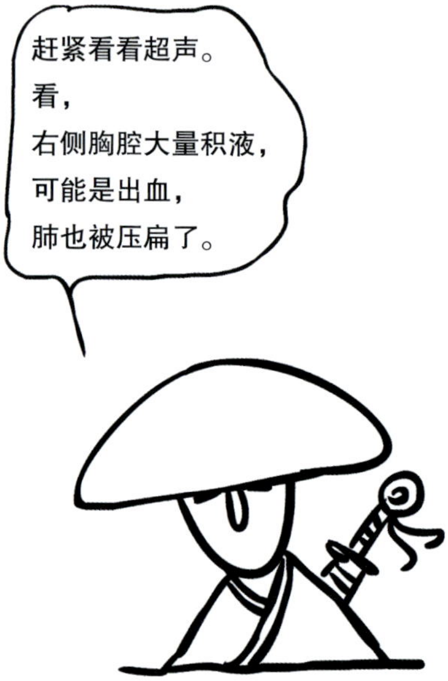
赶紧看看超声。
看，
右侧胸腔大量积液，
可能是出血，
肺也被压扁了。

8

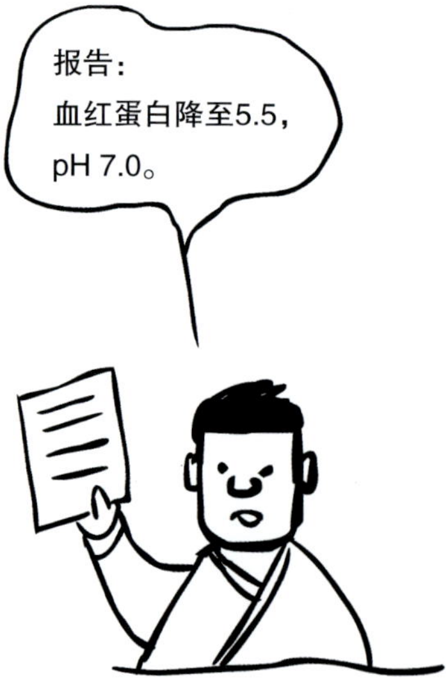
报告：
血红蛋白降至5.5，
pH 7.0。

9

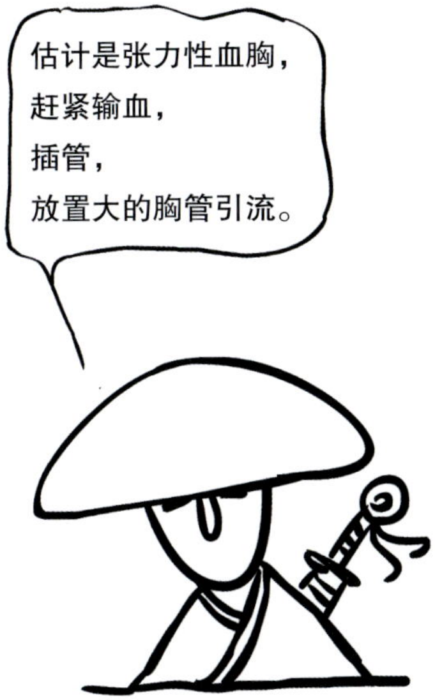
估计是张力性血胸，
赶紧输血，
插管，
放置大的胸管引流。

10

钟Sir给予急诊放置胸管，
引流出1 500 mL血性液体。

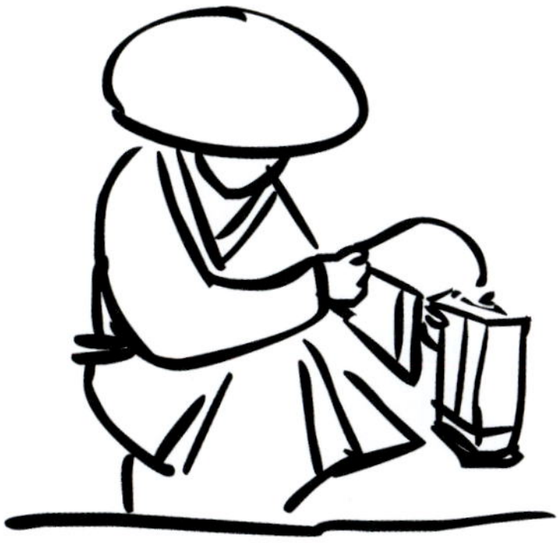

11

同时给予输血，
应用血管活性药物。

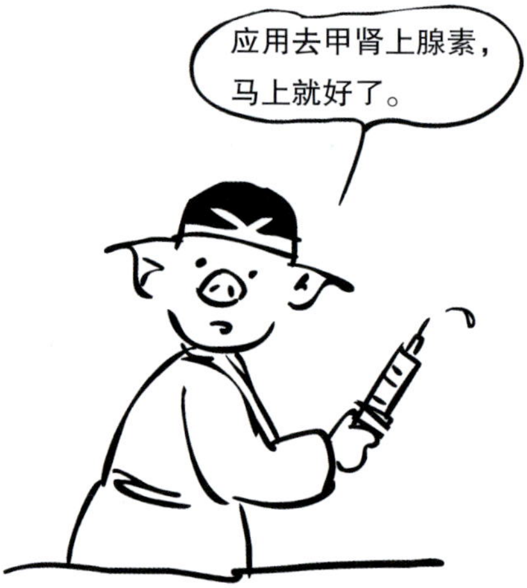
应用去甲肾上腺素，
马上就好了。

12

患者生命体征逐渐平稳，
两天后拔出气管插管。

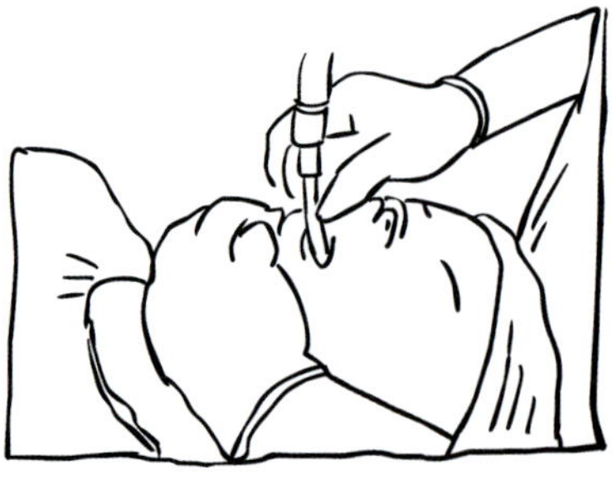

13

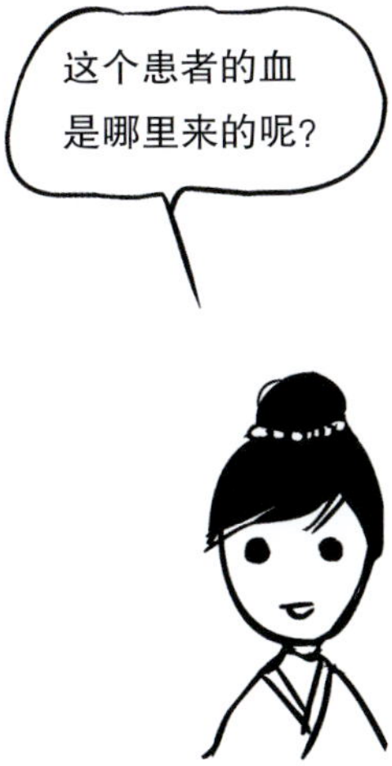
这个患者的血
是哪里来的呢?

14

从血管超声看，
肋间动脉就在肋间隙中间，
应该是损伤了肋间动脉。

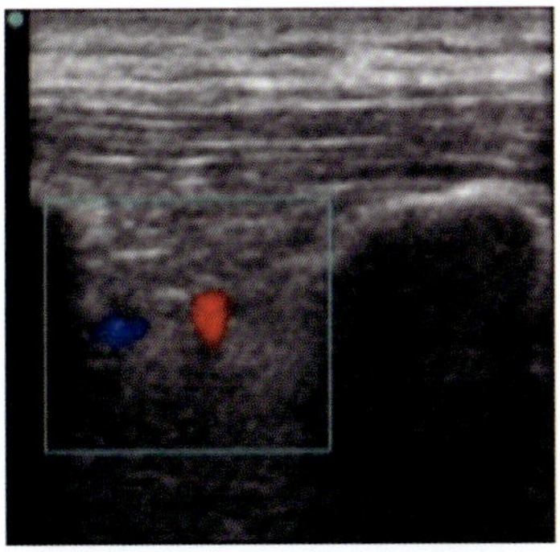

15

肋间动脉不是躲在
肋骨后缘下方吗？
我们穿刺紧靠下一肋的上缘，
怎么会损伤呢？

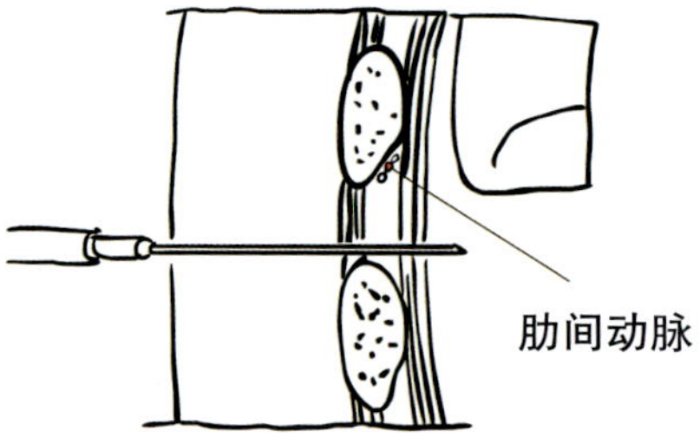
肋间动脉

16

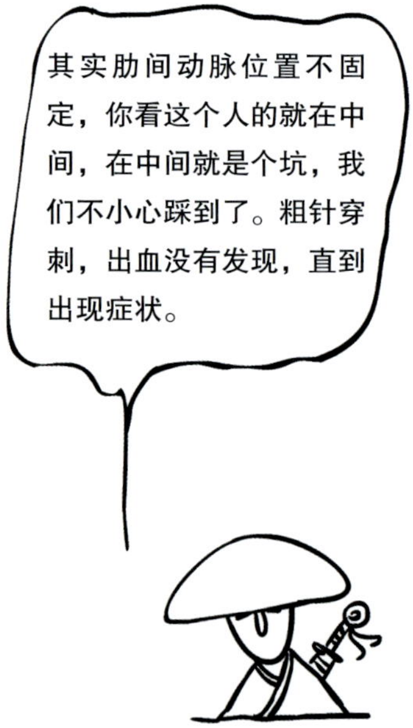
其实肋间动脉位置不固定，你看这个人的就在中间，在中间就是个坑，我们不小心踩到了。粗针穿刺，出血没有发现，直到出现症状。

17

而且，
肋间动脉还有扭曲，
年龄越大扭曲越多，
扭曲以后，
肋骨就挡不住了，
穿刺就会损伤血管。

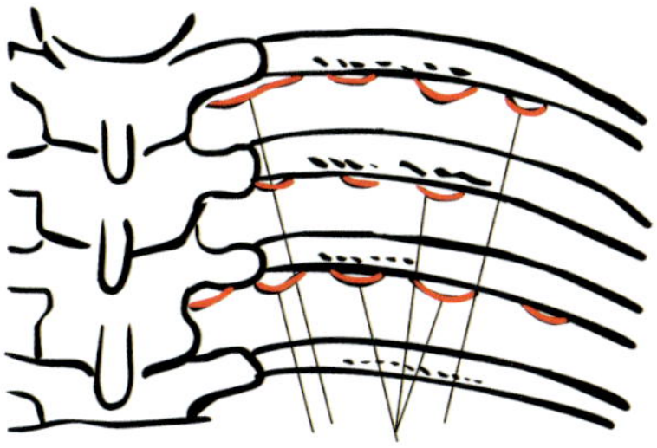
肋间动脉

18

还有就是肋间动脉还有侧支，
穿行在两个肋骨之间，
这个更坑人。
不小心就会穿到。

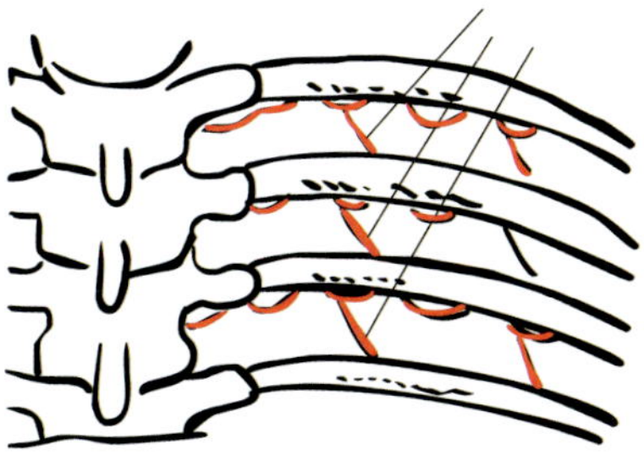
肋间动脉

19

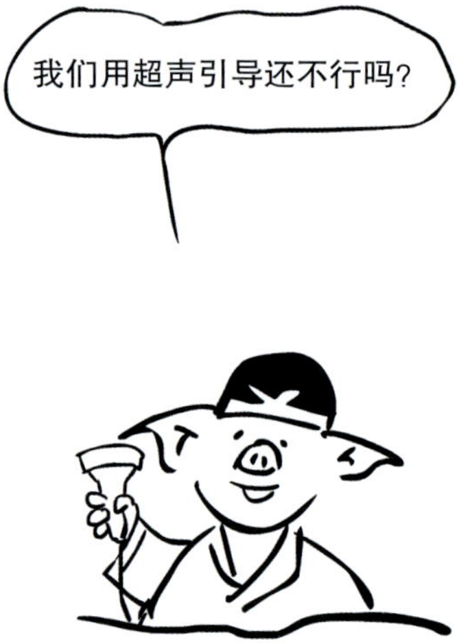
我们用超声引导还不行吗?

20

关键是我们用的是腹部探头，
腹部超声看不了血管，
一定要用血管探头。

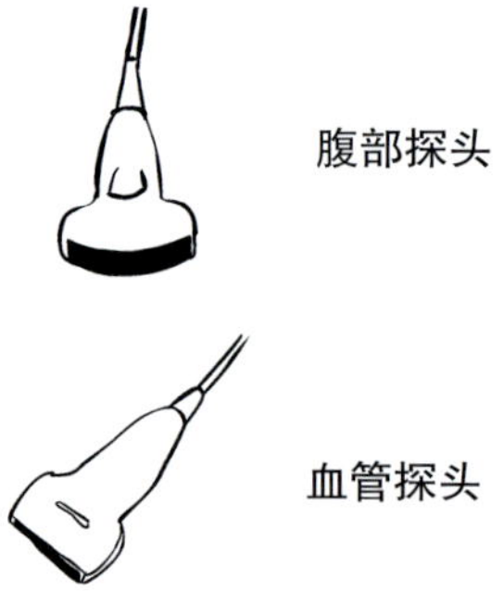
腹部探头
血管探头

21

在穿刺前，
用血管探头看一下肋间动脉，
看看有没有坑，
会安全很多。

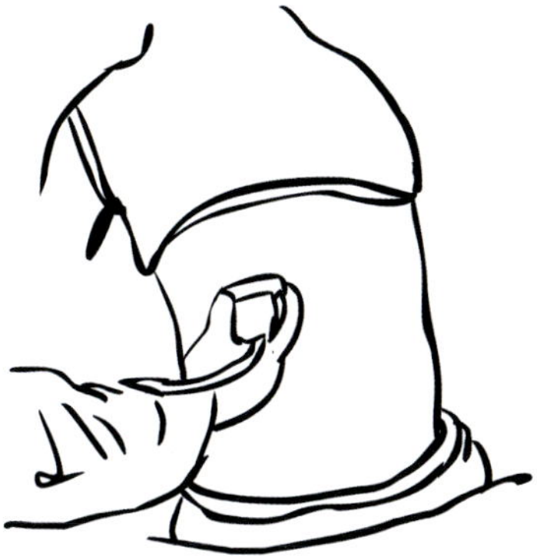

22

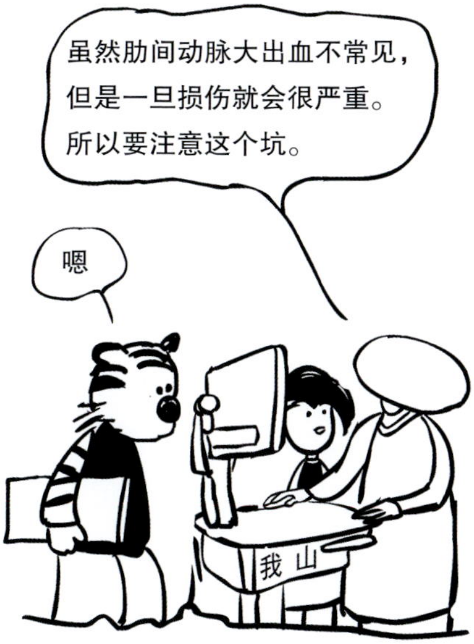
虽然肋间动脉大出血不常见，
但是一旦损伤就会很严重。
所以要注意这个坑。
嗯
我 山

23

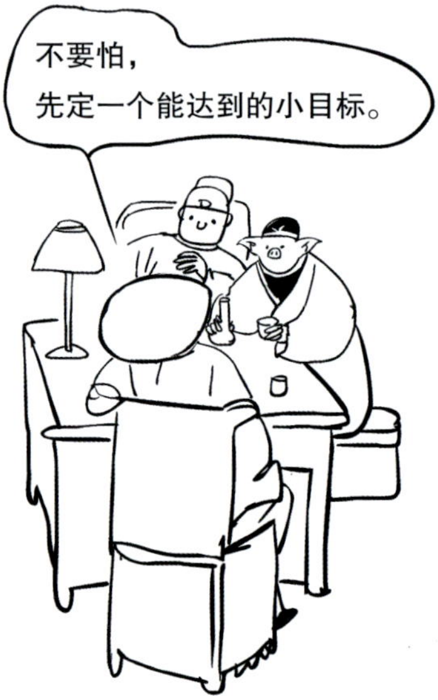
不要怕，
先定一个能达到的小目标。

24

比方说我先看1 000个患者，
就知道道肋间动脉这个坑在哪儿。

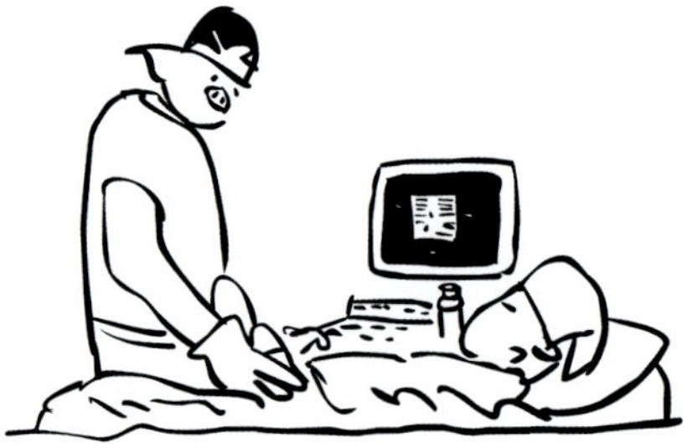

重症群侠传之超声外传

可视化让问题变得简单

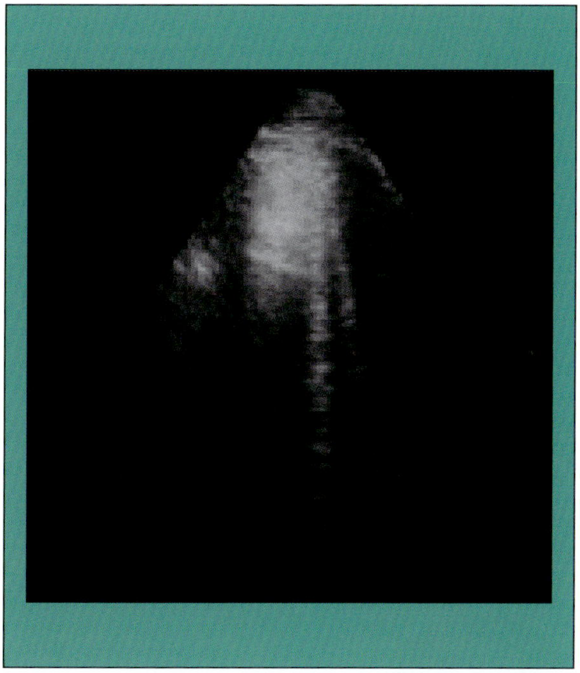

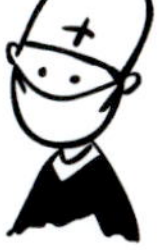

小大夫漫画

1

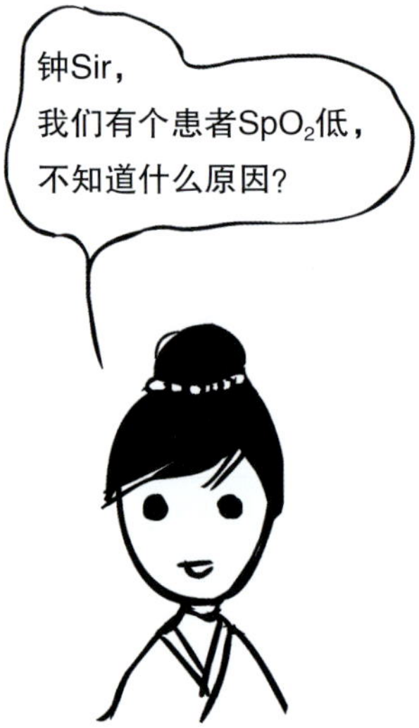
钟Sir，
我们有个患者SpO_2低，
不知道什么原因？

2

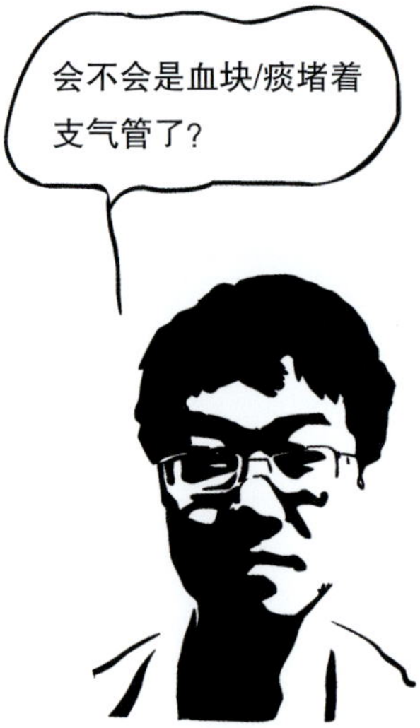
会不会是血块/痰堵着
支气管了？

3

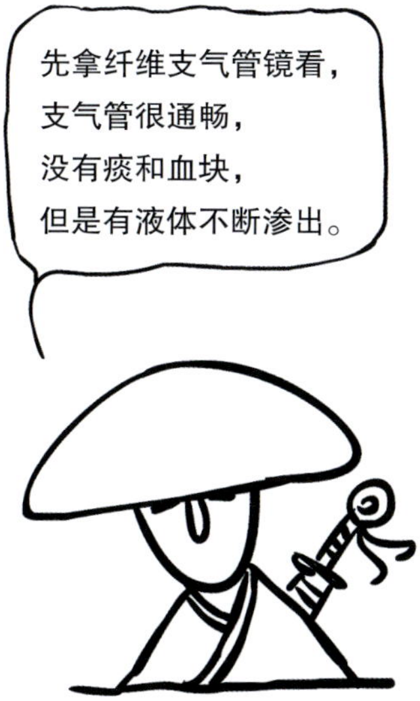
先拿纤维支气管镜看，
支气管很通畅，
没有痰和血块，
但是有液体不断渗出。

4

彩超看一看，
发现有胸腔积液。

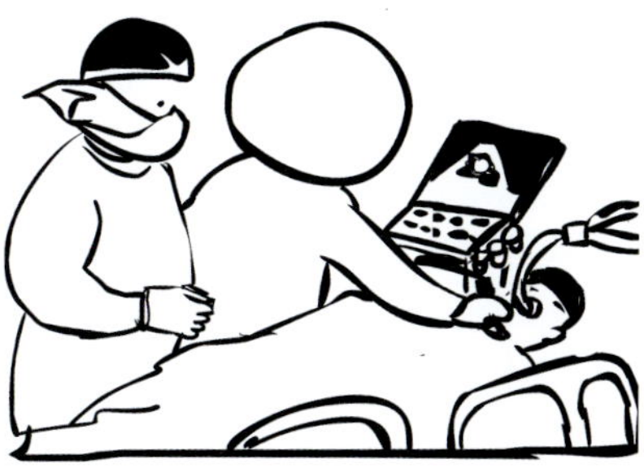

5

几乎都是B线，
没有A线，
表示肺部液体很多。

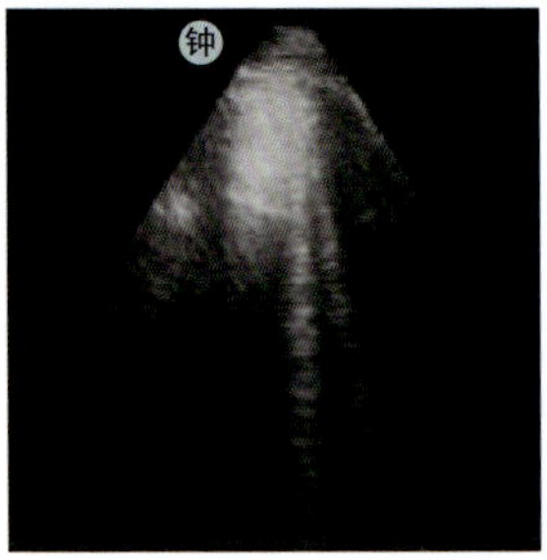
钟

6

这个患者尿少，
可以推测：
SpO_2低是因为肺部液体多。
彩超也看到肺部液体多，
所以，
可视化让问题变得简单。

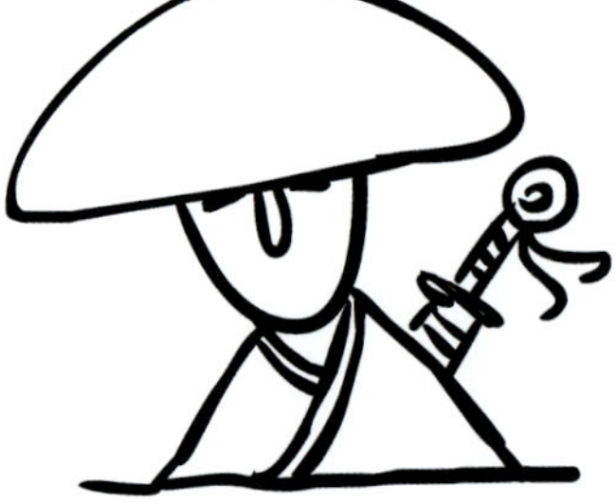

重症群侠传之超声外传

ECMO关键时刻能救命

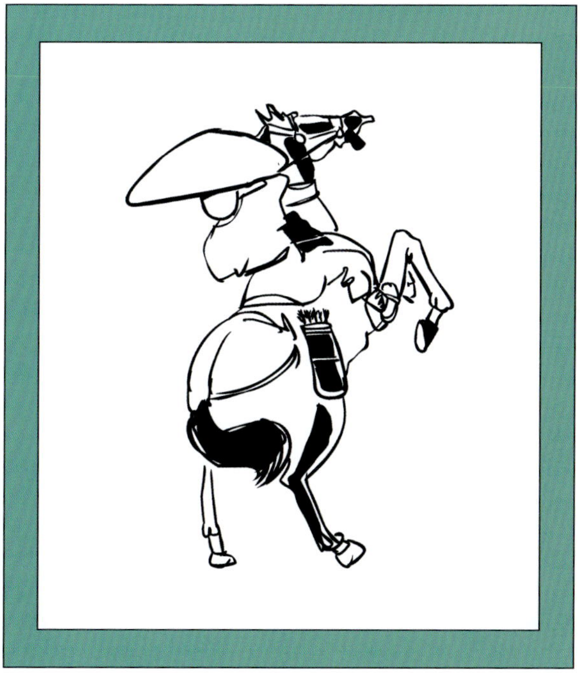

小大夫漫画

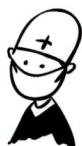

1

最近江湖不太平，
各种纷争不断。

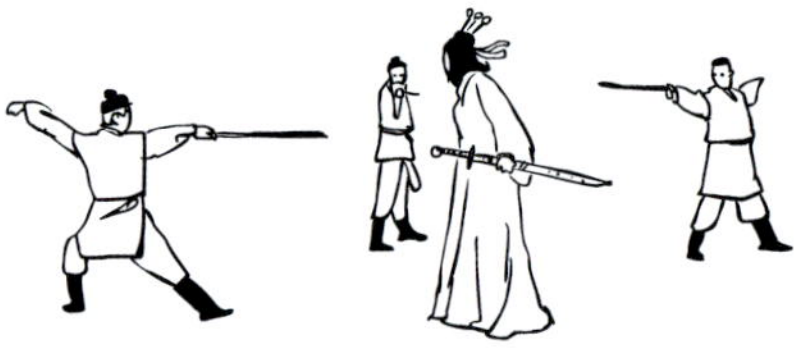

2

钟Sir路见不平，
拔刀相助。

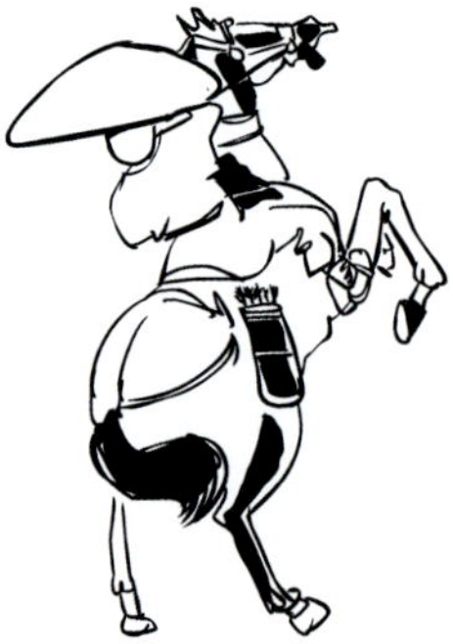

3

救回一个重症肺炎的江湖朋友。

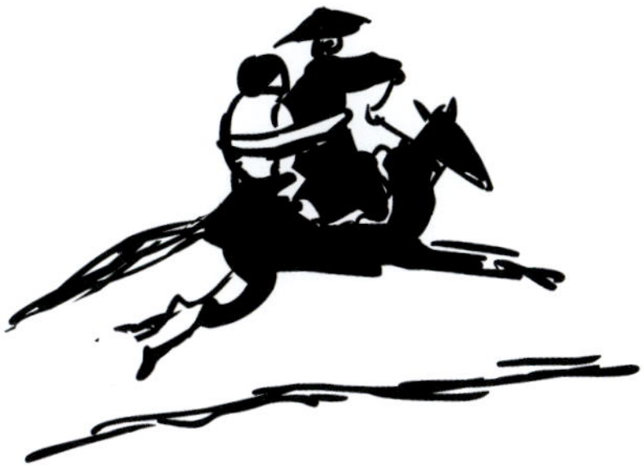

4

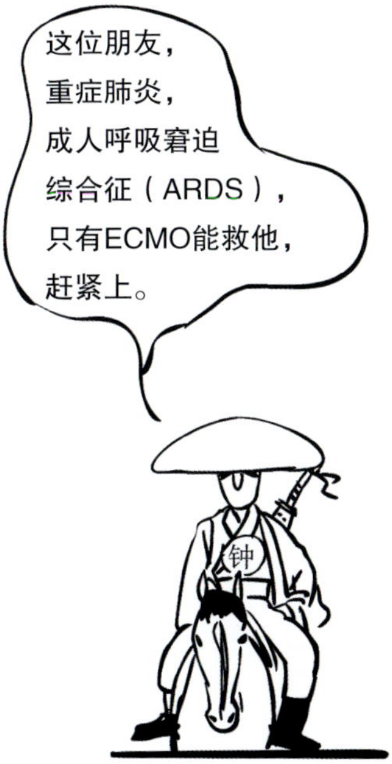
这位朋友，
重症肺炎，
成人呼吸窘迫
综合征（ARDS），
只有ECMO能救他，
赶紧上。
钟

5

一切轻车熟路，
操作过程顺利。

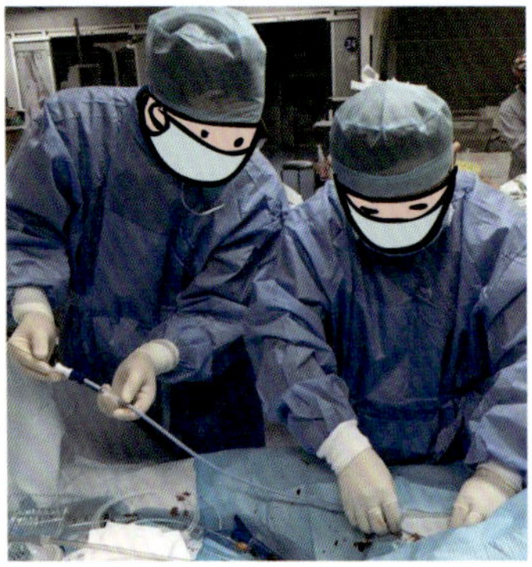

6

患者平稳，
钟Sir查房，
给大家讲解ECMO的要点。

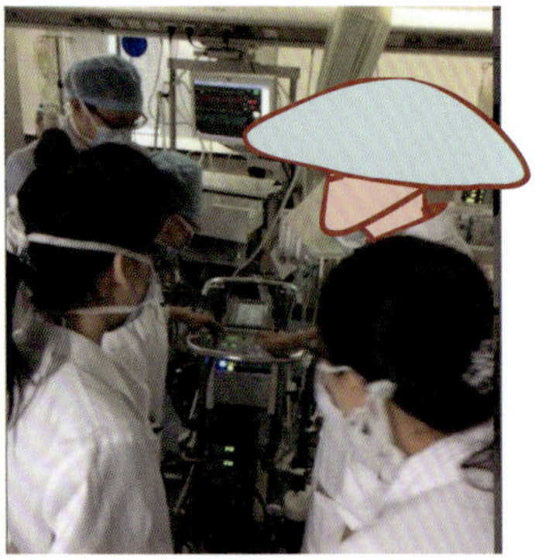

7

并教大家ECMO管理的关键点。

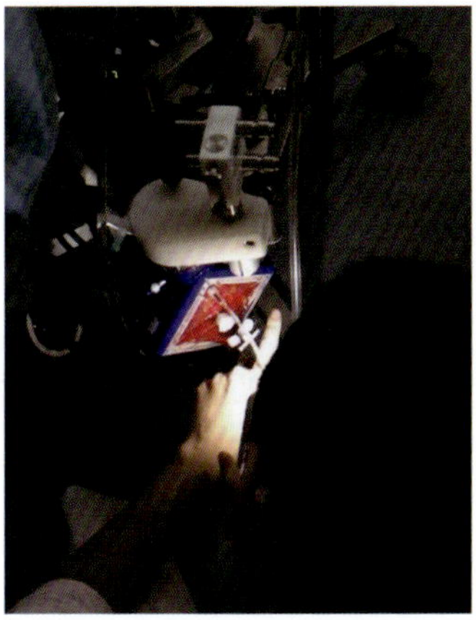

8

钟Sir说：
这个朋友用的是VV-ECMO，
下面是示意图。

VV-ECMO

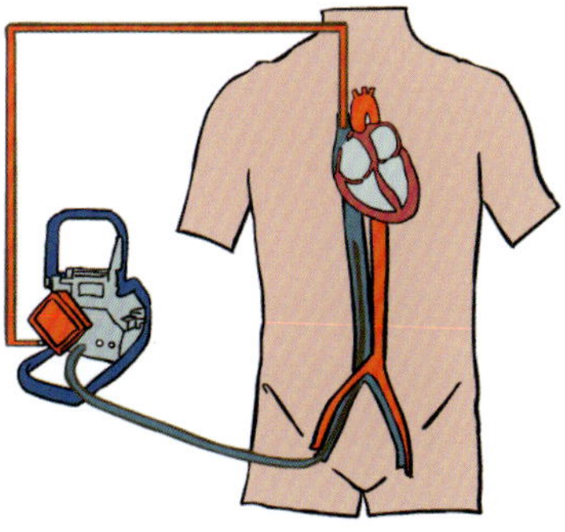

9

刚安顿下来，
江湖告急，
又有一个患者心功能衰竭。

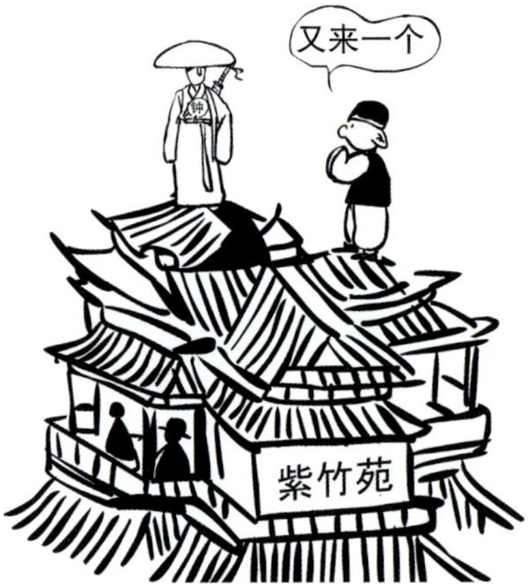
又来一个
紫竹苑

10

这个要用VA-ECMO，
时间就是生命，
要马上上。

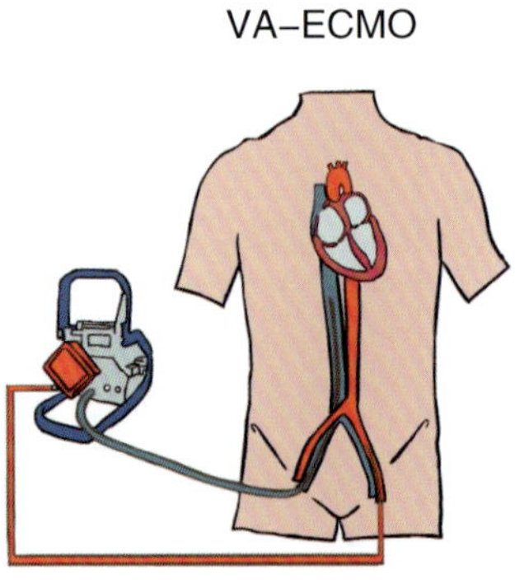
VA-ECMO

11

钟Sir和威威生虎赶紧置管。

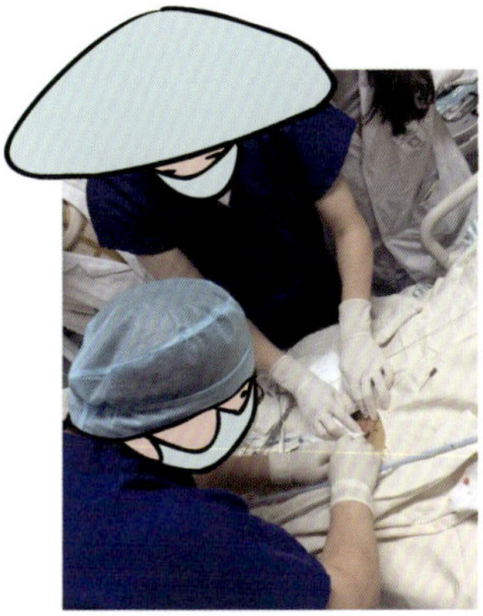

12

一切井然有序！

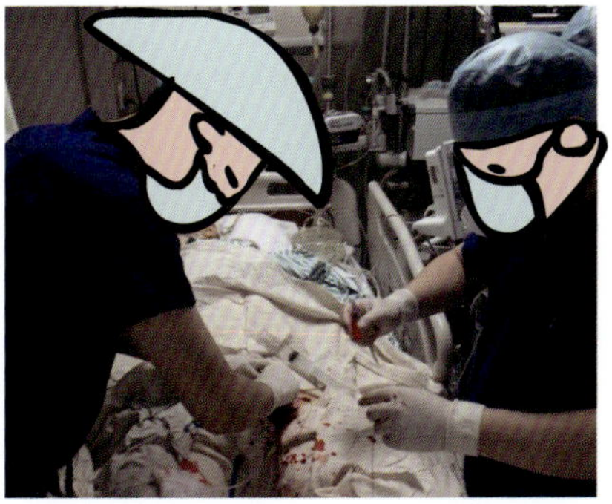

13

我山心外科赵大侠也来帮忙。

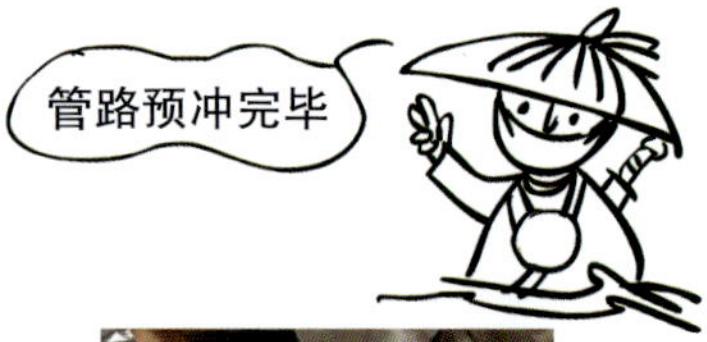
管路预冲完毕

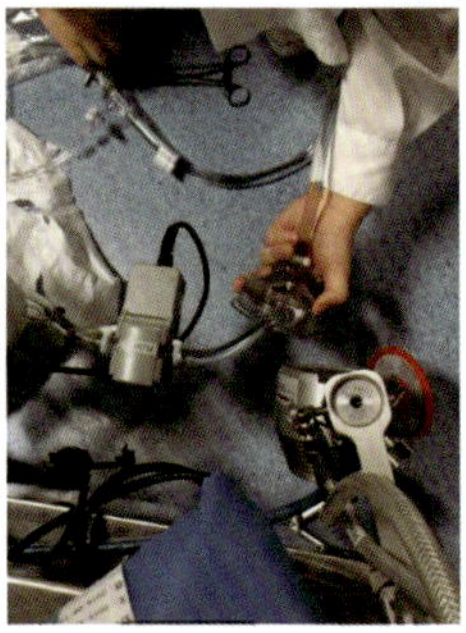

14

OK，接管路。

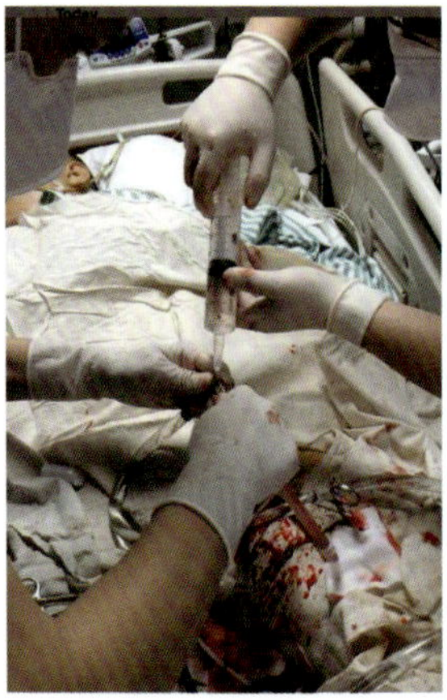

15

OK，
一切顺利，
目前两台ECMO运转正常。

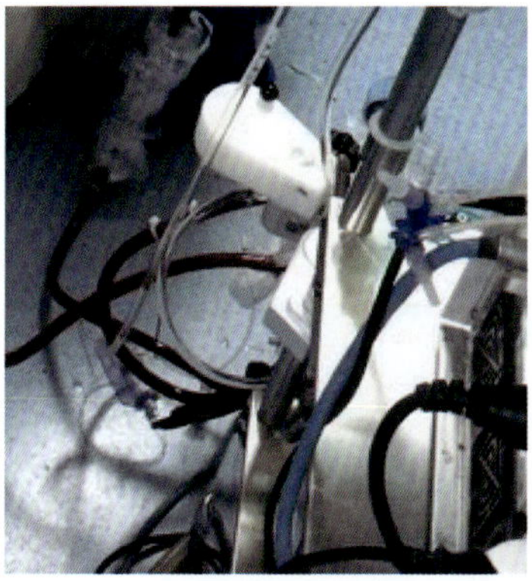

胸腹主动脉瘤

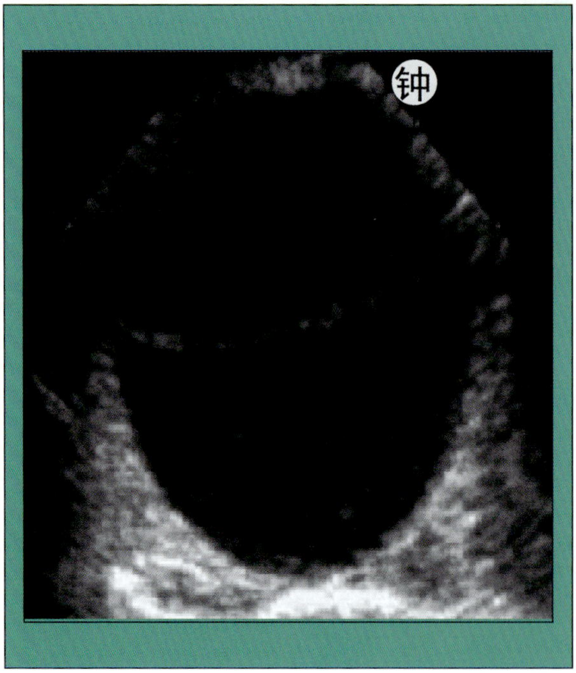
钟

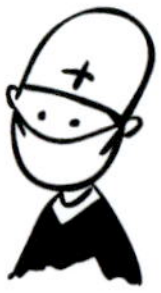

小大夫漫画

1

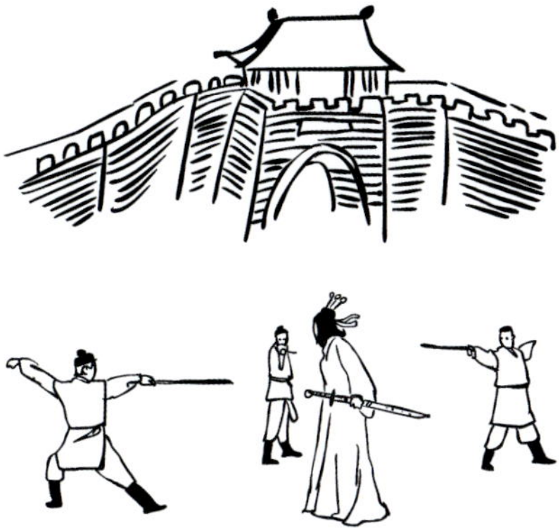

最近江湖不太平，
各种纷争不断。

2

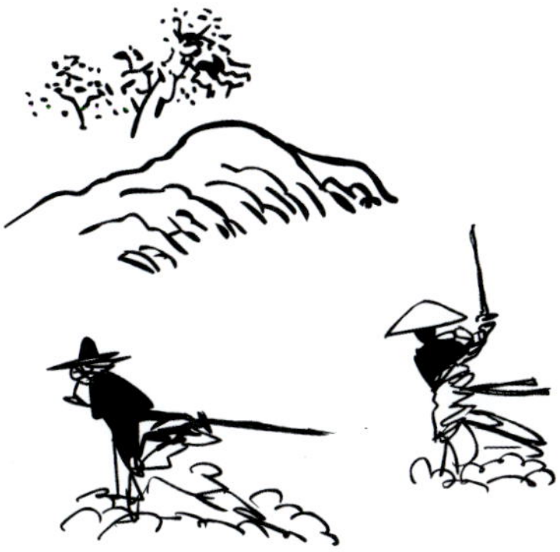

钟Sir路见不平拔刀相助，
救了一位路人。

3

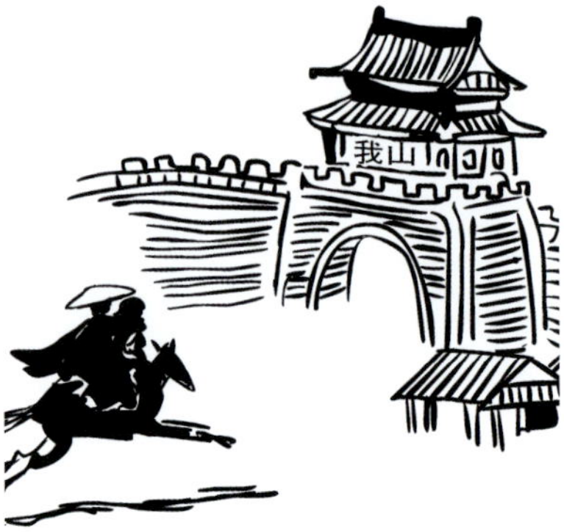
我山

有点儿麻烦的是：
他是夹层动脉瘤患者，
钟Sir赶紧把他带回我山抢救。

4

先看看超声吧。

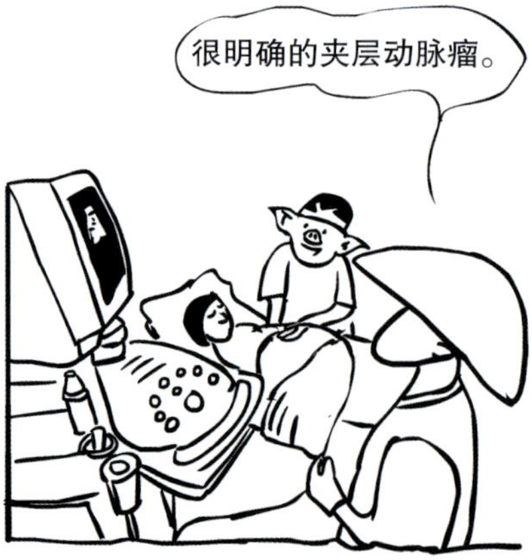
很明确的夹层动脉瘤。

5

众所周知，
夹层动脉瘤危险至极，
随时有可能死亡。

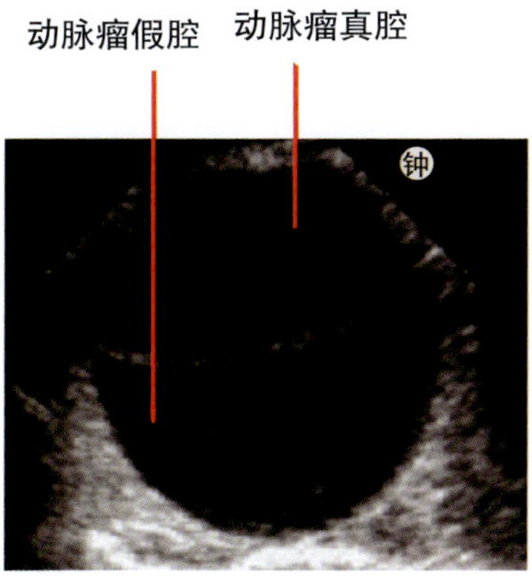
动脉瘤假腔
动脉瘤真腔
钟

6

主动脉像葱油饼，
分三层：内膜、中膜和外膜。
夹层动脉瘤，
就是内膜和中膜受损，
高速高压的血流将内膜和中膜
撕开了一个裂口，
不断冲击，
使内中膜与外膜
进一步剥离
并扩展到远端。

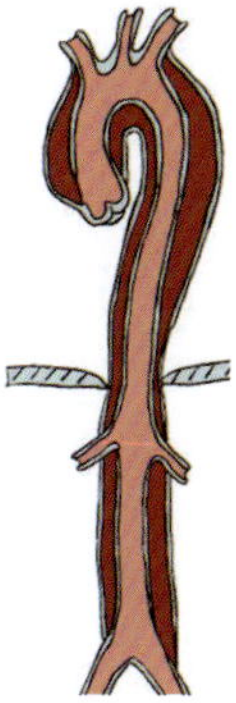

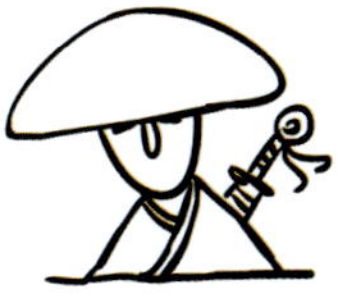

7

原来的管腔是真腔，
中膜分离形成的腔隙是假腔，
中间的内中膜是夹层。
因为瘤样膨大，
所以叫夹层动脉瘤。

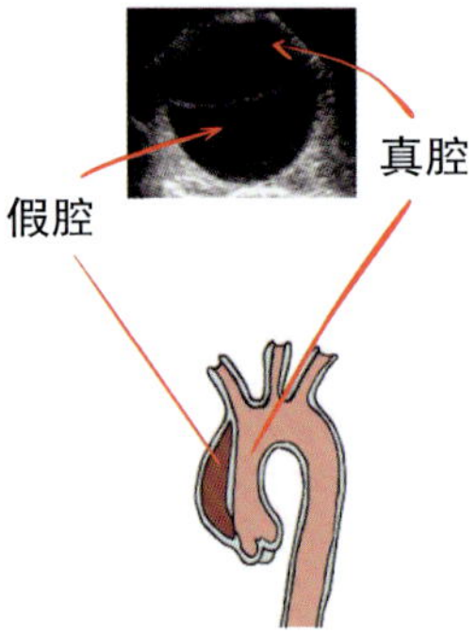
真腔
假腔

8

夹层动脉瘤的分类：

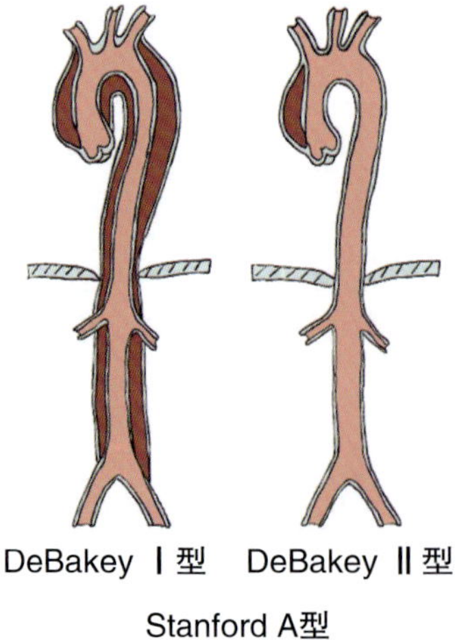
DeBakey Ⅰ型
DeBakey Ⅱ型
Stanford A型

9

常用的是Stanford和DeBakey分型

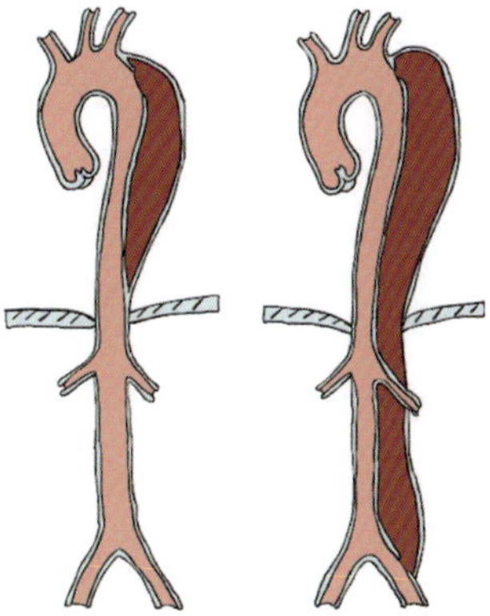

DeBakey Ⅲa型　DeBakey Ⅲb型

Stanford 型

10

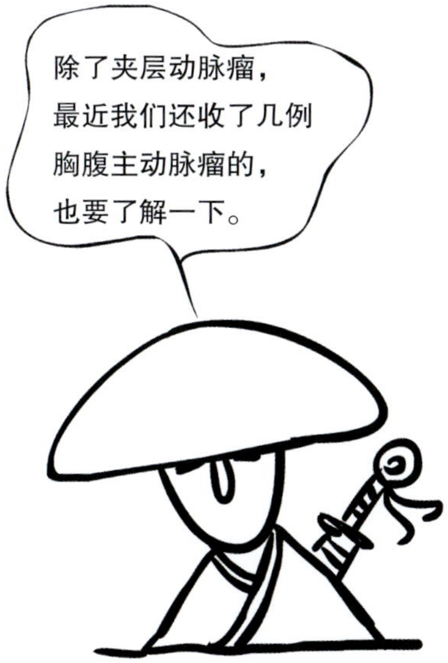
除了夹层动脉瘤，
最近我们还收了几例
胸腹主动脉瘤的，
也要了解一下。

11

这是正常的动脉血管的样子。

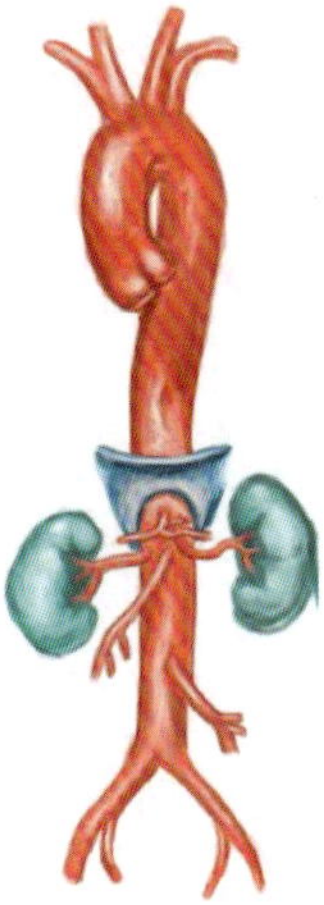

12

动脉瘤就是
主动脉向外膨出，
不像夹层，
它是全层膨出的，
出现像“瘤子一样”的改变。

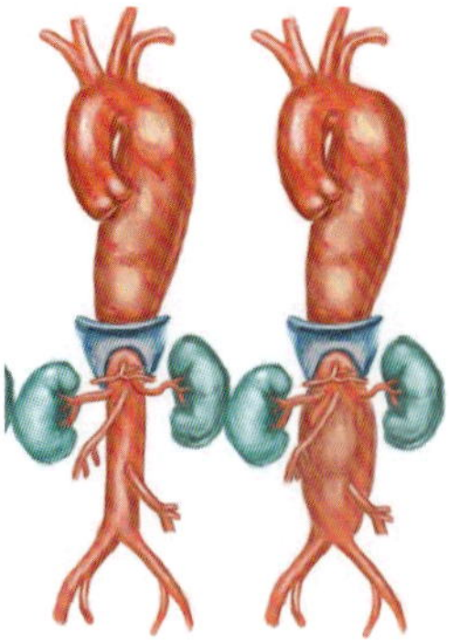

13

注意它累及的血管，
例如累及肾脏血管，
会影响肾功能。

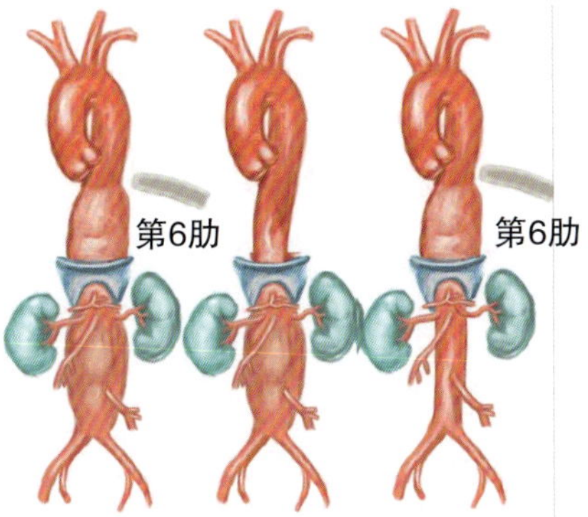
第6肋
第6肋

14

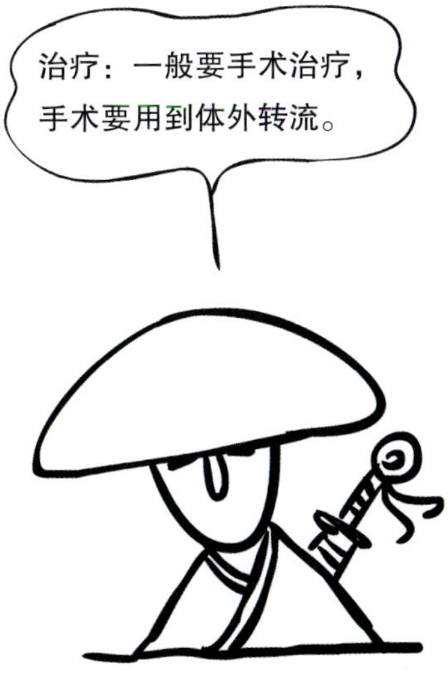
治疗：一般要手术治疗，
手术要用到体外转流。

15

这是体外转流的示意图，
江湖名医大胸哥最有经验。

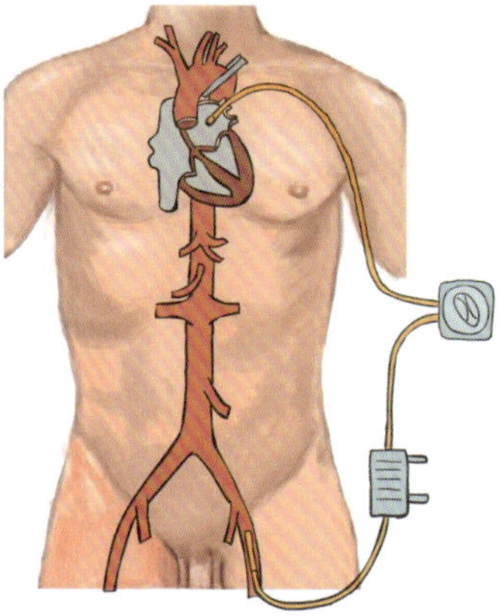

16

好了，
现在我们把这个动脉瘤切掉。

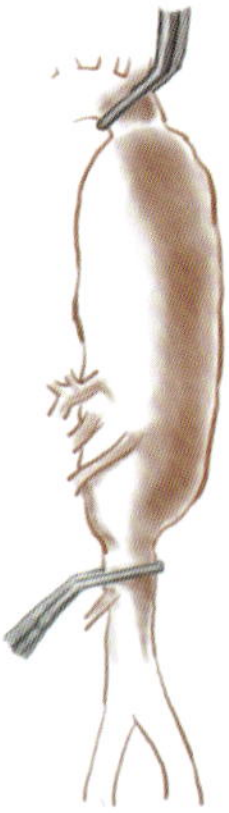

17

这是切口，
有点长哟。

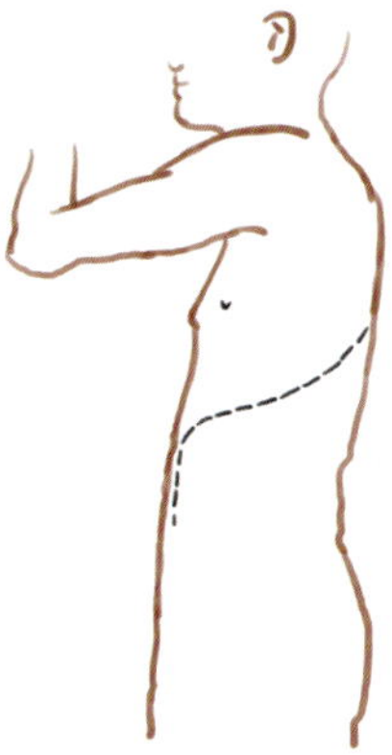

18

切开：

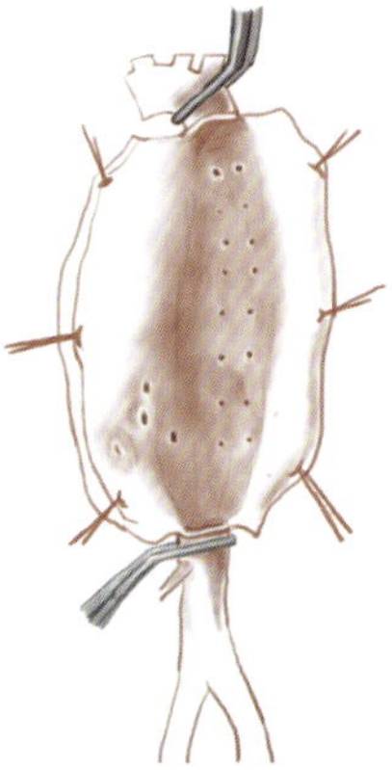

19

缝上人工血管：

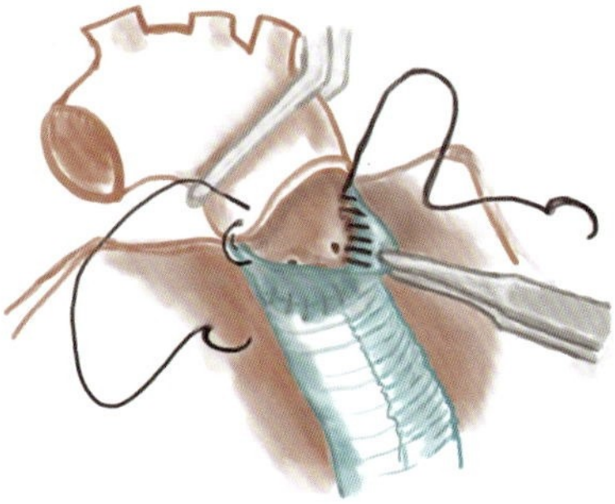

20

注意保护分支血管：

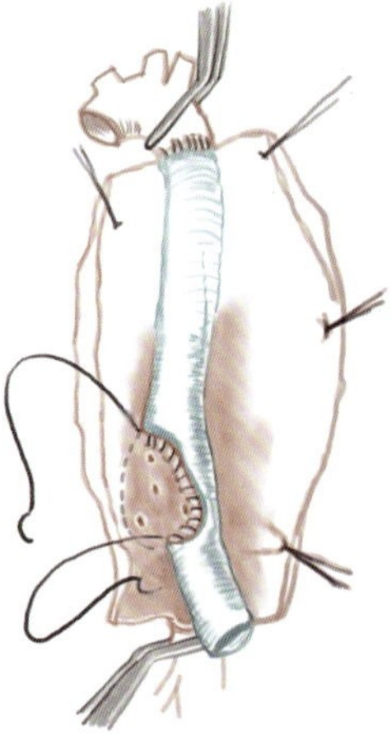

21

继续缝合：

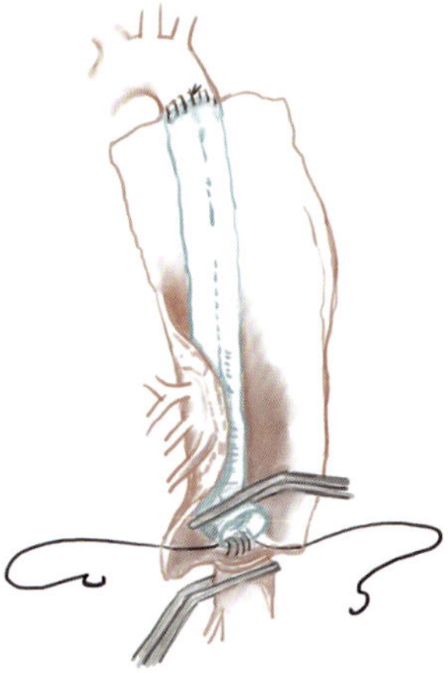

22

OK，
完美收工。

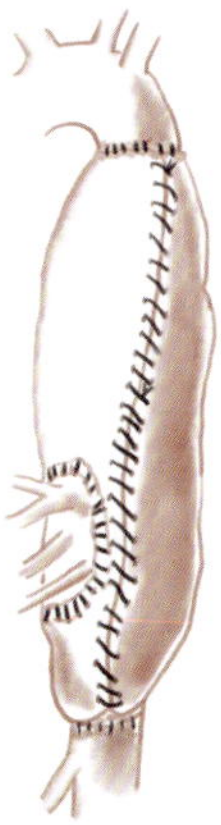

23

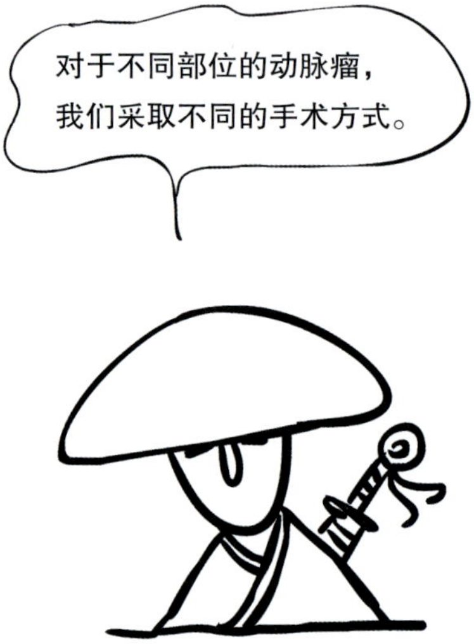
对于不同部位的动脉瘤，
我们采取不同的手术方式。

24

对于这样的腹主动脉瘤

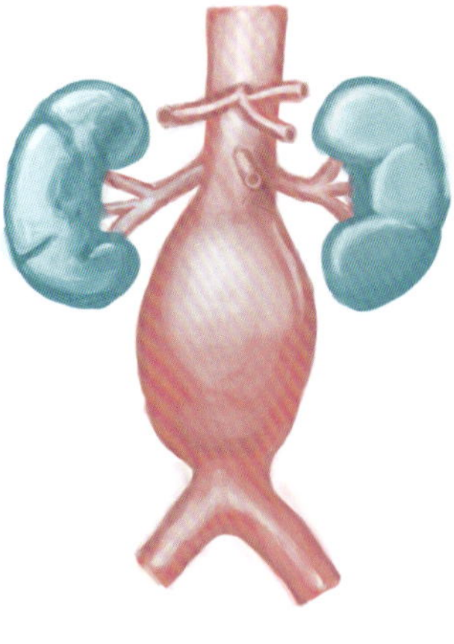

25

我们可以这样缝一个人工血管

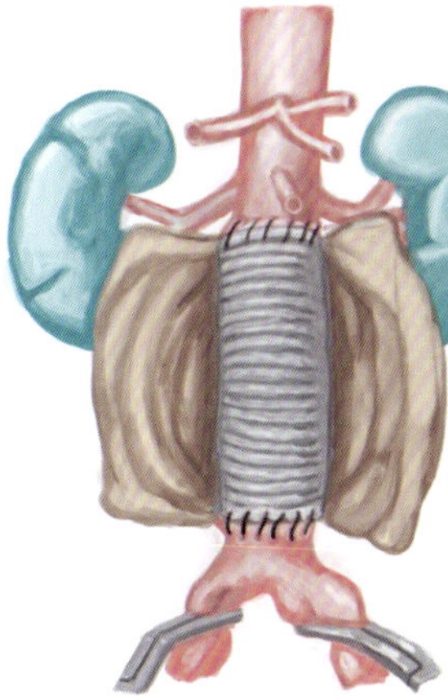

26

OK，就这样：

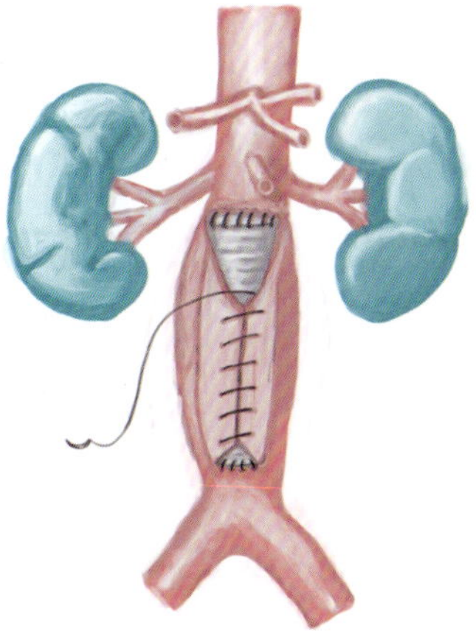

27

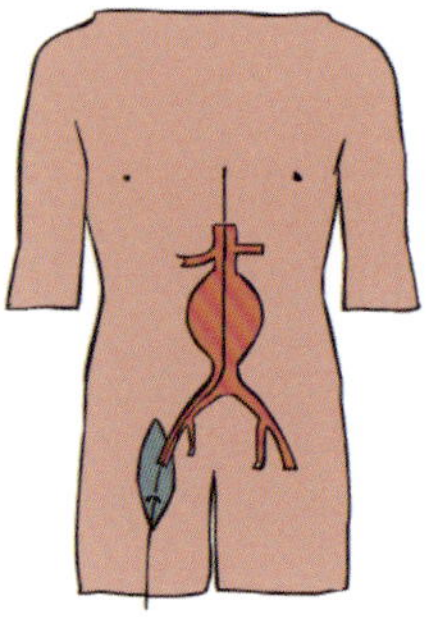

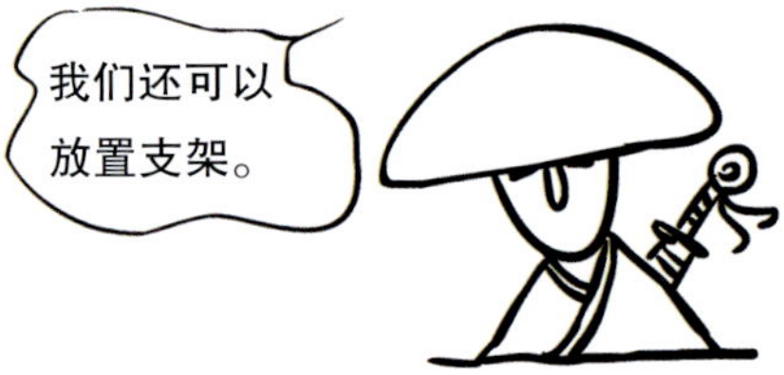
我们还可以
放置支架。

28

这要用到介入的方法，
就像我们穿刺一样，
一步一步来完成。

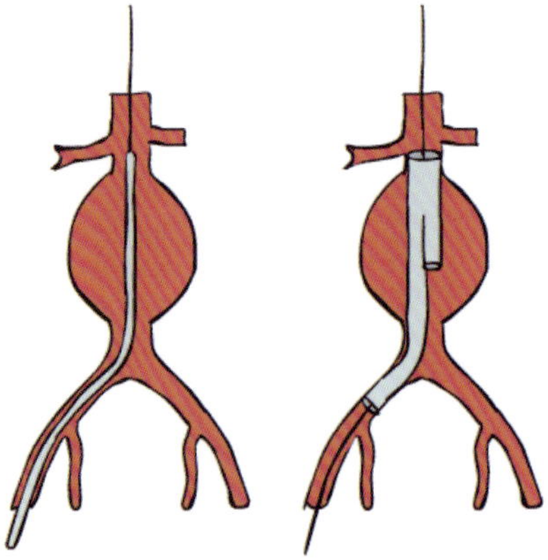

29

OK，支架放置完毕。

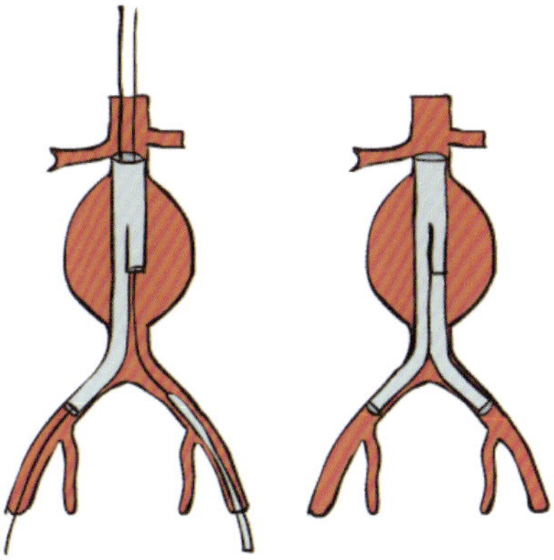

30

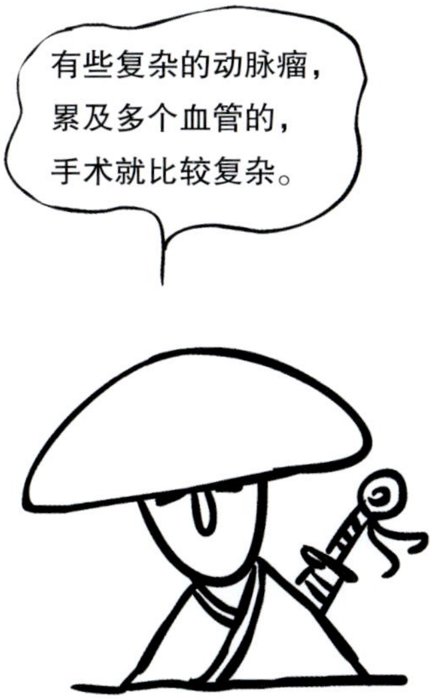
有些复杂的动脉瘤，
累及多个血管的，
手术就比较复杂。

31

例如这个：
胸腹主动脉瘤杂交手术，
像不像幼儿园小朋友做手工？

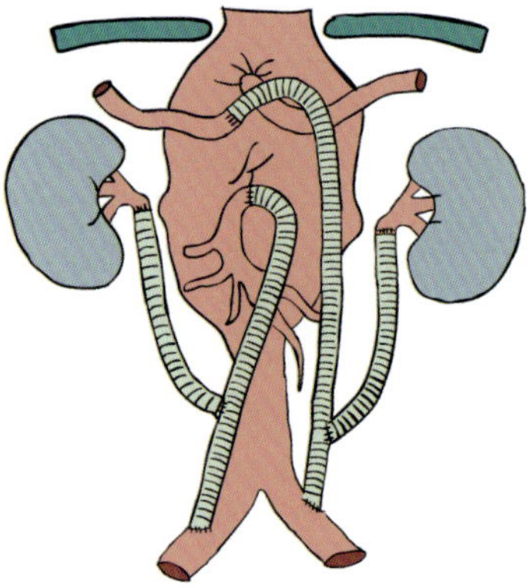

32

下面提供几张影像学图像，
希望帮助大家理解。

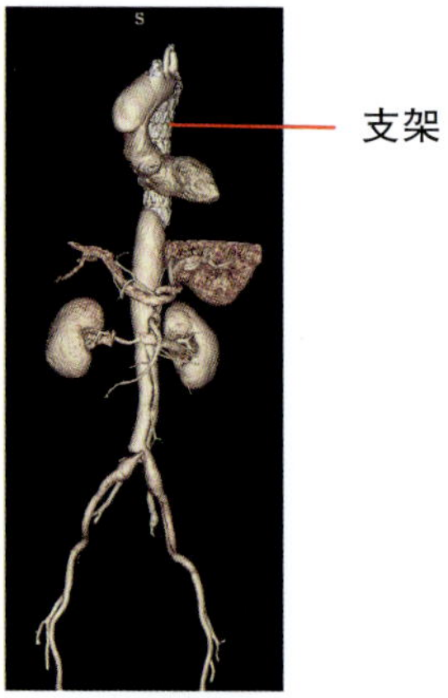
S
支架

33

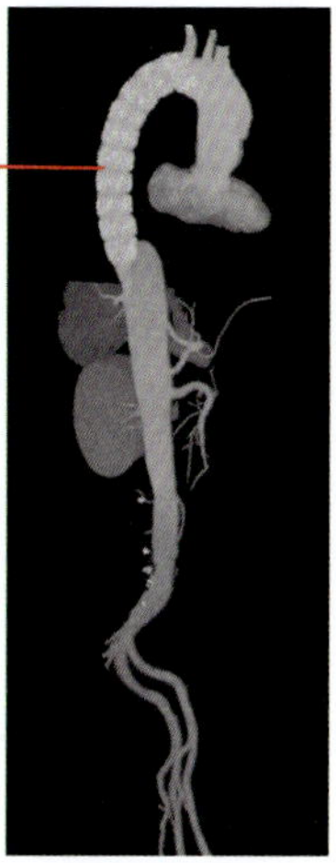
支架

34

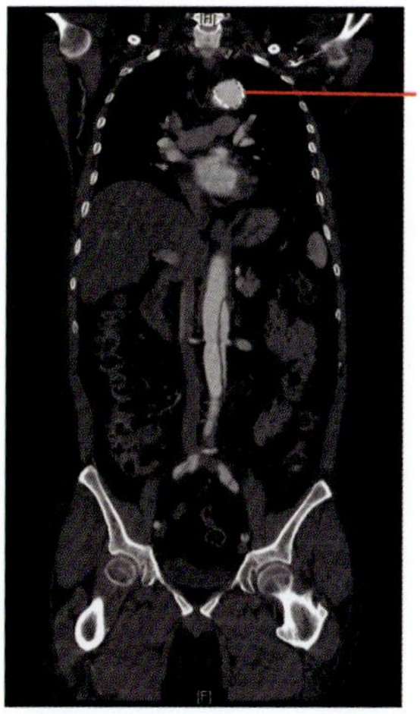
支架

35

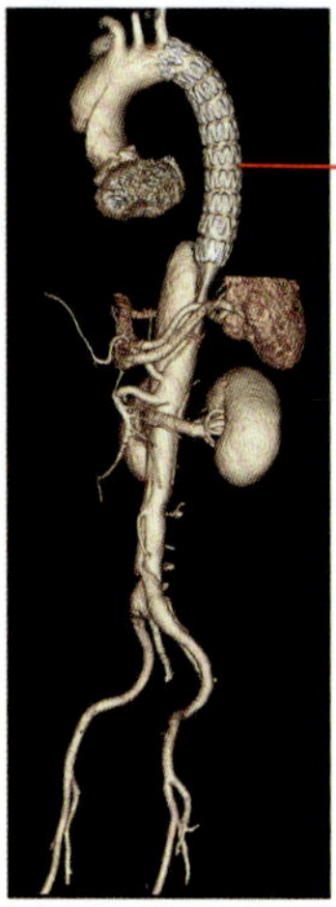

支架

36

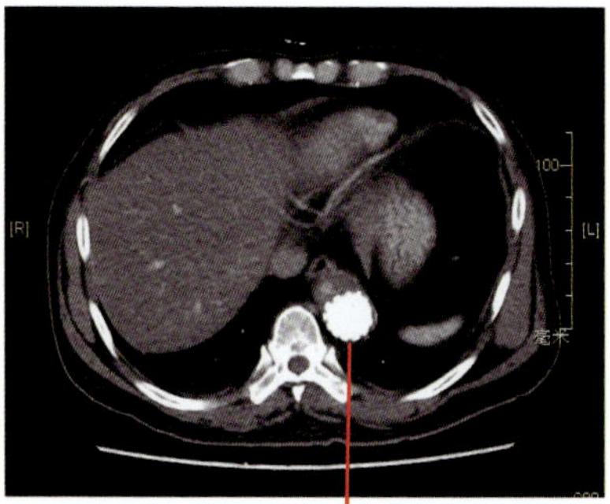
[R]
100
[L]

支架

37

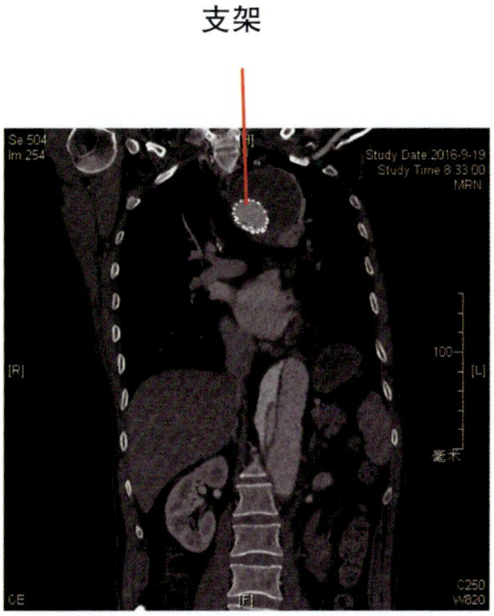
支架
Se 504
Im 254
Study Date 2016-9-19
Study Time 8:33:00
MRN
[R]
[L]
100
毫米
CE
C250
W820

38

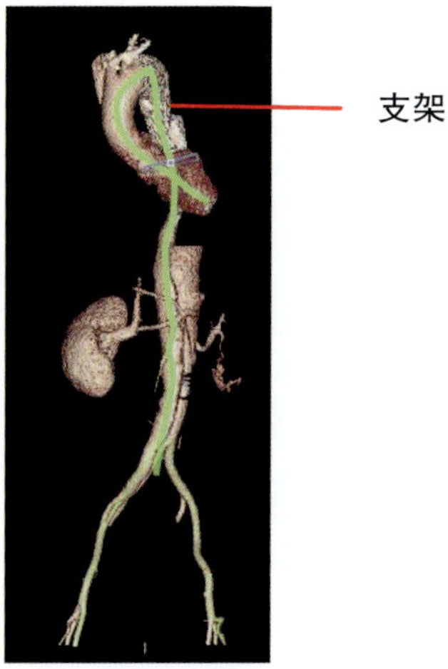
支架

39

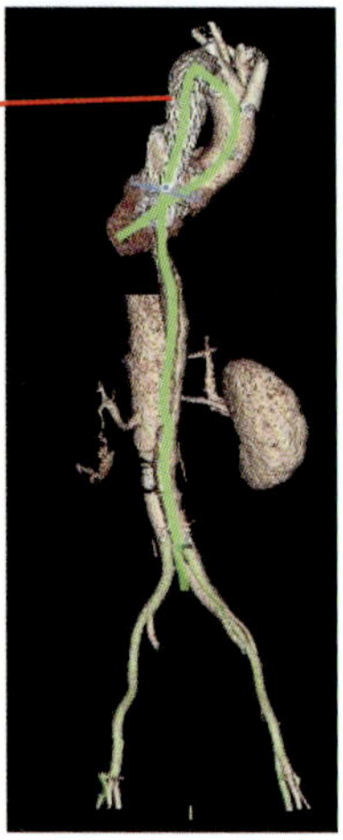
支架

40

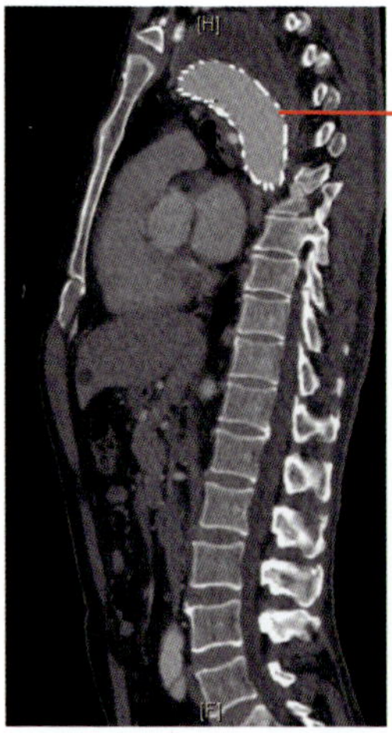
支架

41

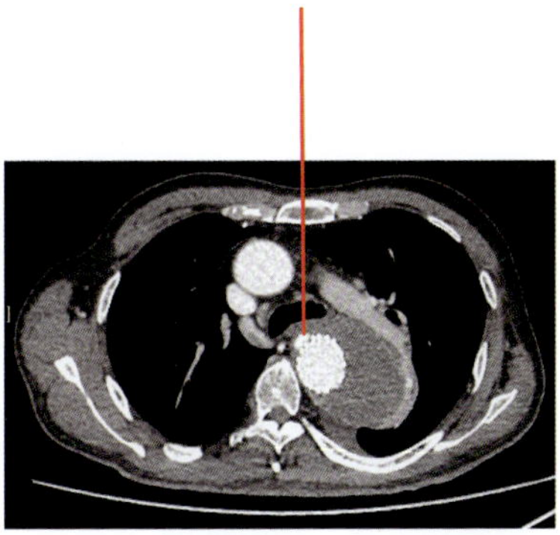
支架

42

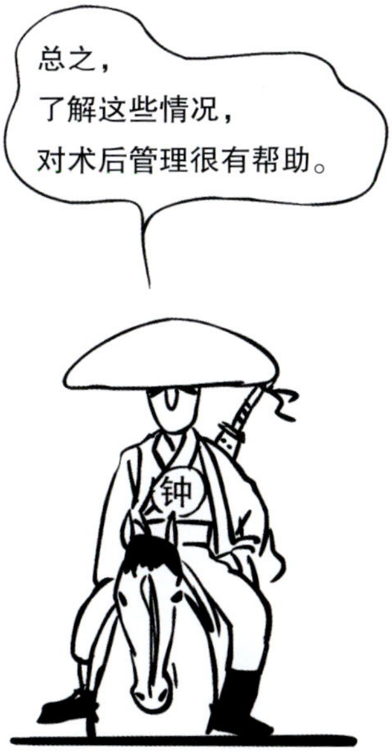
总之，
了解这些情况，
对术后管理很有帮助。
钟

胰腺炎的腹胀什么样？

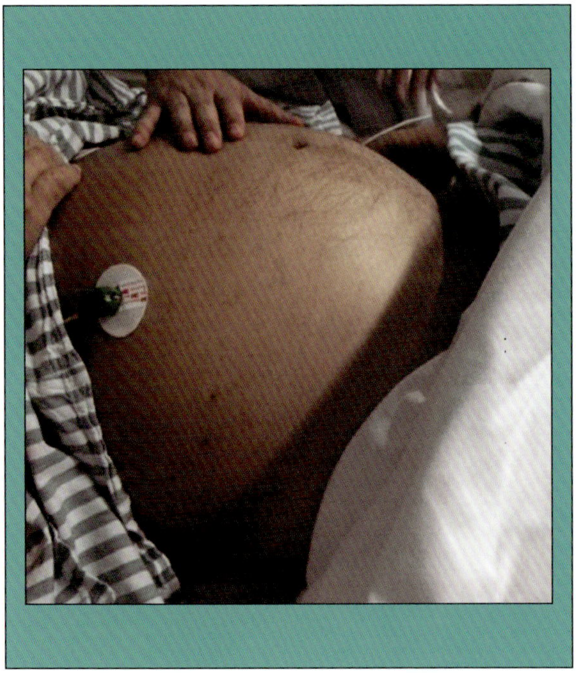

小大夫漫画

1

钟Sir查房：

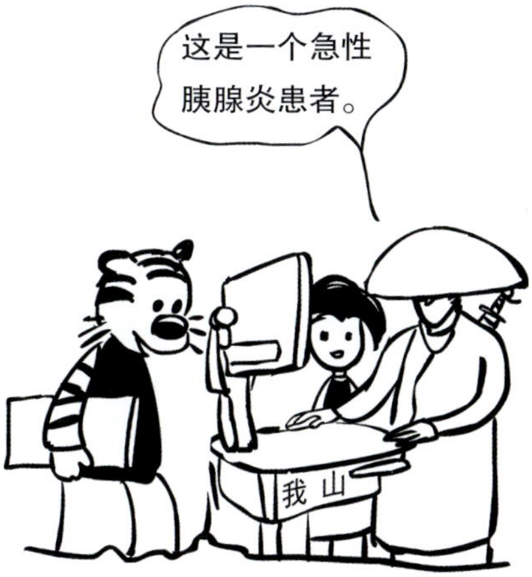
这是一个急性
胰腺炎患者。
我 山

2

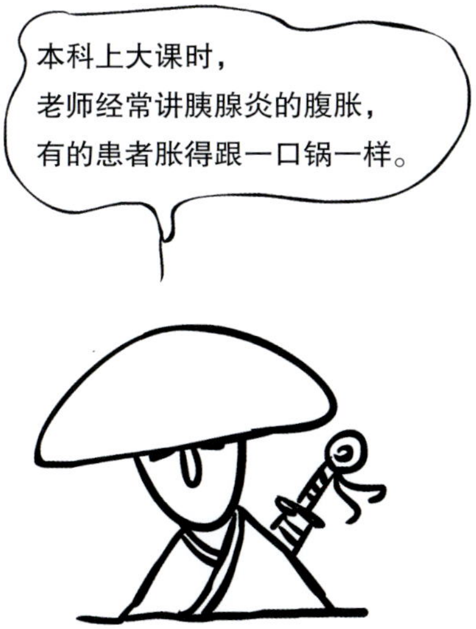
本科上大课时，
老师经常讲胰腺炎的腹胀，
有的患者胀得跟一口锅一样。

3

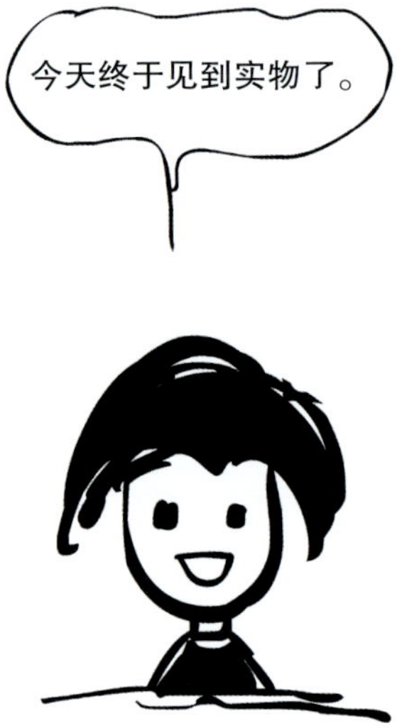
今天终于见到实物了。

4

这个胀得也跟一口锅一样：

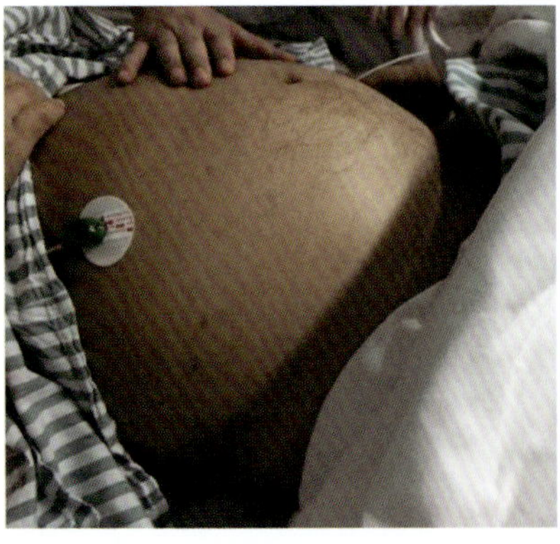

5

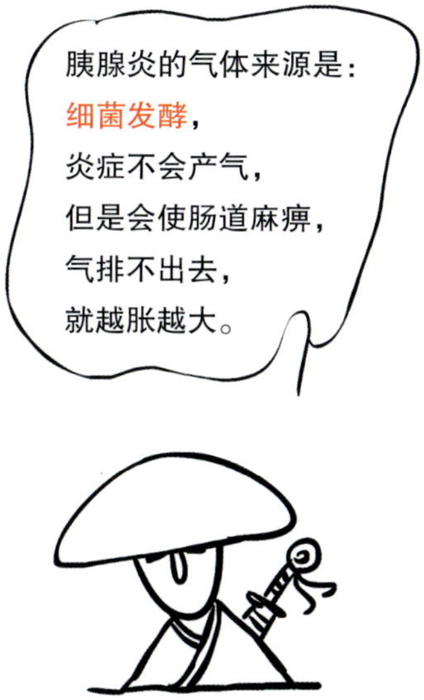
胰腺炎的气体来源是：
细菌发酵，
炎症不会产气，
但是会使肠道麻痹，
气排不出去，
就越胀越大。

6

这是坏死性胰腺炎的坏死积液：

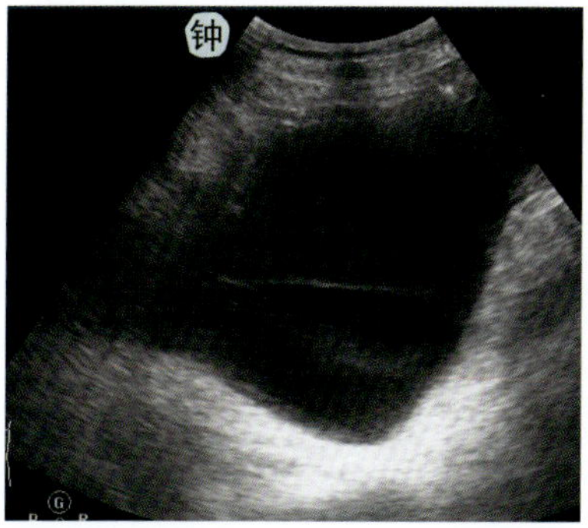
钟

7

超声下穿刺引流出的液体是
这种偏血性的积液，
是坏死的胰腺组织流到了下腹部，
并被引流出来了。

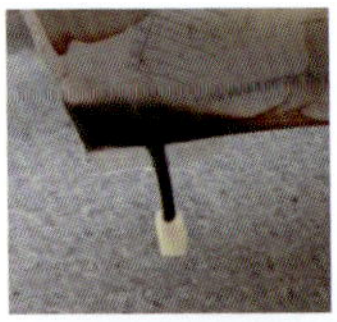

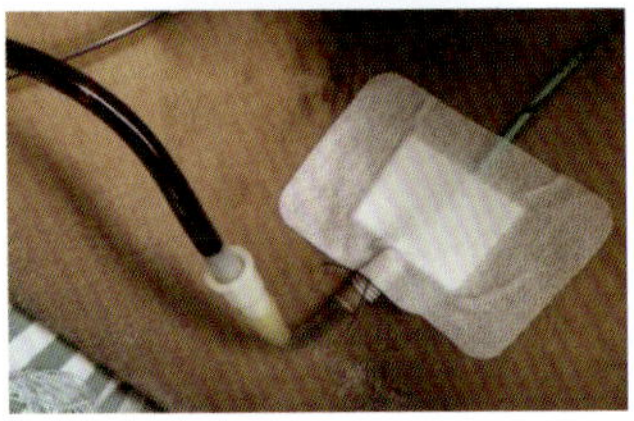

8

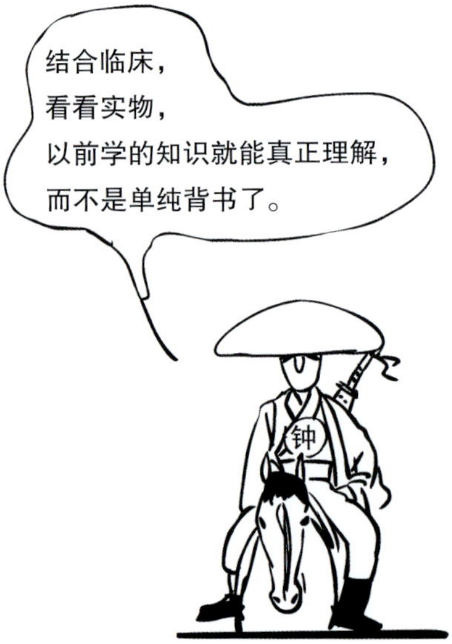
结合临床，
看看实物，
以前学的知识就能真正理解，
而不是单纯背书了。
钟

重症群侠传之超声外传

重症医学就是等待医学

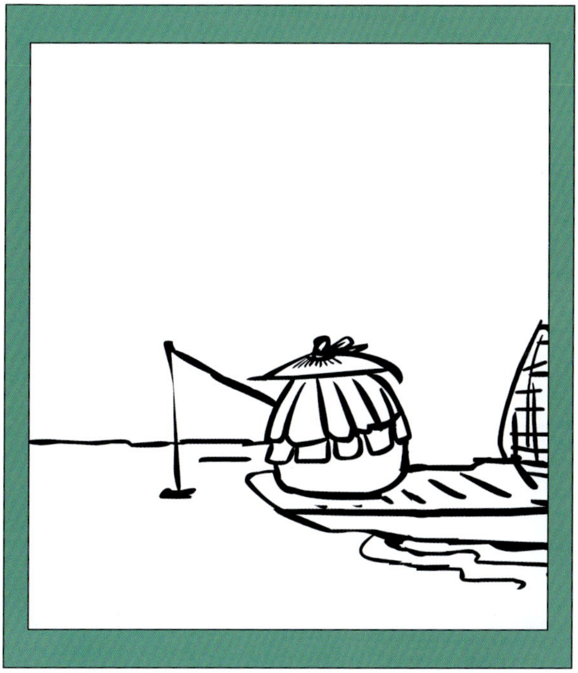

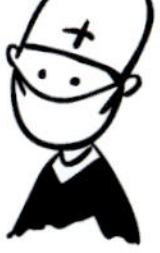

小大夫漫画

1

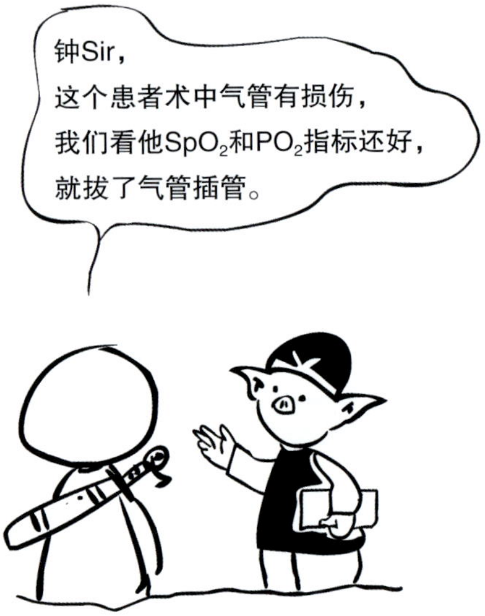
钟Sir，
这个患者术中气管有损伤，
我们看他SpO_2和PO_2指标还好，
就拔了气管插管。

2

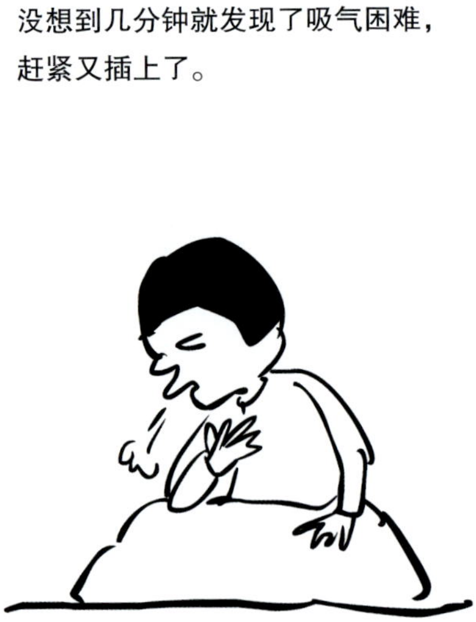
没想到几分钟就发现了吸气困难，
赶紧又插上了。

3

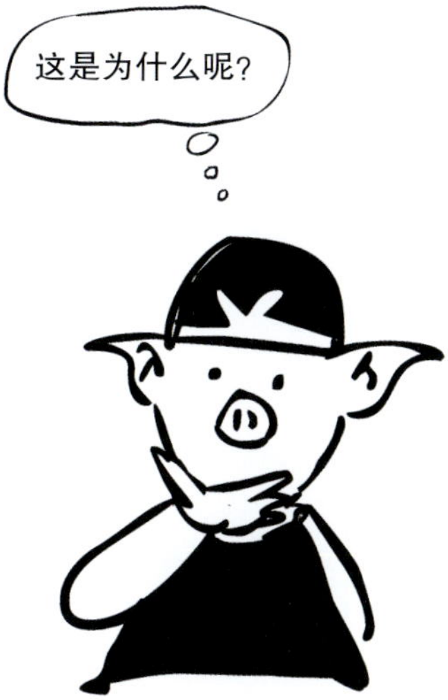
这是为什么呢？

4

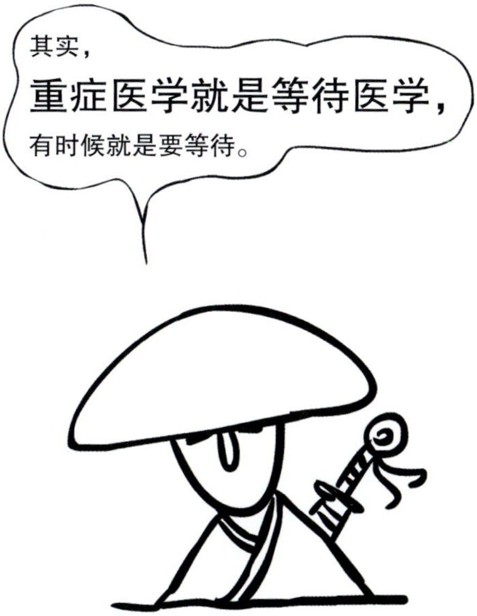
其实，
重症医学就是等待医学，
有时候就是要等待。

5

例如这个患者：

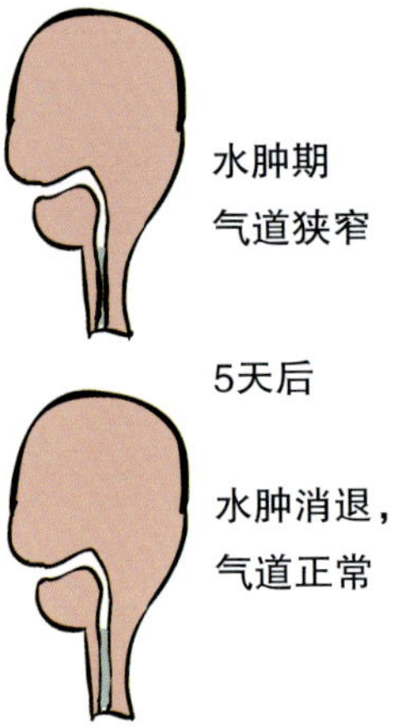
水肿期
气道狭窄
5天后
水肿消退，
气道正常

6

后来顺利拔出气管插管

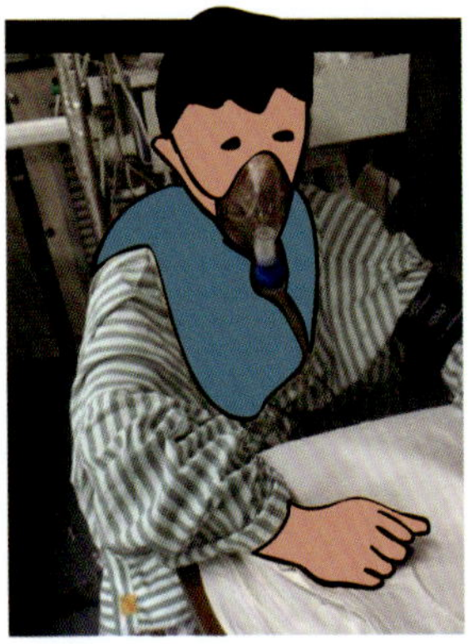

7

有人统计，
1/3的患者没好，
是因为过度医疗，
好心办坏事，
等待比盲目的操作更好，
给它恢复的时间，
等待炎症过去，
等待尿滚滚而来，
等待伤口慢慢长好。

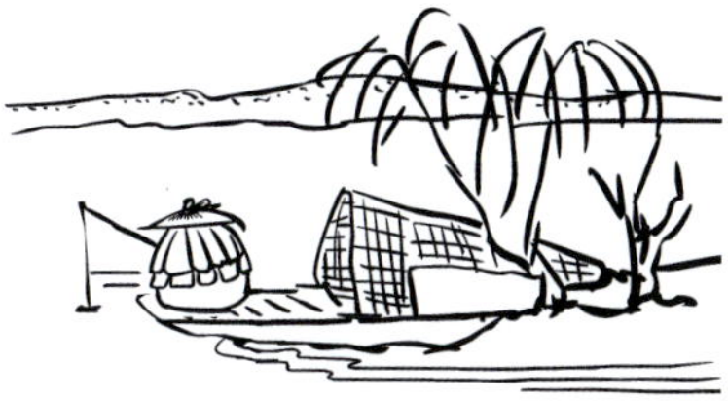

8

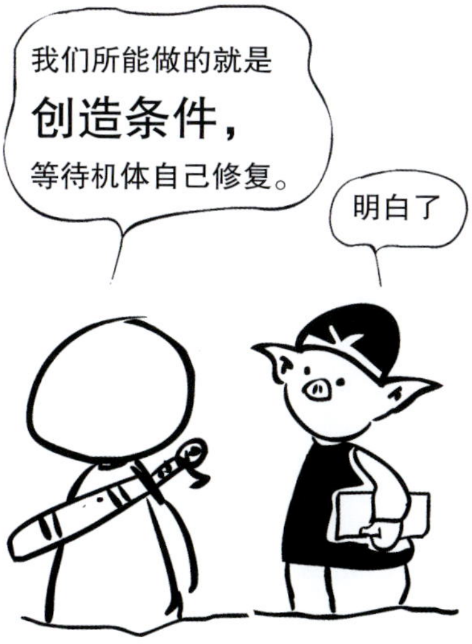
我们所能做的就是
创造条件，
等待机体自己修复。
明白了

降钙素原升高一定说明存在感染吗？

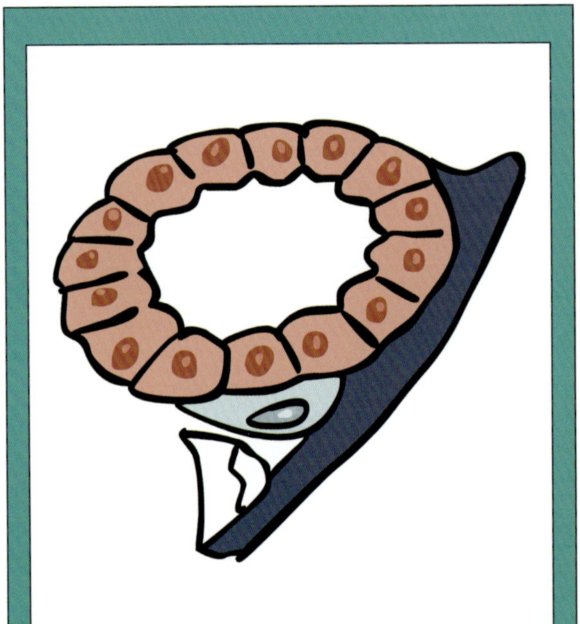

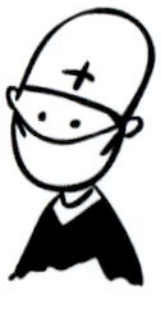

小大夫漫画

1

最近我山ICU收治了很多危重患者，
降钙素原（PCT）都高。

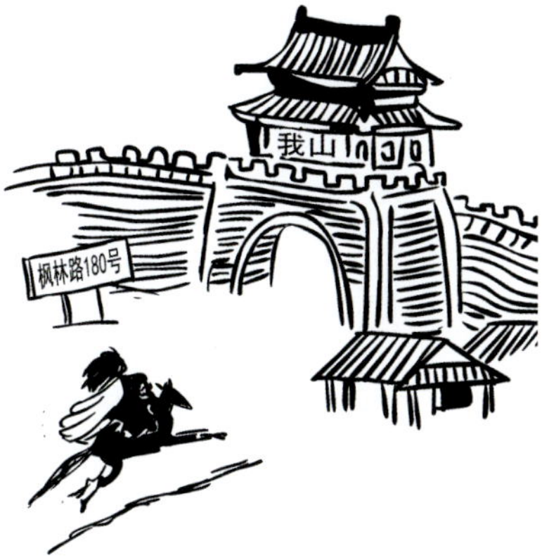
我山
枫林路180号

2

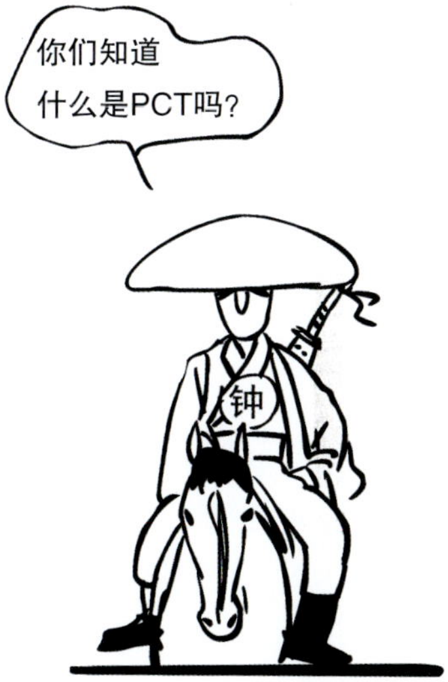
你们知道
什么是PCT吗？
钟

3

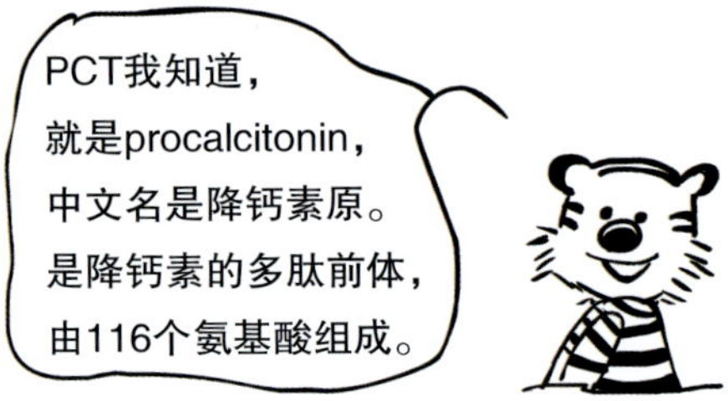
PCT我知道，
就是procalcitonin，
中文名是降钙素原。
是降钙素的多肽前体，
由116个氨基酸组成。

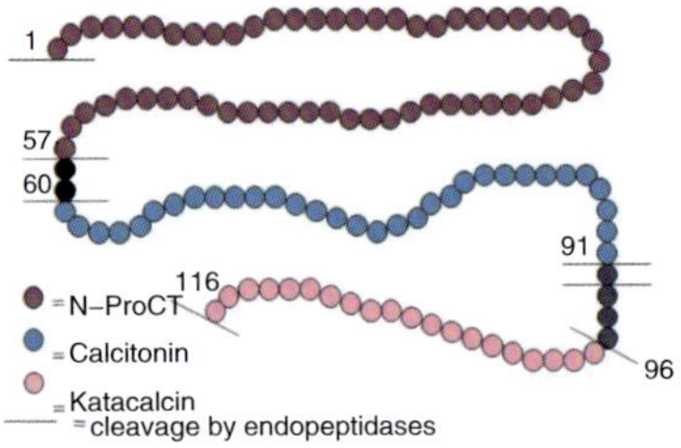
1
57
60
91
116
96
=N–ProCT
=Calcitonin
=Katacalcin
=cleavage by endopeptidases

4

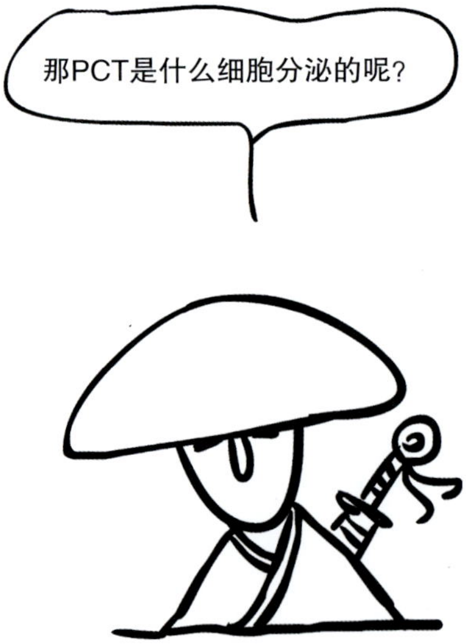
那PCT是什么细胞分泌的呢？

5

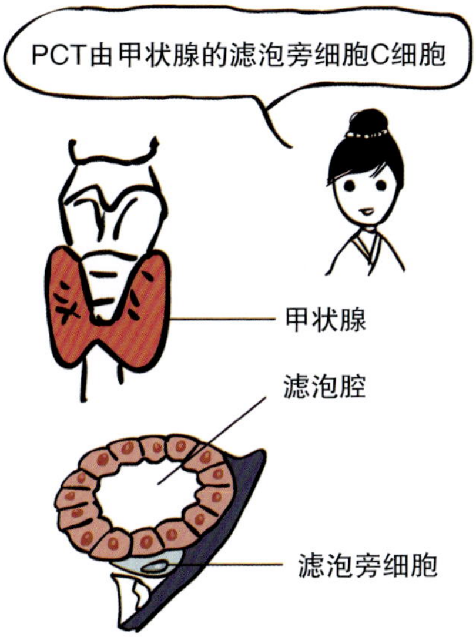
PCT由甲状腺的滤泡旁细胞C细胞
甲状腺
滤泡腔
滤泡旁细胞

6

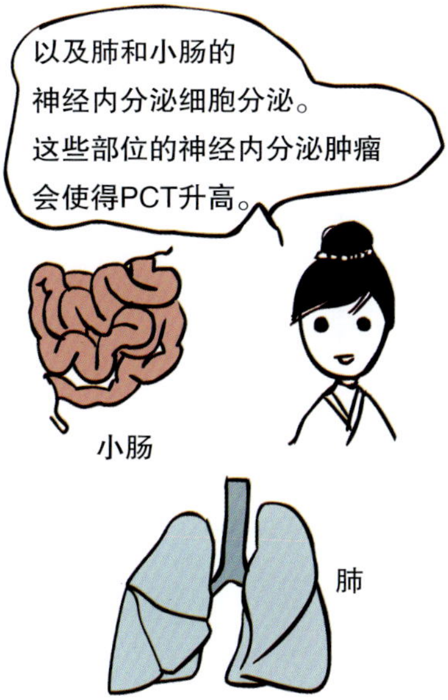
以及肺和小肠的
神经内分泌细胞分泌。
这些部位的神经内分泌肿瘤
会使得PCT升高。
小肠
肺

7

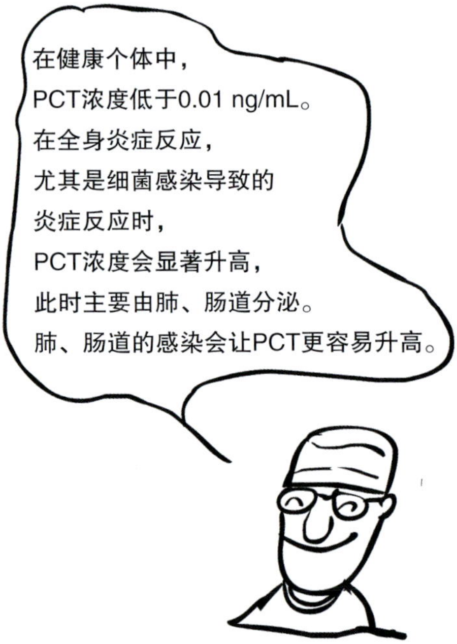
在健康个体中，
PCT浓度低于0.01 ng/mL。
在全身炎症反应，
尤其是细菌感染导致的
炎症反应时，
PCT浓度会显著升高，
此时主要由肺、肠道分泌。
肺、肠道的感染会让PCT更容易升高。

8

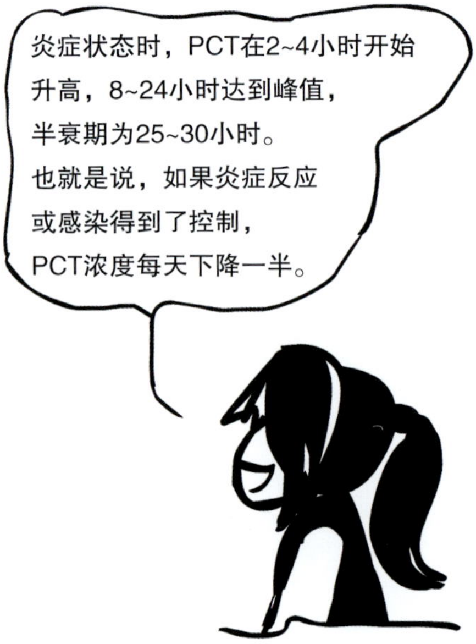
炎症状态时，PCT在2~4小时开始
升高，8~24小时达到峰值，
半衰期为25~30小时。
也就是说，如果炎症反应
或感染得到了控制，
PCT浓度每天下降一半。

9

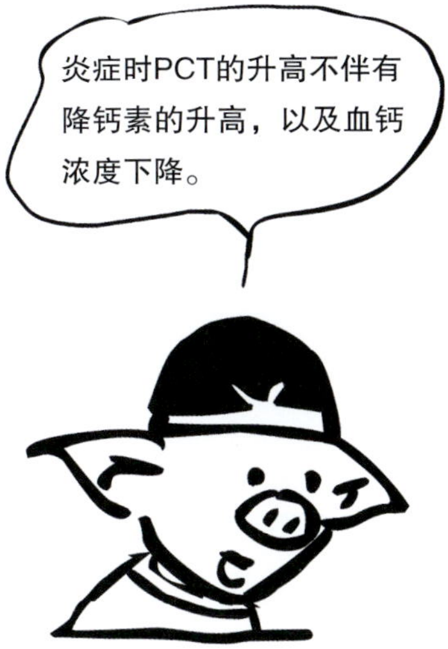
炎症时PCT的升高不伴有
降钙素的升高，以及血钙
浓度下降。

10

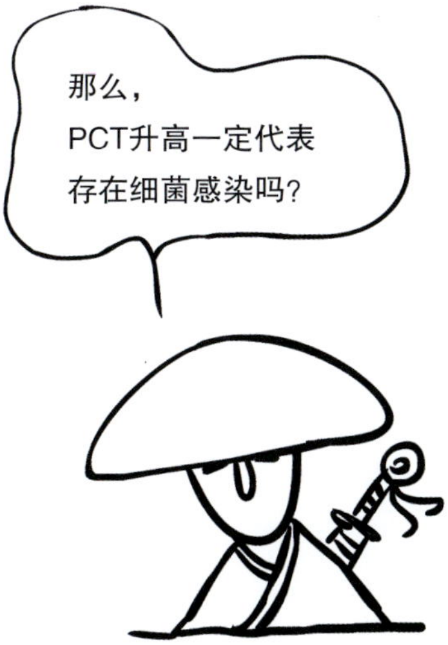
那么，
PCT升高一定代表
存在细菌感染吗?

11

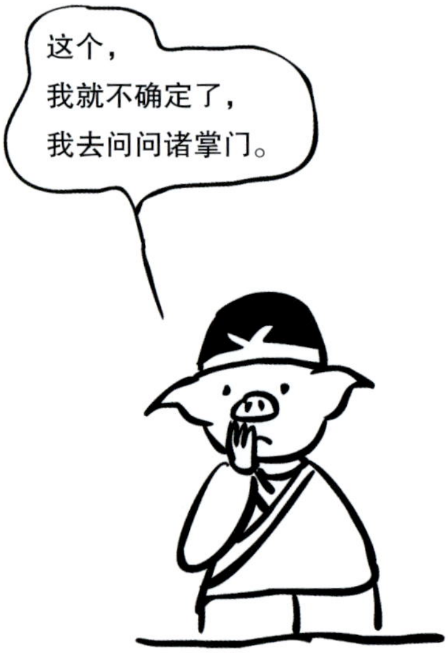
这个，
我就不确定了，
我去问问诸掌门。

12

诸掌门最近隐居在山林，
据说在松江的佘山之巅。

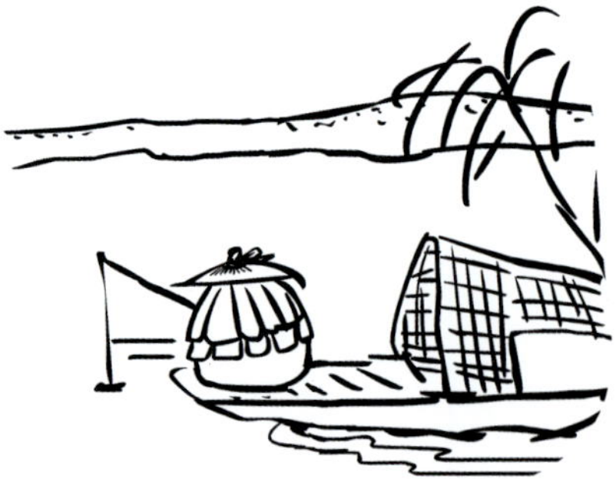

13

傻呆呆经过攀登，
终于到达了海拔99米的佘山之巅，
诸掌门就隐居在此。

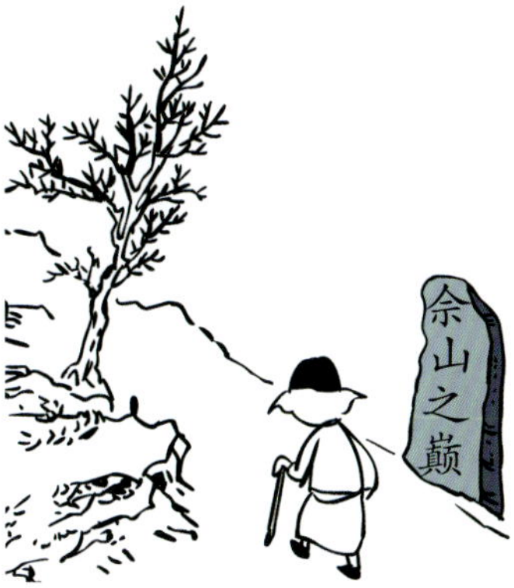
佘山之巅

14

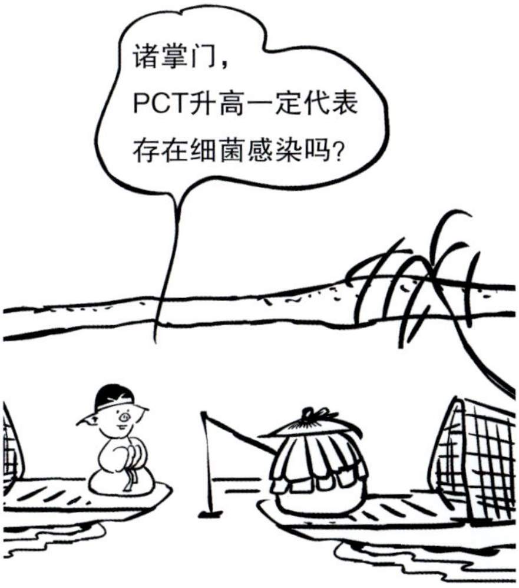
诸掌门，
PCT升高一定代表
存在细菌感染吗?

15

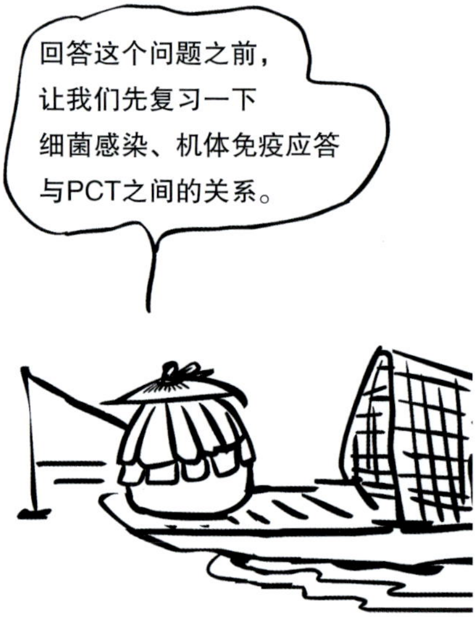
回答这个问题之前，让我们先复习一下细菌感染、机体免疫应答与PCT之间的关系。

16

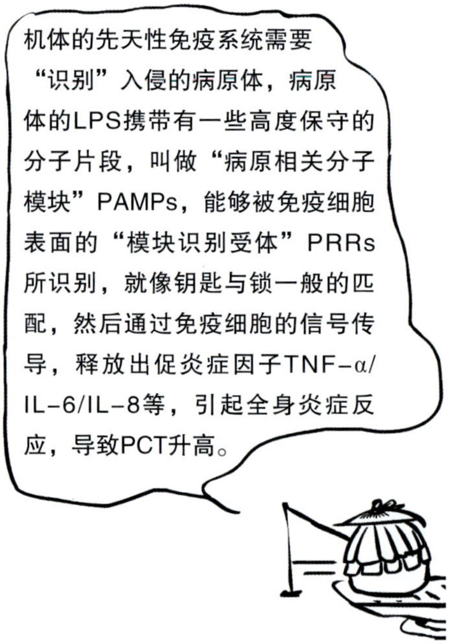
机体的先天性免疫系统需要“识别”入侵的病原体，病原体的LPS携带有一些高度保守的分子片段，叫做“病原相关分子模块”PAMPs，能够被免疫细胞表面的“模块识别受体”PRRs所识别，就像钥匙与锁一般的匹配，然后通过免疫细胞的信号传导，释放出促炎症因子TNF-α/IL-6/IL-8等，引起全身炎症反应，导致PCT升高。

17

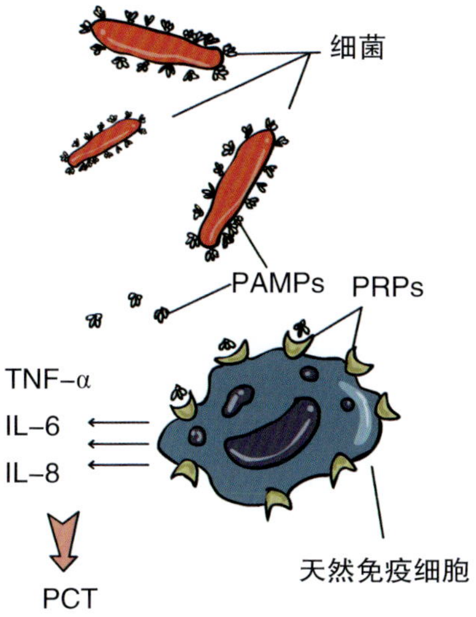
细菌
PAMPs
PRPs
TNF-α
IL-6
IL-8
PCT
天然免疫细胞

18

细菌的PAMPs是炎症启动、
PCT升高的关键成分，
然而……

线粒体和细菌的基因相似度极高!

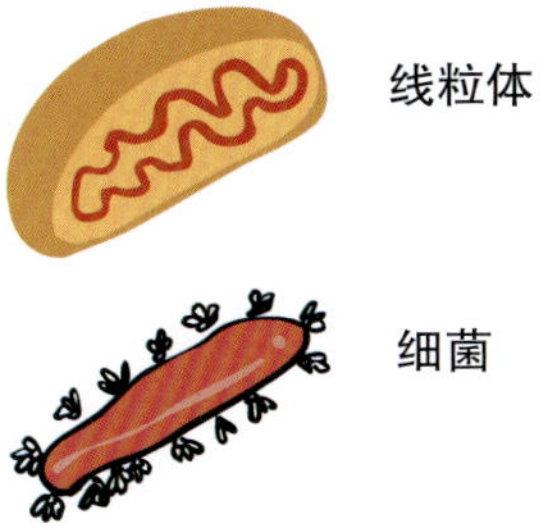
线粒体
细菌

19

线粒体是细胞内除了细胞核外，
唯一拥有DNA的细胞器。
并且，
线粒体与细菌在基因上相似度很高！
线粒体在进化过程中说不定与细菌有些说不清道不明的渊源，让人想起《权利的游戏》中Jon Snow的身份之谜。

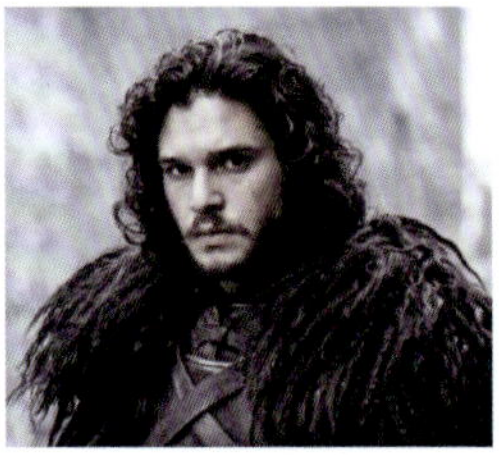

Jon Snow

20

在细胞坏死后线粒体破裂，
释放出一些与PAMPs非常相似的物质，
叫做“损伤相关分子模块”DAMPs，
这些DAMPs也能够被PRRs识别，
引起类似严重感染或脓毒症的
全身炎症反应，
也会导致PCT的升高。

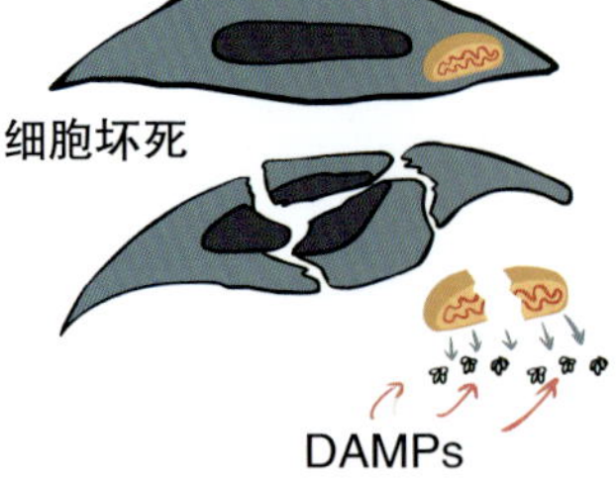
细胞坏死
DAMPs

21

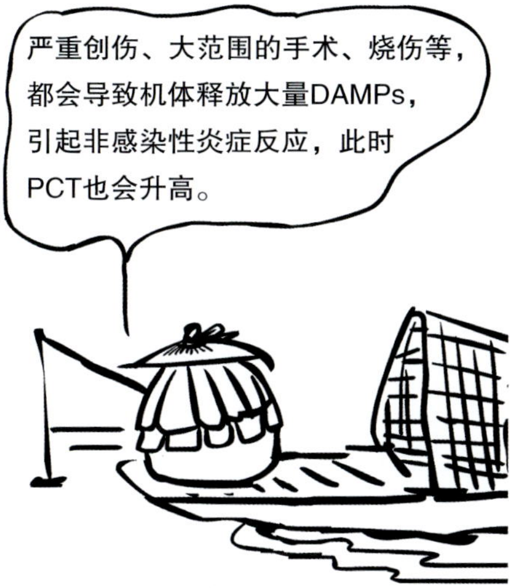
严重创伤、大范围的手术、烧伤等，
都会导致机体释放大量DAMPs，
引起非感染性炎症反应，此时
PCT也会升高。

22

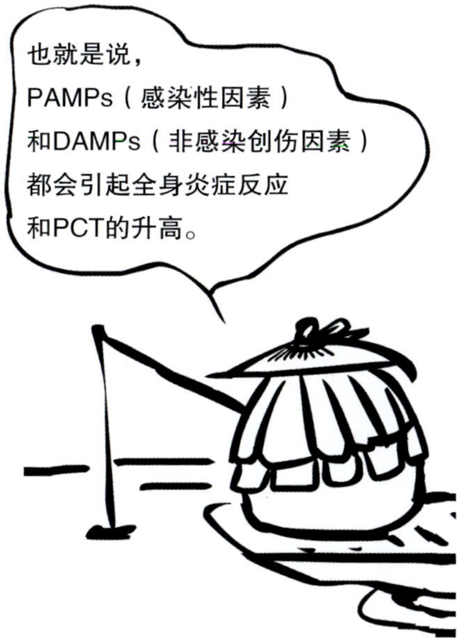
也就是说，
PAMPs（感染性因素）
和DAMPs（非感染创伤因素）
都会引起全身炎症反应
和PCT的升高。

23

临床常见PCT升高的原因：

A. 神经内分泌肿瘤
甲状腺髓样癌
小细胞肺癌
类癌综合征

B. 非感染性全身炎症
吸入性肺炎
胰腺炎
热休克
肠系膜血管栓塞

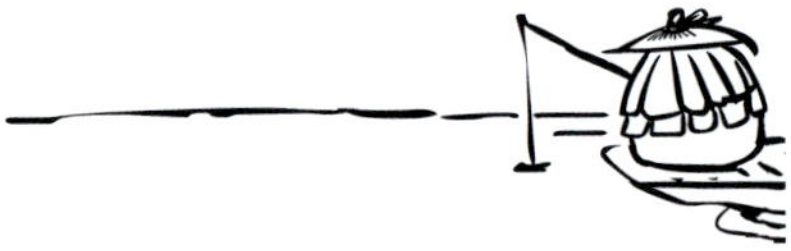

24

C. 严重感染
细菌性
全身病毒性
寄生虫

D. 脓毒血症

E. 创伤
机械性损伤
烧伤
外科手术

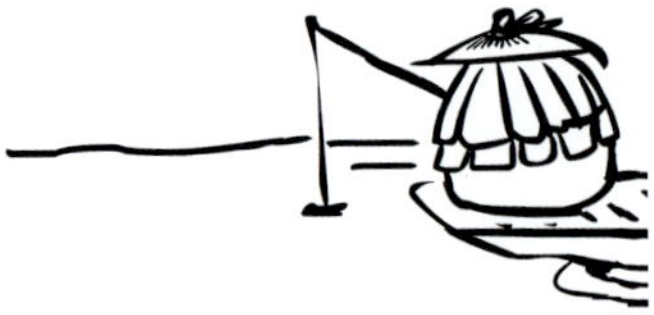

25

感染性休克（PAMP因素）
与非感染性休克（DAMP因素）
在PCT<36 ng/mL范围内重叠，
也就是说，
在PCT不是非常高的时候
（低于36 ng/mL），
不能区分是否是感染导致的休克。

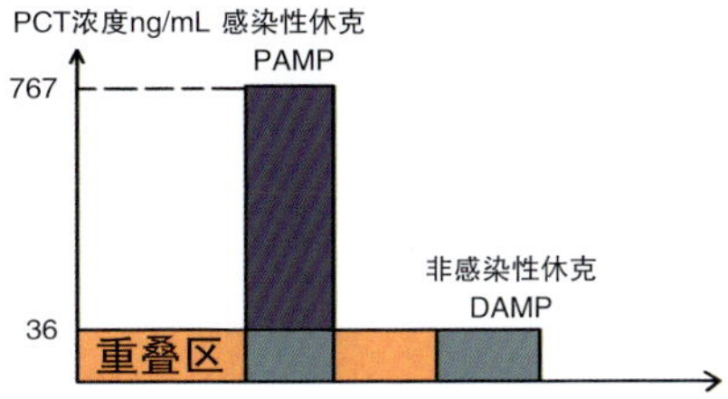
PCT浓度ng/mL
感染性休克
PAMP
767
非感染性休克
DAMP
36
重叠区

26

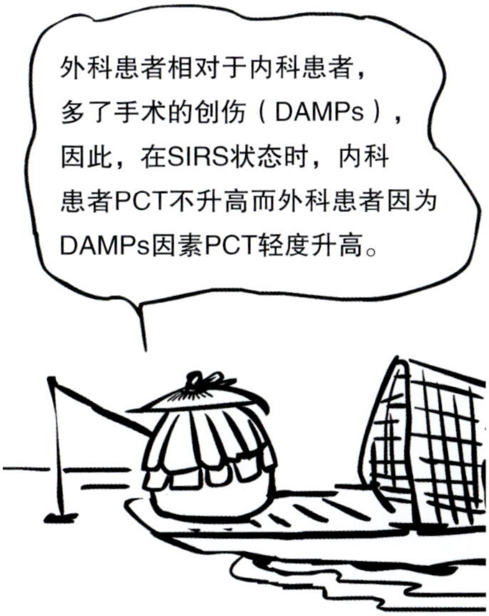
外科患者相对于内科患者，多了手术的创伤（DAMPs），因此，在SIRS状态时，内科患者PCT不升高而外科患者因为DAMPs因素PCT轻度升高。

27

在感染性休克时，
两类患者因为PAMPs因素，
PCT都明显升高，
但是外科患者还混杂了
手术（DAMPs）因素，
PCT整体更高一些。

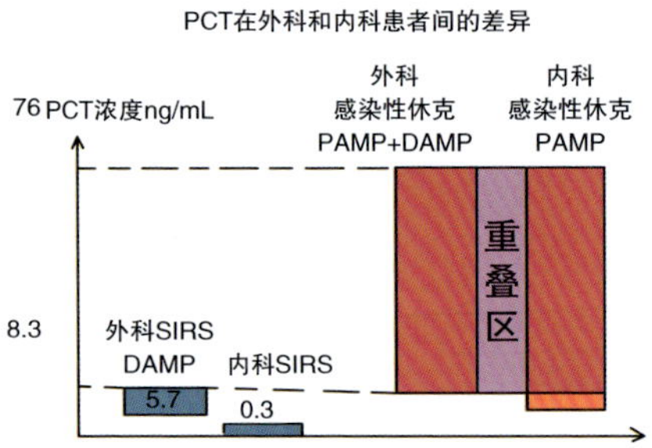
PCT在外科和内科患者间的差异
76 PCT浓度ng/mL
8.3
外科
感染性休克
PAMP+DAMP
内科
感染性休克
PAMP
重叠区
外科SIRS
DAMP
5.7
内科SIRS
0.3

28

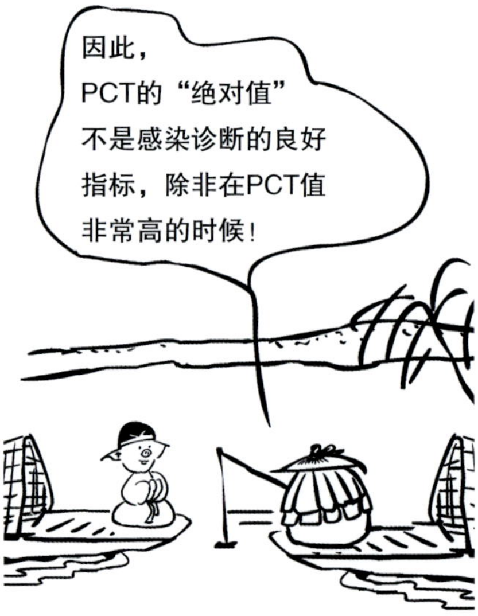
因此，
PCT的“绝对值”
不是感染诊断的良好
指标，除非在PCT值
非常高的时候！

29

但是，
PCT的动态变化（升高）能够更加准确地反映感染的存在，因为创伤性因素是一次性的（静止的）DAMPs不再增多的情况下，PCT的升高通常说明PAMPs因素的变化。

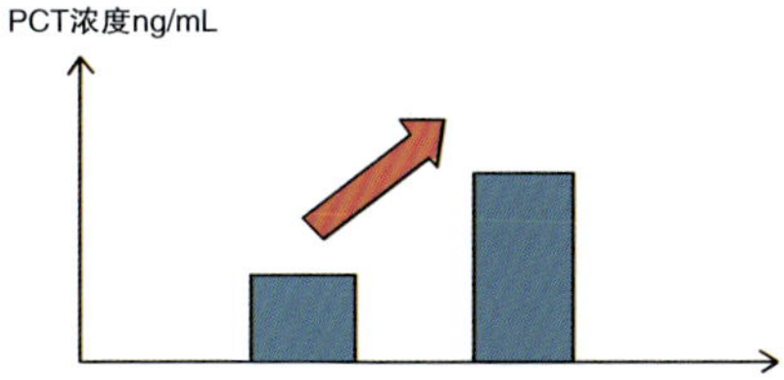
PCT浓度ng/mL

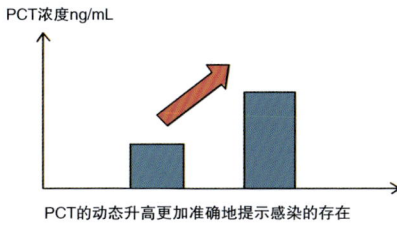

PCT的动态升高更加准确地提示感染的存在

30

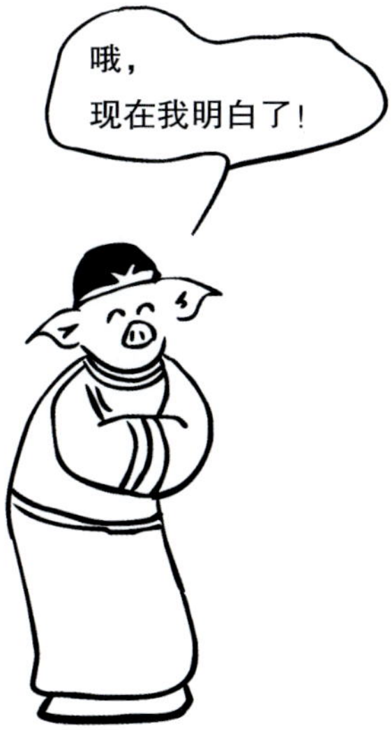
哦，
现在我明白了！

31

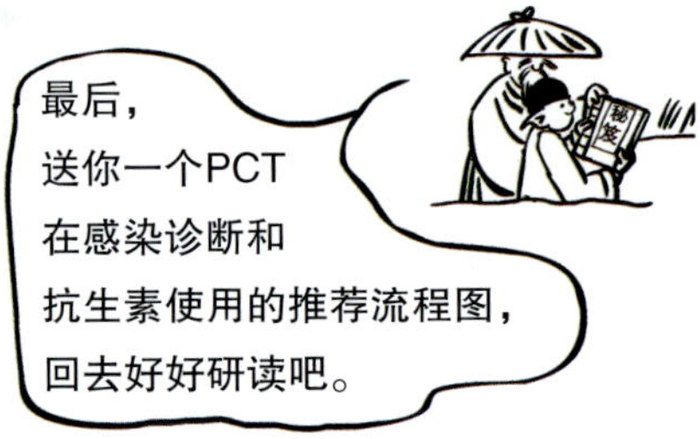
最后，
送你一个PCT
在感染诊断和
抗生素使用的推荐流程图，
回去好好研读吧。

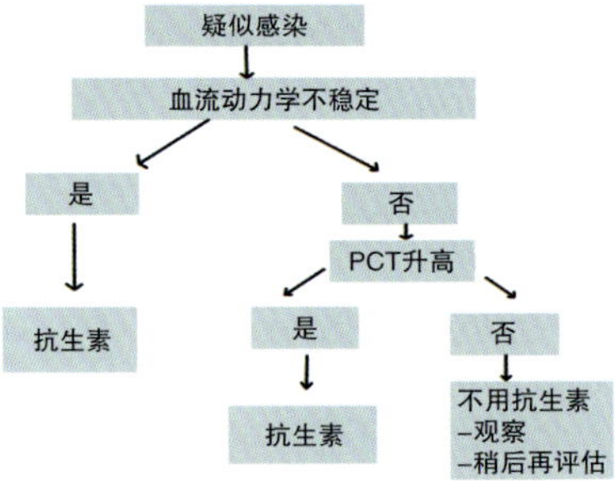
疑似感染
血流动力学不稳定
是
抗生素
否
PCT升高
是
抗生素
否
不用抗生素
-观察
-稍后再评估

PCT在感染诊断和抗生素使用的推荐流程图

32

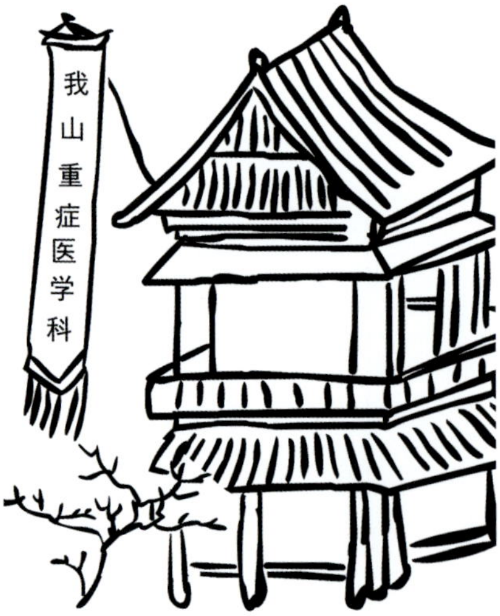
我山重症医学科

重症群侠传之超声外传

血气分析六步秘笈

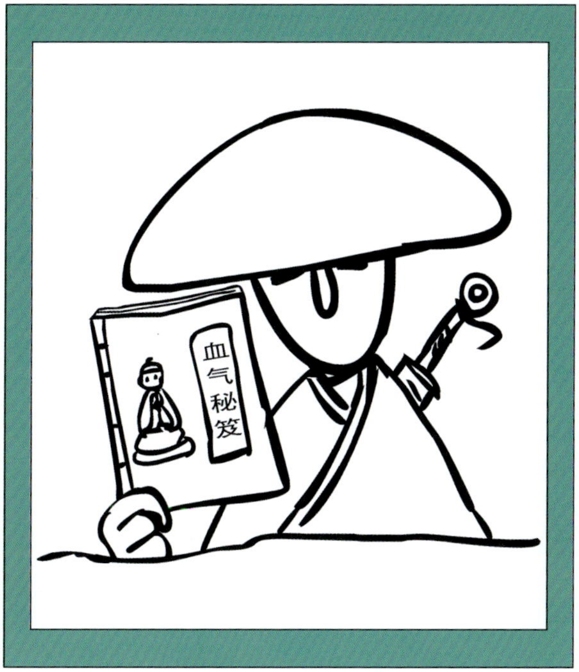
血
气
秘
笈

小大夫漫画

1

话说，
在上海徐家汇附近，
有一座山叫我山，
它是一所医院。

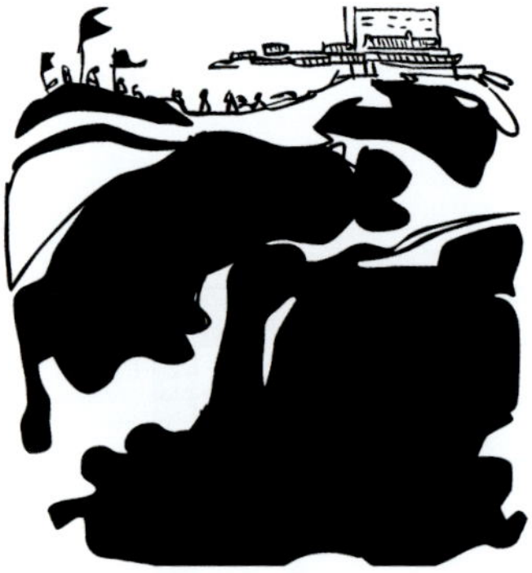

2

我山有个ICU，
大家每天忙着救死扶伤，
很少走动于江湖。

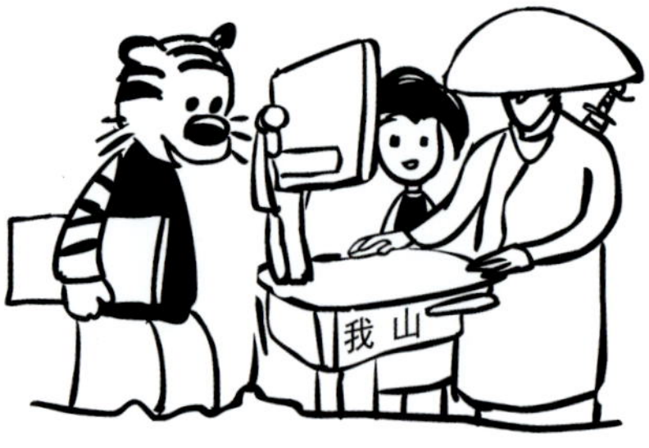
我 山

3

这几天收了几个危重患者，
大家更忙了。

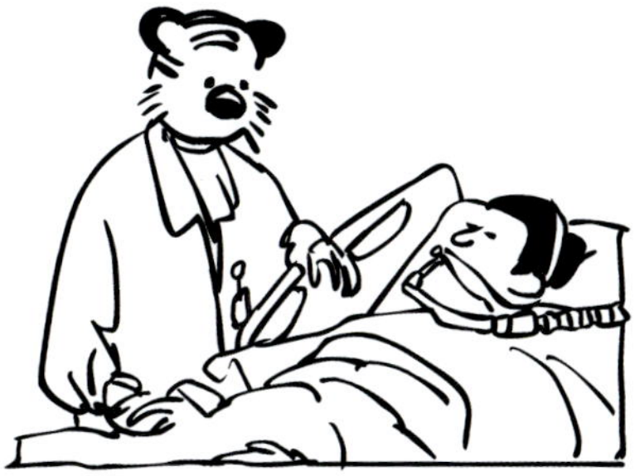

4

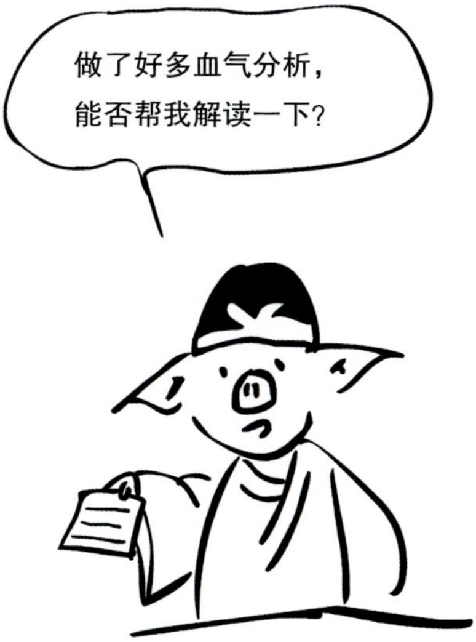
做了好多血气分析，
能否帮我解读一下？

5

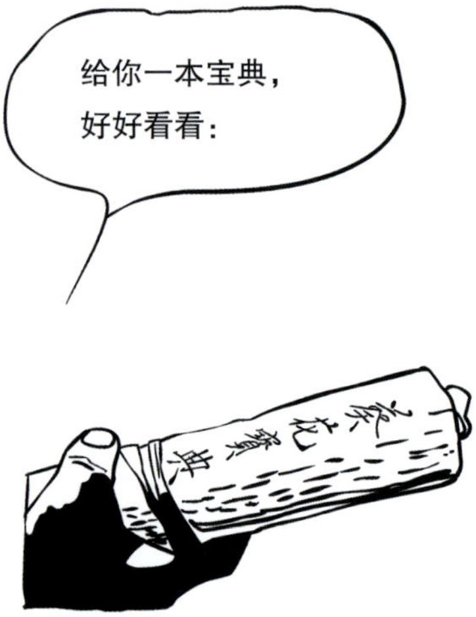
给你一本宝典，
好好看看：

6

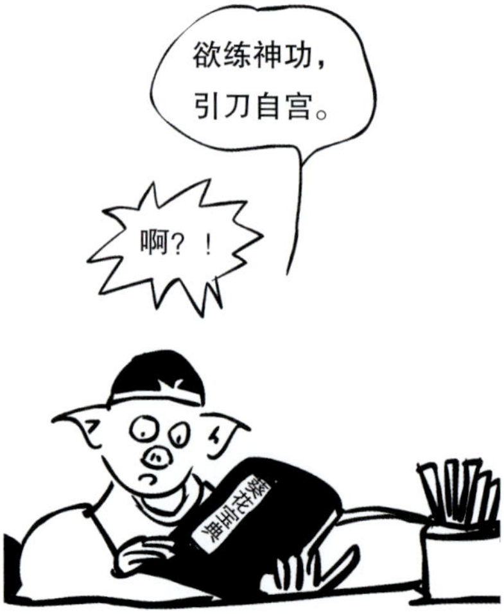
欲练神功，
引刀自宫。
啊？！

7

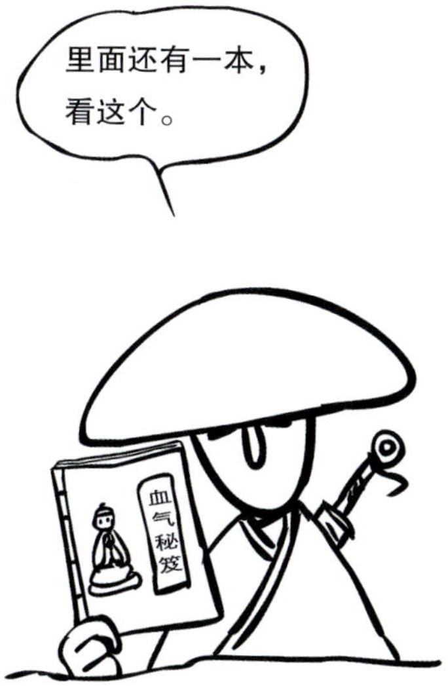
里面还有一本，看这个。
血气秘笈

8

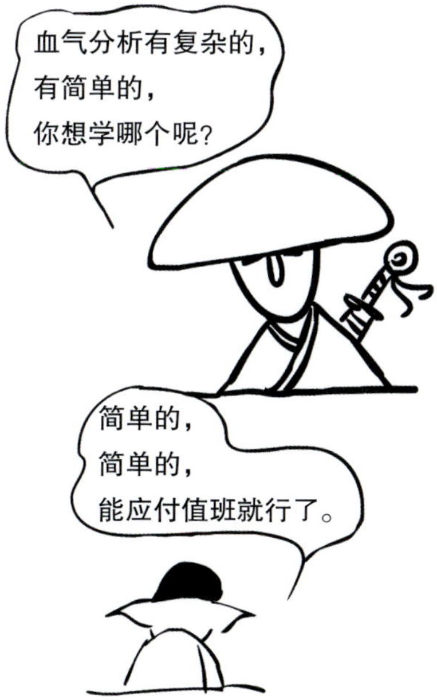
血气分析有复杂的，有简单的，你想学哪个呢？
简单的，简单的，能应付值班就行了。

9

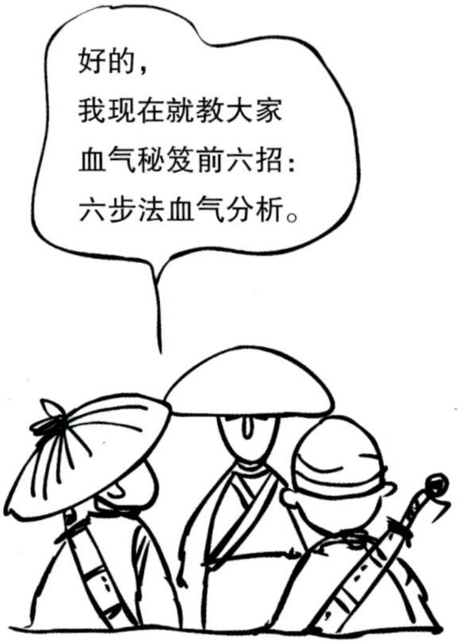
好的，
我现在就教大家
血气秘笈前六招：
六步法血气分析。

10

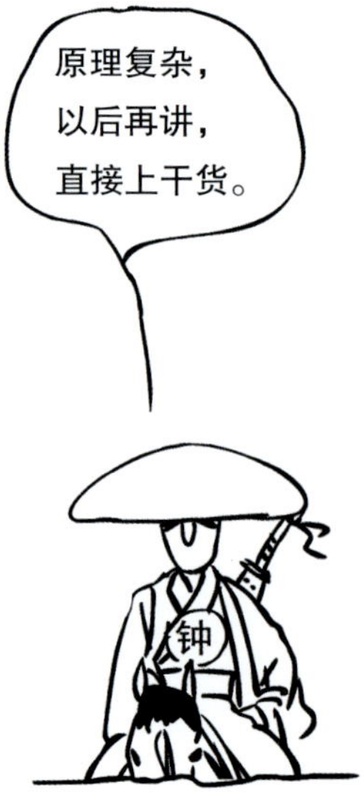
原理复杂，
以后再讲，
直接上干货。
钟

11

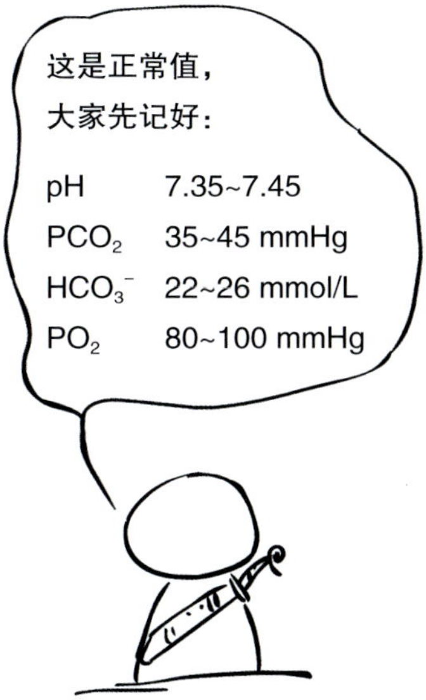
这是正常值，
大家先记好：
pH 7.35~7.45
PCO_2 35~45 mmHg
HCO_3^- 22~26 mmol/L
PO_2 80~100 mmHg

12

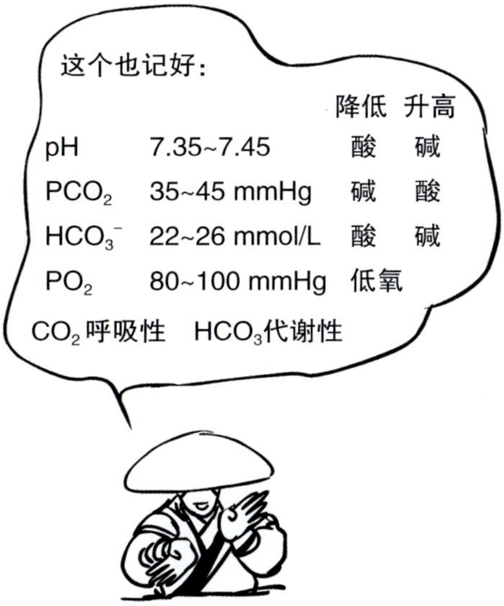
这个也记好：
降低 升高
pH 7.35~7.45 酸 碱
PCO_2 35~45 mmHg 碱 酸
HCO_3^- 22~26 mmol/L 酸 碱
PO_2 80~100 mmHg 低氧
CO_2呼吸性 HCO_3代谢性

13

傻呆呆六步秘笈，
傻呆呆都会学会。

1　pH正常否?
2　CO_2正常否?
3　HCO_3正常否?
4　CO_2或HCO_3对于pH是否匹配?
5　CO_2或HCO_3是否和pH反方向?
6　氧分压是否正常?

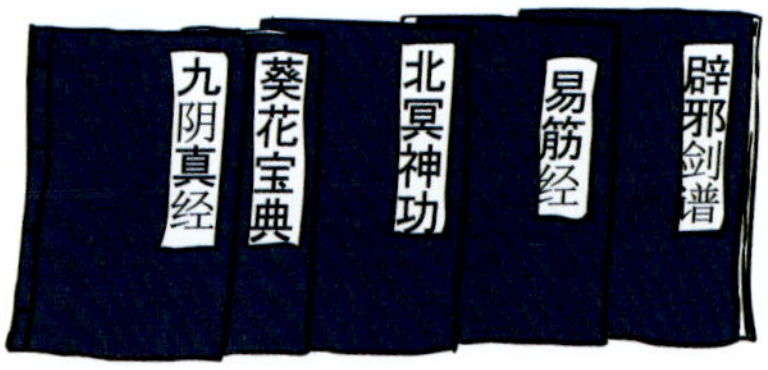
九阴真经
葵花宝典
北冥神功
易筋经
辟邪剑谱

14

1　pH正常否?
　pH　酸7.35–7.45碱
2　CO_2正常否?
　PCO_2　碱35–45酸
3　HCO_3正常否?
　HCO_3^-　酸22–26碱
4 CO_2或HCO_3对于pH是否匹配?
　找CO_2或HCO_3对于pH匹配的组合
　如：pH酸–CO_2酸：呼酸
　　pH酸–HCO_3酸：代酸
5　CO_2或HCO_3是否和pH反方向?
　若反方向，就有代偿。
6　看PO_2，评估有无低氧。

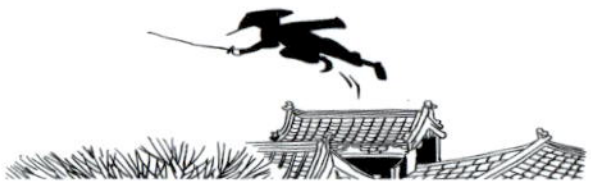

15

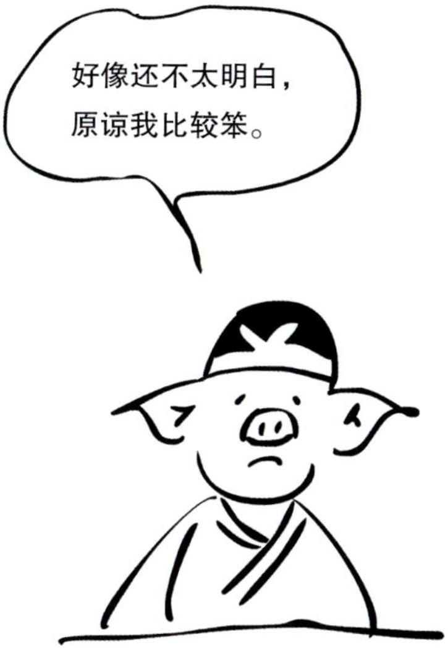
好像还不太明白，
原谅我比较笨。

16

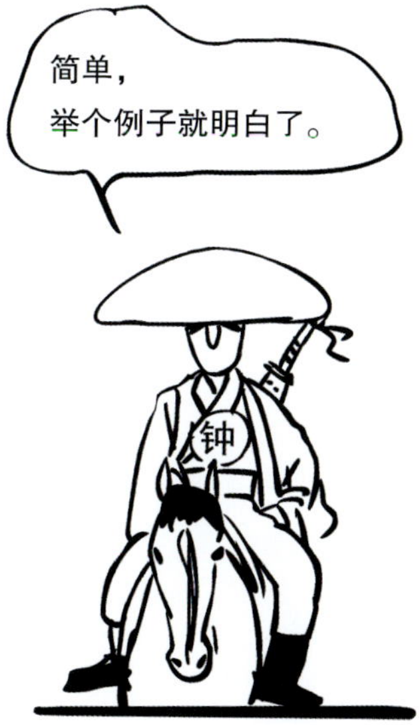
简单，
举个例子就明白了。
钟

17

例一： pH 7.27 酸
CO_2 53 mmHg 酸
HCO_3 24 mmol/L 正常
PO_2 78 mmHg 低氧

分析：

1 pH正常否？
7.27 是酸
2 CO_2正常否？
53 mmHg 酸
3 HCO_3正常否？
24 mmol/L 正常
4 CO_2或HCO_3对于pH是否匹配？
CO_2和pH匹配，都是酸，呼酸
5 CO_2或HCO_3是否和pH反方向？
HCO_3 24 mmol/L正常，没有反方向，无代偿
6 氧分压是否正常？
78 低氧

该患者为无代偿的呼酸伴低氧。

18

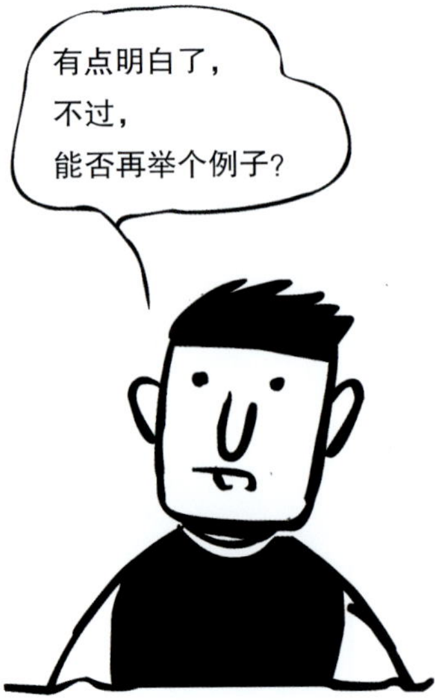
有点明白了，
不过，
能否再举个例子？

19

例二： pH 7.18 酸
CO_2 44 mmHg 正常
HCO_3 16 mmol/L 酸
PO_2 92 mmHg 正常

分析：

1 pH正常否？
7.18 是酸
2 CO_2正常否？
44 mmHg 正常
3 HCO_3正常否？
16 mmol/L 小于22 mmol/L 是酸
4 CO_2或HCO_3对于pH是否匹配？
HCO_3和pH匹配，都是酸，代酸
5 CO_2或HCO_3是否和pH反方向？
CO_2 正常，没有反方向，无代偿
6 氧分压是否正常？
92 正常

答案：无代偿的代酸，例如DKA

20

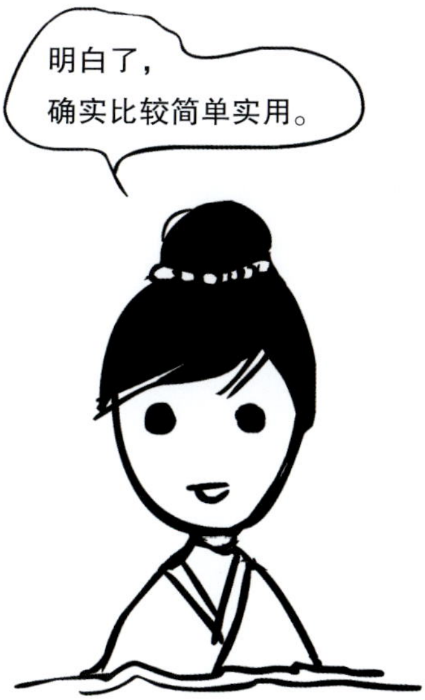
明白了，
确实比较简单实用。

21

钟Sir讲完，
离开了我山，
去了大漠。

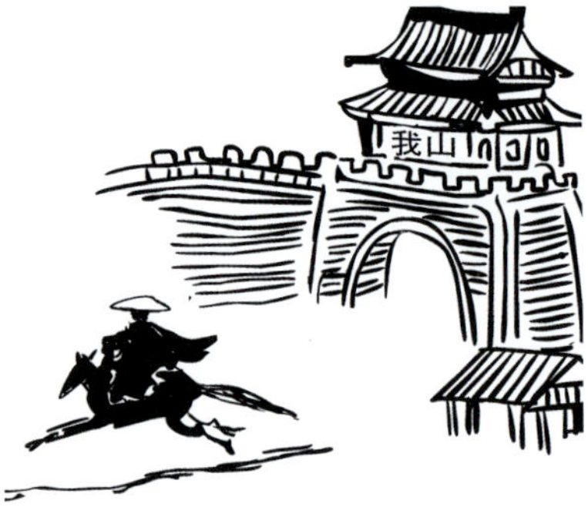
我山

AME Books

AME图书

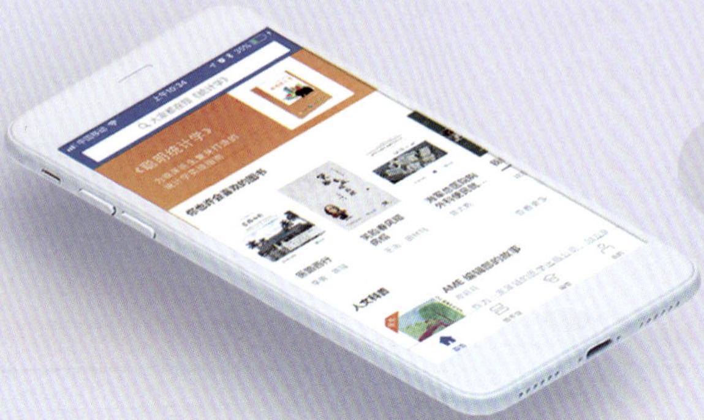

AME 图书 2.0 正式上线

随手，随时，随地关注医学健康与人文

精品医学书籍

囊括AME全系列图书及学术期刊

- 最前沿医学知识
- 最实用科研干货
- 最独到学术见解

多种分类书目

- 按专家分类
- 按专科分类
- 按系列分类

随心所欲，找书不再烦恼！

支持快币兑换

攒了快币没地花？
从此买书不花钱！

目录一键跳转

不再一页一页翻资料，目录一目了然，一键快捷跳转！

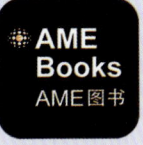

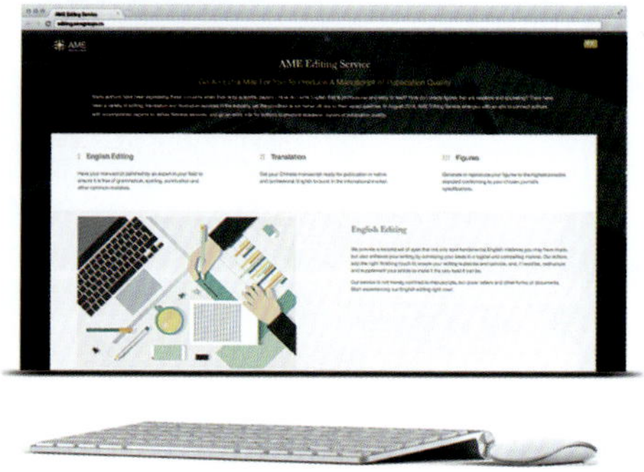

AME Editing Service
English Editing
Translation
Figures

AME Publishing Company

AME JOURNALS

创立于2009年7月的AME Publishing Company（简称AME，代表Academic Made Easy, Excellent and Enthusiastic），是一家崇尚创新、具有国际化视野和互联网思维的医学出版公司。AME拥有专业的期刊运营团队，提供以国际组稿为核心竞争力的全流程出版服务，专注于国际医学期刊、书籍的出版和医疗科研资讯成果的推广，已在香港、台北、悉尼、广州、长沙、上海、北京、杭州、南京和成都等地设立办公室。目前出版了62本涵盖肿瘤、心血管、胸部疾病、影像和外科等不同领域的学术期刊，已有18本被PubMed收录，11本被SCI收录，出版中英文医学专业图书近百本。

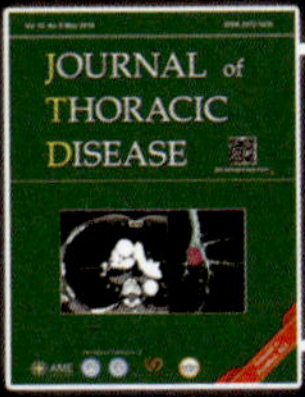
JOURNAL of THORACIC DISEASE

期刊名称：JTD
创刊时间：2009年12月
PubMed收录：2011年12月
SCI收录：2013年2月

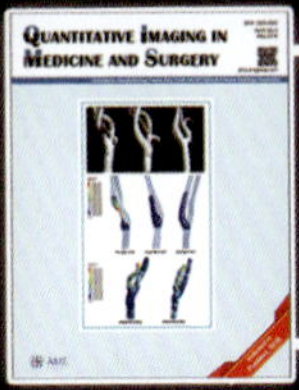
QUANTITATIVE IMAGING IN MEDICINE AND SURGERY

期刊名称：QIMS
创刊时间：2011年12月
PubMed收录：2012年9月
SCI收录：2017年12月

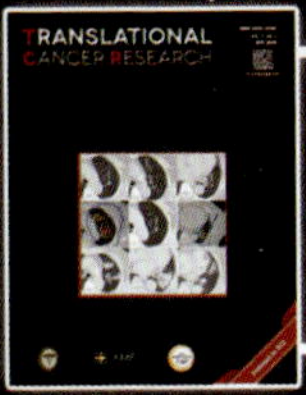
TRANSLATIONAL CANCER RESEARCH

期刊名称：TCR
创刊时间：2012年6月
SCI收录：2015年10月

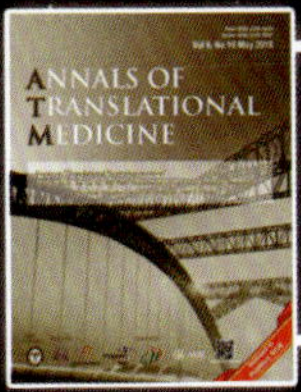
ANNALS OF TRANSLATIONAL MEDICINE

期刊名称：ATM
创刊时间：2013年4月
PubMed收录：2014年9月
SCI收录：2018年3月

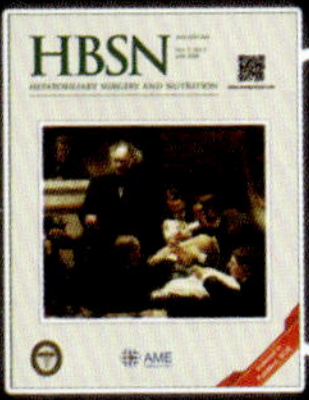
HBSN

期刊名称：HBSN
创刊时间：2012年12月
PubMed收录：2014年9月
SCI收录：2017年6月

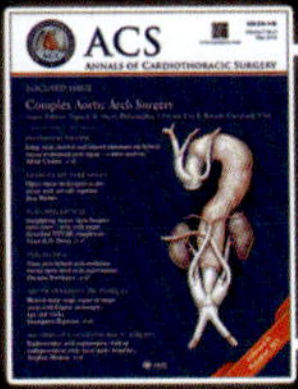
ACS
ANNALS OF CARDIOTHORACIC SURGERY

期刊名称：ACS
创刊时间：2012年
PubMed收录：2014年
SCI收录：2018年5月

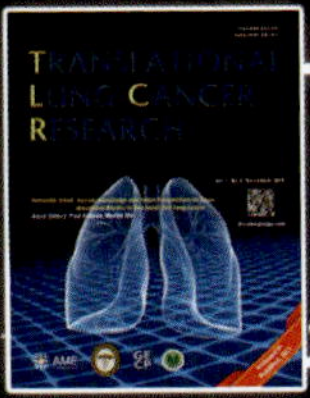
TRANSLATIONAL LUNG CANCER RESEARCH

期刊名称：TLCR
创刊时间：2012年3月
PubMed收录：2014年12月
SCI收录：2018年10月

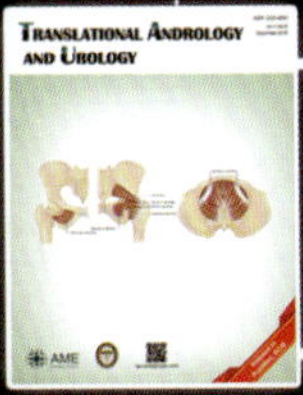
TRANSLATIONAL ANDROLOGY AND UROLOGY

期刊名称：TAU
创刊时间：2012年3月
PubMed收录：2015年11月
SCI收录：2018年12月

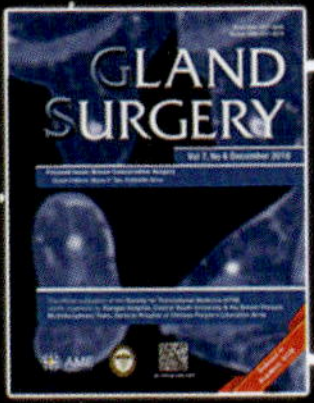
GLAND SURGERY

期刊名称：GS
创刊时间：2012年5月
PubMed收录：2014年6月
SCI收录：2018年12月

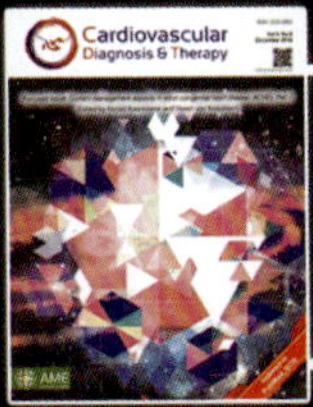
Cardiovascular Diagnosis & Therapy

期刊名称：CDT
创刊时间：2011年12月
PubMed收录：2013年11月
SCI收录：2019年1月

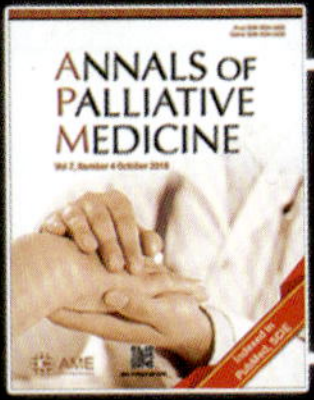
ANNALS OF PALLIATIVE MEDICINE

期刊名称：APM
创刊时间：2012年4月
PubMed收录：2015年3月
SCI收录：2019年1月

Updated on Jan. 11, 2019

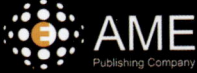